W0263612

SpringerWienNewYork

Hanni Rützler

Was essen wir morgen?

13 Food Trends der Zukunft

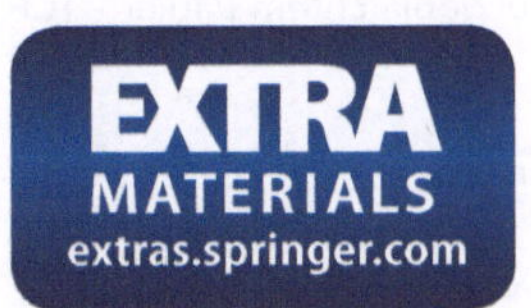

SpringerWienNewYork

Mag. Hanni Rützler
Ernährungswissenschaften und Gesundheitspsychologie
Wien, Österreich

www.hanni-ruetzler.at

Additional material to this book can be downloaded from http://extras.springer.com

SpringerWienNewYork ist ein Unternehmen
von Springer Science + Business Media
springer.at

Fotos: Hanni Rützler, 1180 Wien, Österreich
Cover-Foto: Peter Hämmerle, 1060 Wien, Österreich
Lektorat: Klaus Kamolz, 1030 Wien, Österreich
Graphisches Konzept und Satz: Werner Korn, 1150 Wien, Österreich
Druck und Bindung: Druckerei Theiss GmbH, 9431 St. Stefan, Österreich

Gedruckt auf säurefreiem, chlorfrei gebleichtem Papier – TCF
SPIN: 11000358

Mit zahlreichen farbigen Abbildungen

Bibliografische Information Der Deutschen Bibliothek
Die Deutsche Bibliothek verzeichnet diese Publikation in der Deutschen
Nationalbibliografie; detaillierte bibliografische Daten sind im Internet
über <http://dnb.ddb.de> abrufbar.

ISBN 3-211-21535-2 SpringerWienNewYork

Als ich Hanni vor ca. 8 Jahren in meinem ersten Lokal als
Gast kennen lernen durfte, überraschte sie mich mit der Aussage, meine Art zu
kochen wäre für sie „Essen für die Zukunft". Seitdem haben wir viele
Gemeinsamkeiten entdeckt. Und es hat sich neben einer Freundschaft ein
spannender Austausch zur Idee „gesunde und bewusste Ernährung – aber mit
Genuss" entwickelt. Beide sind wir vom Einfluss „richtigen Essens" auf Gesundheit
und Wohlbefinden des Menschen überzeugt. Dass die Verwendung „richtiger"
Produkte, eine frische Zubereitung, der überlegte Einsatz von Kräutern und Zutaten
und deren richtige saisonale Verwendung im Zusammenspiel auf die Gesundheit
des Menschen wirken.

     „Essen der Zukunft" bedeutet für uns, dass wir uns auf neue
Konzepte einstellen müssen. Dabei aber auch immer darauf zu achten, unsere Sinne
nicht zu vernachlässigen. Die Menschen haben immer weniger Zeit, und der Trend
geht eindeutig in Richtung Fast Food. Das soll auch so sein – wenn wir den Begriff
neu definieren: Als schnelle, einfache – und doch leichte, gesunde und gute Küche!

     Und so freue ich mich auf dieses Buch, das Einblicke in die
Trends gewährt, die unser Ernährungsverhalten bestimmen werden. Als wertvollen
Ratgeber für alle, die sich Tipps für bewusste, richtige Ernährung holen wollen.
Und vor allem freue ich mich auf den weiteren Gedankenaustausch mit Hanni über
die Zukunft des Essens!

Sohyi Kim, Oktober 2004

Inhalt

Für Wolfgang

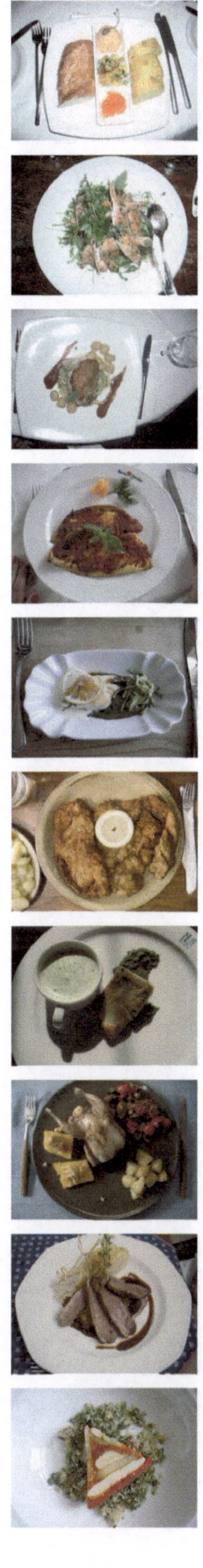

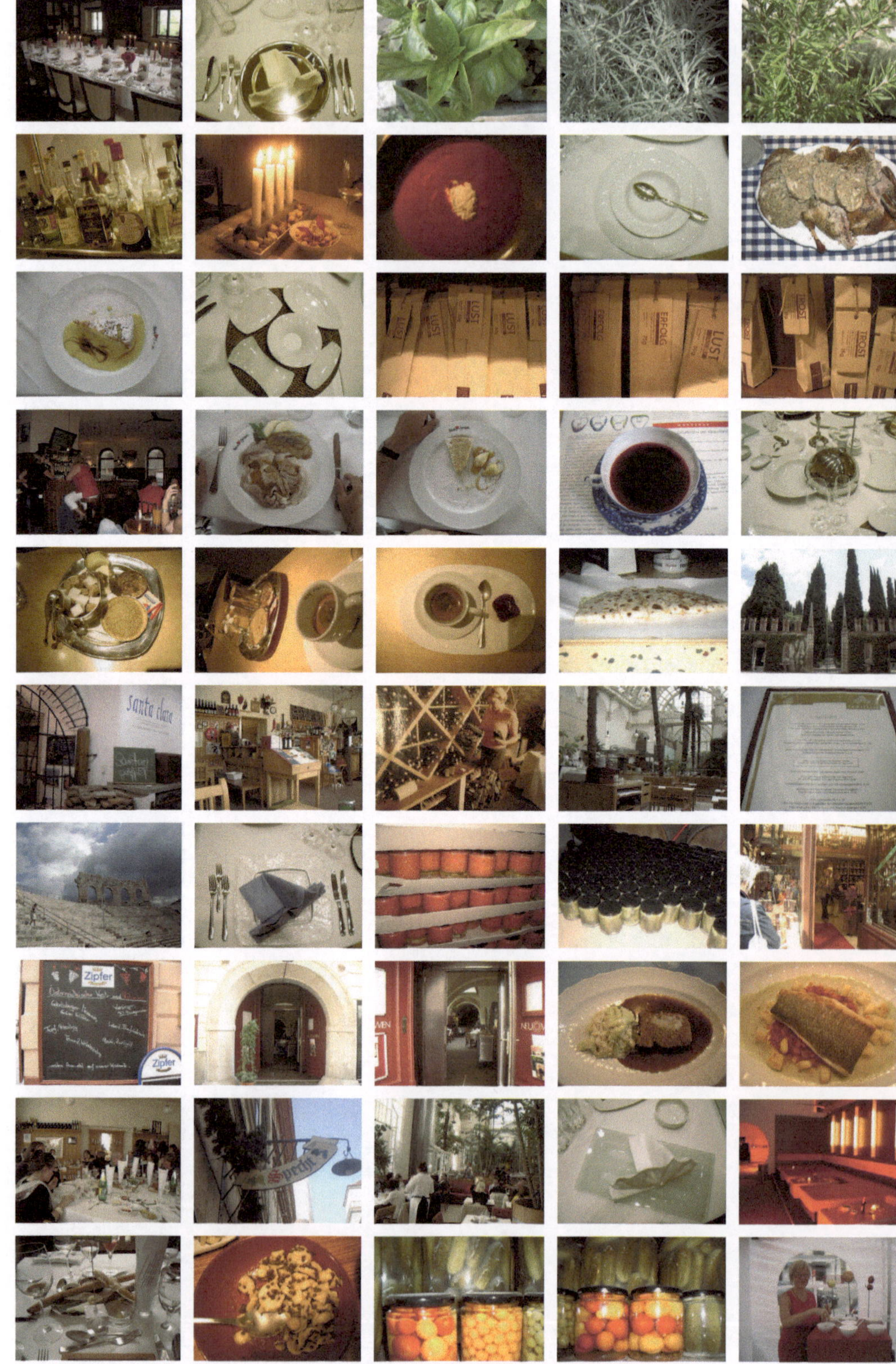

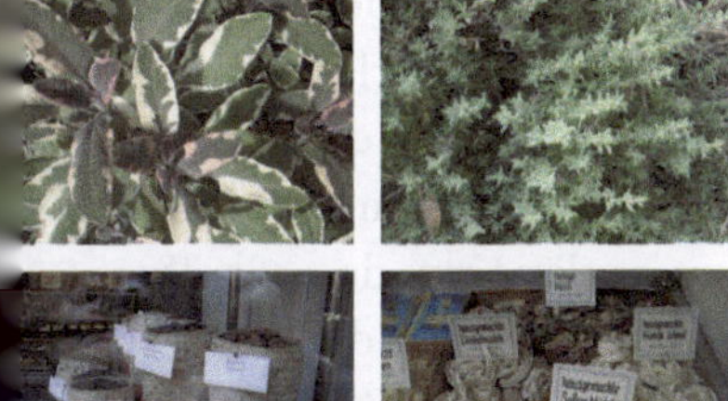
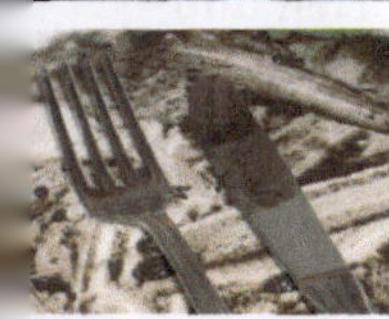
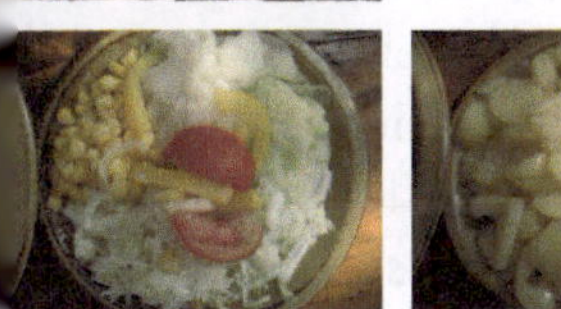
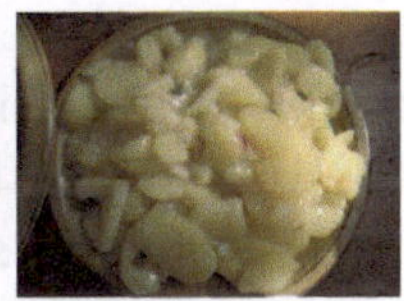

Lange Zeit haben wir uns von der Lebensmittelindustrie, die unser hektisches Leben mit weltweit gleich schmeckenden Standardprodukten erleichtern will, einlullen lassen – bis wir unsere fünf Sinne nicht mehr beisammen hatten. Doch auf die kommt es an, wenn wir das bleiben wollen, was wir von Geburt an sind: Genießer. Wie der Kick am Gaumen funktioniert und wie wir lernen, ihn wieder öfter zu erleben.

Sensual Food – die neue Lust am Geschmack

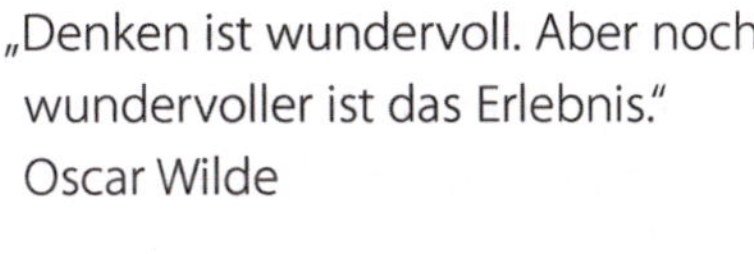

„Denken ist wundervoll. Aber noch
wundervoller ist das Erlebnis."
Oscar Wilde

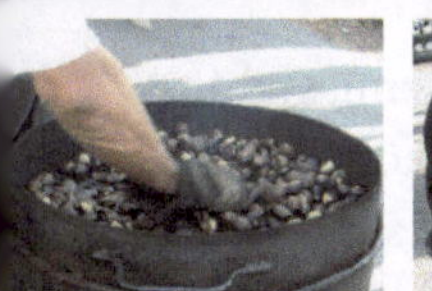
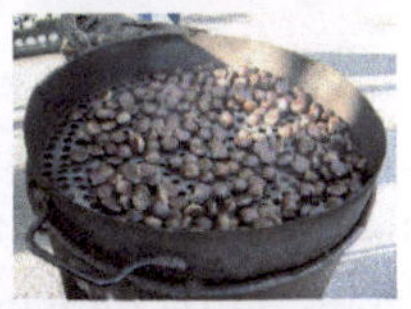

„Vielleicht ist bereits das Strampeln des ungeborenen Kindes Vorfreude, Vorlust, beginnender Genuss? Danach wird's eng, aber kurz darauf ist die Mutterbrust zur Stelle, und das Kind findet Trost und Genuss. Der Aperitif seines Lebens. Bald darauf wird zum ersten Mal gelächelt. Seine Reise in die Welt hat noch kaum begonnen, aber der Mensch hat schon erfahren, was Genuss ist. Der Mensch wird als Genießer geboren." So lautet eine These des deutschen Autors und Kulinarikexperten Gero von Randow, und er hat Recht. Doch auch wenn wir als Genießer geboren werden, zum Feinschmecker müssen wir erst heranwachsen.

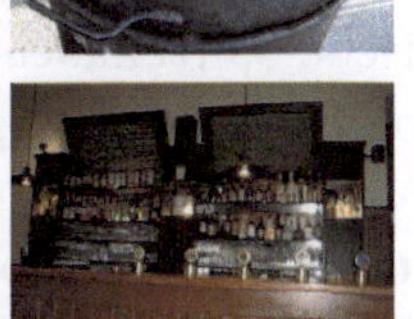
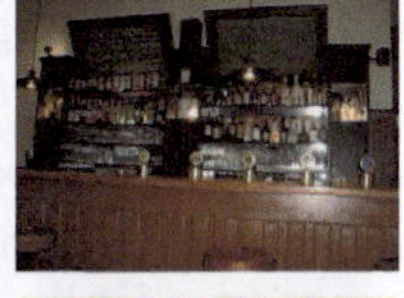

Verlust der sinnlichen Wahrnehmung

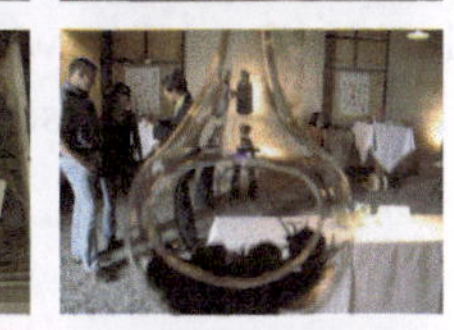
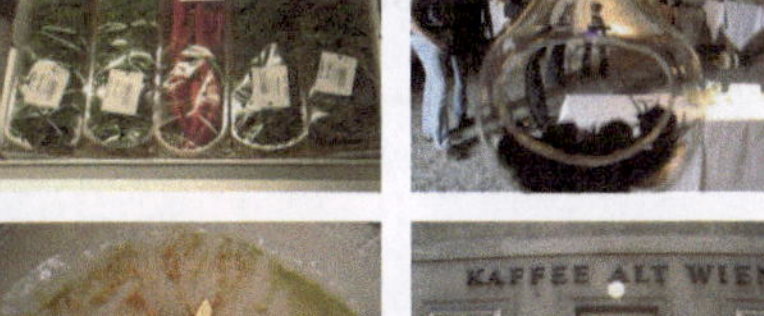

Wir verzehren Nahrungsmittel und Speisen, deren Geschichte, Herkunft und Produktion uns oft nur noch in Ausnahmefällen bekannt sind. Als Resultate hoch arbeitsteiliger Herstellungsverfahren sind sie uns fremd geworden, obwohl wir sie uns täglich einverleiben. Ein Großteil der heutigen Lebensmittel ist bereits verarbeitet, viele Fertiggerichte müssen nur noch erwärmt werden. Die Zutaten und die Zubereitungen von Speisen, mit denen wir regelmäßig in Restaurants, Wirtshäusern, Quick-Service-Restaurants (ehemals Fast-Food-Anbieter),

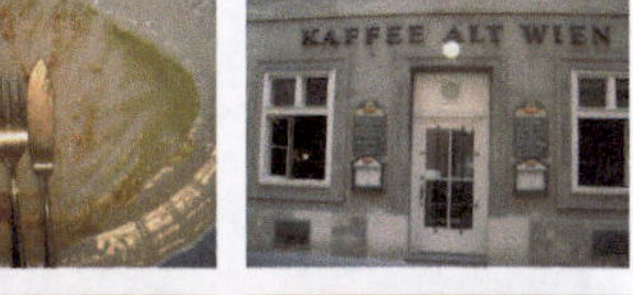
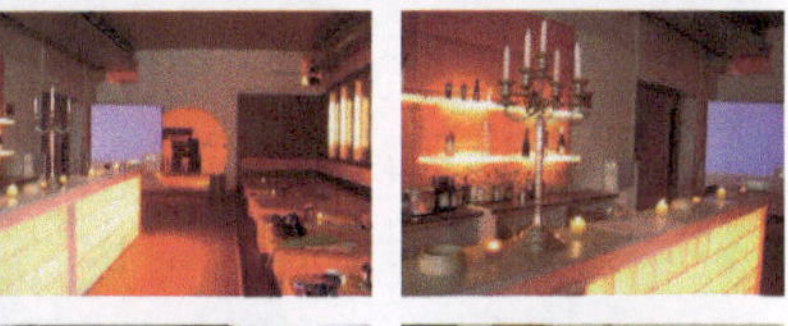

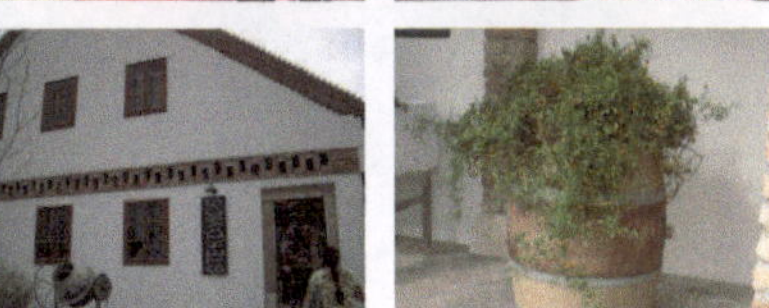

Kantinen, Kaffeehäusern, Würstelständen und Tankstellen konfrontiert werden, entziehen sich immer mehr unserer bewussten sinnlichen Wahrnehmung. So verlernen wir den sinnlichen Umgang mit Nahrungsmitteln, können Unterschiede immer seltener erriechen oder erschmecken, Lebensmittel kaum noch durch ihre Konsistenz identifizieren. Vereinheitlichte, schärfere Konservierungsmethoden verlängern das „Shelf-Life", also die Verweildauer der verarbeiteten Lebensmittel in den Regalen der Supermärkte. Denken wir nur an die steigende Haltbarkeitsdauer von Frischkäse und Frischmilch. Wenige standardisierte Zubereitungsmethoden erlauben ein wiederholtes Aufwärmen der Speisen; sie sind vorblanchiert, vorgebacken oder tiefgefroren. Sorten und Arten, die bestimmte hoch rationalisierte Produktions-, Lager- und Transportverfahren am besten überstehen, werden vom Handel bevorzugt. In den Regalen regieren robuste Granny-Smith-Äpfel, matschresistente Buschtomaten und überwiegend festkochende Erdäpfel. Der enorme Preisdruck, der zum erhöhten Einsatz von austauschbaren Lebensmittelbausteinen führt, übertriebene Hygienedebatten, die vor allem in kleinstrukturierter bäuerlicher Fertigung, aber auch in Manufakturen eine Standardisierung der Verarbeitungswege vorantreiben, und nicht zuletzt der Einsatz von Aromastoffen und Geschmacksverstärkern, die den Geschmack unseres Essens nivellieren, lassen unser sensorisches Repertoire verarmen.

Dieser Verlust betrifft alle Sinne und geht mit einer Verkümmerung der Genussfähigkeit einher. Laut einer aktuellen englischen Studie mit 3.000 Testpersonen können nur noch 18 Prozent der Bevölkerung die vier Grundgeschmacksrichtungen – süß, sauer, salzig und bitter – eindeutig identifizieren. Auch europäische Spitzenköche schlagen Alarm, droht ihnen mit der Verkümmerung der Genuss- und Differenzierungsfähigkeit doch der Verlust ihrer Klientel.

Genuss- und Differenzierungsfähigkeit stellen sich allerdings nicht von selbst ein, und Feinschmeckerei ist – jenseits des Konsums exotischer und luxuriöser, also auch teurer Lebensmittel – vor allem das Resultat von Wissen und Erfahrung. Genießen will gelernt sein, und dazu bedarf es – wie in anderen Lebensbereichen auch – der Bereitschaft, sich Wissen anzueignen, und der Zeit, Erfahrungen zu machen.

Die 7 Genussregeln

1. Genuss braucht Zeit
2. Genuss muss erlaubt sein
3. Genuss geht nicht nebenbei
4. Wissen, was einem gut tut
5. Weniger ist mehr
6. Ohne Erfahrung kein Genuss
7. Genuss ist alltäglich

Quelle: Lutz, R.: Genuss und Genießen, 1983

Mit den Sinnen genießen lernen

Bei der Auswahl und beim Genuss von Lebensmitteln und Speisen spielen besonders die Nahsinne Riechen, Schmecken und Tasten eine große Rolle. Mit den Nahsinnen können wir beim Essen unmittelbare eigene Erfahrungen machen. Je seltener die Gelegenheiten werden, entsprechende Erfahrungen auf unterschiedlichen Ebenen – beim Einkaufen, Zubereiten, Kochen und Essen – zu sammeln, desto mehr sind wir auf unsere Fernsinne, das Sehen und Hören, angewiesen. Mit diesen Sinnen werden unsere eigenen Erfahrungen durch Fremderfahrungen ergänzt: Wir hören und lesen von verschiedenen Nahrungsmitteln, wir folgen einschlägigen Medienberichten, diskutieren mit Freunden, Arbeitskollegen und Familienmitgliedern oder studieren Fachbücher. Wenn wir nicht mehr in der Lage sind, unsere Nahsinne einzusetzen, steigt auch die Skepsis gegenüber Nahrungsmitteln. Dennoch gewinnt auch der persönliche Geschmack bei der Qualitätsbeurteilung von Lebensmitteln an Bedeutung; das geschmackliche Urteil ist zumindest in bewussteren Konsumentenkreisen in Mode gekommen. Wir fachsimpeln über Kartoffelsorten, Gewürzmischungen und die Aromapaletten von Weinen. Degustationen liegen im Trend; nicht nur Weine werden immer häufiger in öffentlichem wie privatem Rahmen blind verkostet, auch Tomaten- oder Schokoladesorten werden gerne auf ihre vielfältigen Geschmacksnuancen untersucht. Der Verkümmerung der Genussfähigkeit und dem schleichenden Verlust der sensorischen Kompetenz steht also auch ein wachsendes Bedürfnis nach sinnlichen Vergnügungen beim Essen und Trinken gegenüber. Doch dessen Befriedigung ist an immer stärkere Reize gebunden: Speisen müssen aufregender, Lebensmittel aromatischer, die Geschmackserlebnisse intensiver werden. Die Gastronomie hat darauf schon früh mit entsprechenden Inszenierungen, etwa der Erlebnisgastronomie, reagiert: mit sinnlichen Restaurant-Designs, spektakulären Ess-Events sowie der Forcierung kulinarischer Modetrends, die nicht nur die optische Präsentation, sondern auch das geschmackliche Tuning, zum Beispiel mit Trendgewürzen wie Koriander, Ingwer, Zitronengras oder Chili, in den Vordergrund stellen.

Wie die Sinne unsere Genussfähigkeit beeinflussen

DIE NAHSINNE: RIECHEN UND SCHMECKEN

Wenn wir etwas kosten, kommen unsere hochspezifischen Nahsinne zum Einsatz. Sie sind die Basis für unsere persönlichen Erfahrungen mit Geschmack. Wenn wir sie häufig einsetzen, helfen sie uns, in unserer Genussfähigkeit zu wachsen. Je bewusster wir schmecken, desto größer wird unser sensorischer Erfahrungsschatz. Wir lernen zu unterscheiden und damit, Lebensmittelqualität besser zu beurteilen.

DIE FERNSINNE: SEHEN UND HÖREN

Wir sind augenorientiert; der Sehsinn ist eine unserer wichtigsten Orientierungshilfen im Leben. Aber optische Kriterien erschließen die sensorische Vielfalt von Lebensmitteln nur sehr eingeschränkt; sie bleiben oberflächlich – und sind mitunter sogar trügerisch, denn nicht selten enttäuscht das Auge die Nahsinne, etwa wenn eine optische Präsentation olfaktorisch nicht vor unserem persönlichen, durch Erfahrung geprägten Geschmack bestehen kann. Ebenso verhält es sich mit dem Hörsinn. Wir reden über Essen und Trinken, hören einander dabei zu oder vernehmen appetitanregende Geräusche aus einer Küche. Dabei empfinden wir nicht selten sensorische Reize: Zum Beispiel läuft uns bei einer kulinarischen Schilderung das Wasser im Mund zusammen; Erwartungen und Fantasien entstehen. Aber auch die akustischen Reize sind kein Ersatz für Riechen und Schmecken. Sie sind zur endgültigen Beurteilung von Qualität nicht geeignet.

Auch die Nahrungsmittelindustrie hat diesen Trend erkannt. Sie ist im unmittelbaren Wortsinn auf den Geschmack gekommen. Nicht nur an den Universitäten, auch in der Industrie werden Sensoriklabors eingerichtet oder ausgebaut, werden entsprechende Forschungsschwerpunkte gefördert, um dem Geschmack und der Geschmackswahrnehmung auf die Spur zu kommen. Hierin sehen Lebensmittelchemiker und Marketingprofis in Zukunft den Schlüssel zum wirtschaftlichen Erfolg. Wenn Geschmack im subjektiven Empfinden der Konsumenten bei der Beurteilung von Lebensmitteln eine immer größere Bedeutung erhält, so ist er damit auch entscheidend für den Erfolg oder Misserfolg eines neuen Produkts. Eine Studie in sechs europäischen Ländern zeigt, dass zum Beispiel in Deutschland nur zehn Prozent der Produktneuheiten nach zwei Jahren noch erfolgreich sind. Ein Prozent wird zum Verkaufshit. Der europäische Durchschnitt liegt gerade doppelt so hoch.

Der neue Lieblingsgeschmack – Bitterness

Was vor Jahren noch undenkbar war, zeigt sich heute deutlich: Bittere Geschmackstöne sind gefragt. Noch nie war die Nachfrage nach Friséesalat, Endivie, Rucola, dunkler Schokolade und starkem Kaffee so groß. Der neue Trendgeschmack findet sich auch in den Asia Greens wie Mizuna, Senfkohl, Winterkresse, Wasserkresse, Speisechrysanthemen, Löffelkraut, Hirschhornsalat oder Portulak, die pikante Bitterstoffe, scharfe Geschmackskomponenten oder intensiven Geruch aufweisen.

Geschmacksorientierte Genforschung: Flavor Technology

Vielen Labors stehen bereits ausgeklügelte Instrumentarien zur Verfügung, um Flopps bei Produkteinführungen zu verringern. Im so genannten Durchess-Test wird erforscht, ob ein Produkt den Konsumenten auch dann noch schmeckt, wenn es über einen längeren Zeitraum oder in größerer Menge verzehrt wird. „Bitterstoffe machen sich erst nach längerer Zeit bemerkbar", sagt Olaf Biedekarken, Forscher in einem Münchner Sensoriklabor. Kinder probieren Speisen durchschnittlich zehnmal, bevor sie sich entscheiden, welche sie mögen und welche nicht.

Wie man mit Lebensmitteln Special Effects erzielt

SPIEL MIT DEN KONSISTENZEN / NOVEL TEXTURE

Müslibonbon mit Müslifüllung, Gebäck mit knuspriger Kräutereinlage, knusprige Crisps oder Schokolinsen in Gebäck oder Schokoladentafeln, harte Joghurt-Lutscher mit weichem Schokoladekern, supersaure, schleimigweiche Geleespezialitäten zu Halloween, dreidimensionale Extruderprodukte in neuen Formen, „Smoothies", neuartige Bonbons in cremig-weichen Fruchtvarianten, Soft-Ice-Gums mit flüssigem Innenleben, Brause-Bonbons in neuen Geschmacksrichtungen, Geschmackssprays und Schäume, die man sich von der Hand leckt, Geschmack, den man mit einem Pinsel auf die Zunge auftragen kann, Zungen-Tattoos mit Geschmack, Fingereis, das man sich über die Fingerkuppen streifen kann.

VERSTECKTE GESCHMACKSKOMPONENTEN / ACTIVE COMPONENTS

Schokolade, deren Geschmack sich im Mund im Laufe der Zeit verändert. Damit wird der Biss in die Schokolade zum mehrdimensionalen Geschmackserlebnis: Es entwickelt sich zuerst ein Erdbeeraroma, eingehüllt in Schokolade, und erst verspätet erreicht eine intensive Minz-Note die Geschmacksknospen. Oder Schokoladekekse mit Ingwer- und Mintkügelchen, deren Geschmack erst verspätet freigesetzt wird.

GENUSSSCHULUNG DURCH VIELFALT / SELF-INDULGENCE

DAS ABC DER GENÜSSE des Chocolatiers Joel Durand besteht aus äußerlich gleichen Schokoladewürfeln, die mit goldenen Buchstaben gekennzeichnet sind, um das Erschmecken der beigefügten Geschmackskomponenten zu erleichtern. Durands kleine feine Box enthält ein ganzes ABC und darüber hinaus einige Überraschungen. A steht für Carré Or, B für Badiane – Schwarze Schokolade mit Blüten von Sternanis, C für Caramel, E für Earl Grey, F für Miel dàrboursier amer – Schwarze Schokolade mit Honig von einem korsischen Erdbeerbaum, der saure Früchte liefert, G für Guyane – Milchschokolade, Muskat, Zimt, Bourbonvanille aus Réunion, an der Sonne getrocknet, und frische Zitronenschale, H für Girofle et citron – Schwarze Schokolade mit Nelken und frischer Zitronenschale, I für Aliméla und Mandula – Mandelpastete aus der Provence und kandierte Zedrat-Zitrone, J für Jasmin Chung Hao – Milchschokolade, feinste Auslese an Jasmintee, K für Café – Schwarze Schokolade mit reinem ausgewähltem arabischem Kaffee sowie einer Auslese aus Südamerika, L für Lavendel – Milchschokolade mit Lavendelblüten aus der Provence, M für Menthe fraîche – Weiße Schokolade mit dem Geschmack frischer Minze, N für Praliné noisettes – Schwarze Schokolade mit Nougat des Hauses aus piemontesischen Nüssen, O für Orange – Schwarze Schokolade mit frischer Orange, P für Provence – Nougat von provencalischen Mandeln mit schwarzen Oliven des „Vallée des Baux", Q für Chatâigne – Milchschokolade zu 40 Prozent mit Likör von Ardèche Esskastanien, R für Rosmarin – Schwarze Schokolade mit frischem Rosmarin der Provence, S für Réglisse – Weiße Schokolade mit Süßholz, T für Tiramisu, U für Poivre Szechwan – Schwarze Schokolade mit Pfeffer aus der chinesischen Provinz Szechuan, V für Violette – Schwarze Schokolade mit Blütenblättern von frischen Veilchen, W für Thym – Schwarze Schokolade mit reinem arabischem Kaffee und Bittermandeln, Z für Praliné mit Mandeln der Provence – Milchschokolade und Praliné des Hauses und Mandeln der Provence ergänzt von saisonabhängigen Geschmacksvarianten wie Rosenblüten, karamellisierte Butter und Safran.

KLEINE EDELTRÜFFEL, gewürzt mit diversen Kräutern (Basilikum, Zitronenthymian, Salbei etc.), zur Schulung der Geschmacksidee, zumal die Information, welche Geschmackskomponente gerade gegessen wird, vorliegt.

SCHOKOLADENMANUFAKTUR SEPP ZOTTER bietet eine schier unüberschaubare Vielfalt an handgeschöpften Minischokoladetafeln aus steirischer Hand. Neben saisonalen Produkten, speziellen Kinderschokoladen und Schokoladen zu verschiedenen Anlässen gibt es derzeit 52 Standardsorten. Dazu zählen: Apfel Berberitze, Birne Caramel, Bitter „Classic", Blätterkrokant, Caramel, Fontinakäse, Hanf mit Mocca, Haselnuss „delice", Hauszwetschke, Himbeerbrand, Hirschbirnenbrand, Honigschokolade, Hot Chicken Ensemble, Ingwer, Kaffeepflaumen mit Speckkrokant, Kirschmarzipan mit Herzkirschen, Kokos mit Rum, Kürbiskerne mit Marzipan, Kürbistrüffel, Mandel mit Grapparosinen, Marc de Champagne, Marillenbrand, Maroni, Milchcremeschokolade, Moosbeere mit Thymian, Muskateller, Nougatvariation, Olivintrestern, Orange mit Grand Marnier, Paradeispaprika, Pfefferschrot mit Minzeöl, Pistazienmarzipan, Rauchmalzbrand, Schilchertrestern, Schwarze Nüsse, Scotch Whisky, Single Malt, Sesam-Sauerkirsch, Shiitakepilz, Stutenmilch, Uhudlerbrand, Vogelbeere, Weißer Mohn mit Zimt und Marillenbrand, Weißer Nougat mit Roten Nüssen, Weiße Schokolade mit Krokant.

KAFFEETABS IN ÜBER 15 GESCHMACKSRICHTUNGEN mit genauer Beschreibung der einzelnen Geschmacksvarianten der verschiedenen Sorten und Kaffeemischungen.

DER GESCHMACK DER GESCHICHTE / TASTE THE HISTORY

Feine traditionelle Backwaren: Buttergebäck nach Originalrezepten aus dem 19. Jahrhundert. Original Salamiwürste aus dem 18. Jahrhundert unter Verwendung von Fleisch und Speck alter Hausschweinerassen.

GESCHMACKS-MUTPROBEN / COURAGEOUS FOOD

Erdnüsse mit Chili, fluoreszierende Gelees mit Fruchtgummilarven

NATURKÜCHE / WILD FOOD

Saisonaler Frischgeschmack mit einem Hauch Natur-Exotik – Gänseblümchenköpfchen als Kapern eingelegt, essbare Blüten, gebackene Magnolienblütenblätter (Achtung: in größeren Dosen giftig), Bärlauchpesto, Steinwegerichsalat, eingelegte Hopfensprossen, Brennesselrisotto.

Wie schmeckt der Geschmack?

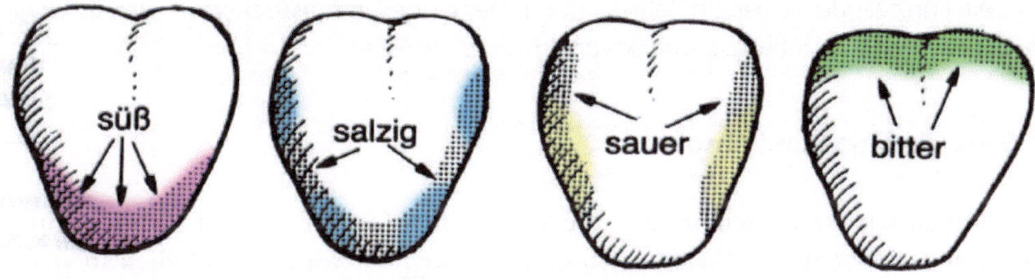

Wo die Zunge welche Geschmacksrichtungen am intensivsten registriert

Die Sensorikforschung untersucht aber längst nicht mehr nur Kriterien der Akzeptanz bestimmter Geschmäcker, sondern bemüht sich zu verstehen, wie die Zunge Geschmack schmeckt, um diesen Prozess selbst beeinflussen zu können. Hier konnten in den letzten Jahren riesige Fortschritte gemacht werden. Einer der Ausgangspunkte dieser Forschungen, um die ein regelrechter Wettlauf der Wissenschafter entbrannt ist, ist die Entschlüsselung des menschlichen Genoms. Im Zuge dieser Arbeit ist es Wissenschaftern gelungen, den Zusammenhang zwischen den Genen, die für die Geschmackskontrolle zuständig sind, und den Funktionsweisen der Geschmacksrezeptoren auf der Zunge zu verstehen. Diese Erkenntnisse sollen nun zur Entwicklung einer neuen Generation von Zusatzstoffen führen, die die Geschmacksknospen der Zunge täuschen. Wenn diese neuen Stoffe in wenigen Jahren marktreif sind, könnte dies die größte Veränderung in der Lebensmittelproduktion seit der Erfindung des Kühlschranks auslösen: „Molecular flavor modification" lässt fettfreien Käse wie fetten schmecken, Diet Coke wie reguläres oder bitteres Gemüse süß. Die unterschiedlichsten Lebensmittel – so die Erwartungen an die Flavor Technology – sollen mit dieser Methode den jeweiligen Geschmacksvorlieben des Konsumenten angepasst werden. Dies könnte – wie Arthur Caplan, Vorstand des Departments of Medical Ethics an der University of Pennsylvania, prognostiziert – zu einem vollständigen Paradigmenwechsel in der Nahrungsmitteltechnologie führen: Statt Lebensmittel durch genetische Eingriffe zu „optimieren", sollen optimale natürliche und „gesunde" Lebensmittel durch „flavor modification" für Konsumenten geschmacklich attraktiver werden.

Bitterness Blocker und Sweetness Potentiators

Grapefruitsaft hat einen typischen bitteren Nachgeschmack. Mit einigen Tropfen Bitterness Blocker ist er nicht mehr schmeckbar, trotzdem ist das Getränk als Grapefruitsaft erkennbar, berichtete „Newsweek" im Juni 2003. Es handelt sich dabei um einen Stoff, der natürlicherweise auch in Fleisch, Fisch und Milch vorkommt und dafür verantwortlich ist, dass Milch den Geschmack von Kaffee milder macht.

Ähnliche Wege beschreiten die Unternehmen LINGUAGEN und SENOMYX. Sie arbeiten an der Entwicklung von „sweetness potentiators". Diese ermöglichen es dem Zucker, sich

Genussinflation und Absolution

Doch nicht nur die Forschung und die Verarbeitung setzen sich mit dem Geschmack auseinander, sondern auch die Gastrosophen. „Noch nie war in den Medien so viel von Genuss und Genießern die Rede", stellt Christoph Wagner, Österreichs bekanntester Gourmetkritiker, fest und nennt als Beleg im selben Atemzug die einschlägig genussorientierten Werbekampagnen für „Friskies Gourmet Gold – zarte Häppchen mit Kaninchen & Karotte" – als Katzenfutter in Dosen abgefüllt –, Diätriegel und Slip-Einlagen. Das Wort Genuss hat Hochkonjunktur, keine Frage. Doch in unserer westlichen Welt, die ja eine weitgehend christliche Gesellschaft ist, lässt der so genannte „backlash" nicht auf sich warten. Wer es sich im Schlaraffenland gut gehen lässt, muss damit rechnen, dass ihm dort auch ein schlechtes Gewissen gemacht wird. Der Genussmensch, argumentiert Wagner, ist von puritanischen Lobbys umzingelt – von Schlankheitsfanatikern beispielsweise und von unbeirrbaren Ökologen.
Unsere streng gläubigen Vorfahren hatten es in dieser Hinsicht leichter: „Sie hatten zwar einen Katechismus, der alle Verfehlungen bis ins kleinste Detail aufzeichnete und mit mehr oder minder grauenvollen Höllen- oder Fegefeuerstrafen belegte. Aber sie hatten auch den Beichtstuhl, in dem sie einmal im Monat die ganze Sündenlast wieder abschütteln und – bis zur nächsten Beichte – von neuem zu sündigen beginnen konnten."
Seit die Sünde – zumindest im gesellschaftlichen Mainstream – abgeschafft, die Religion von der Wissenschaft abgelöst wurde und an die Stelle der Priester Konsulenten, Coaches und Mediatoren für alle denkbaren Lebenslagen traten, gelten die einst tatsächlich als solche empfundenen Todsünden wie Unkeuschheit, Hoffart, Geiz und Neid (heute Sex, Lifestyle und Vermögensbildung genannt) als lässlich. Der Völlerei aber, dem aus dem Vollen schöpfenden kulinarischen Genuss, haftet – im Gegensatz zur Genusssucht bei Autokauf, Shopping oder Fernreisen – immer noch der schändliche Ruf der Todsünde an.
Die Philosophin Francesca Rigotti macht in ihrer „Kritik der kulinarischen Vernunft" deutlich, dass zwischen Sünden und Lastern unterschieden werden muss. Beide sind zwar in der Ethik des Christentums Ausgeburten des Bösen und somit Verneinungen des göttlichen Willens. Doch Laster sind immerhin nur Vorstufen – angeborene Charakteranlagen, Tendenzen und Neigungen zur Sünde und somit psychologische Voraussetzungen für schwerere Verfehlungen. Mit anderen – christlicheren – Worten: Laster können wir im Fegefeuer abbüßen, für Sünden hingegen werden wir in der Hölle bestraft.

In Teufels Küche

Mit der Suche nach dem ultimativen Genuss und seinen Folgen beschäftigt sich auch der Schweizer Schriftsteller Hugo Loescher in einem Briefwechsel mit der Kochbuchautorin Alice Vollenweider. Dabei untersucht er nicht nur die kulinarische Landkarte des Paradieses, sondern auch den Menüplan der Hölle, also „Höllenfrass", „Teufelsbraten" und „Schlangenfrass". Da er entsprechende Rezepturen in der Literatur vermisst, beklagt er sich gegenüber Vollenweider so: „Aber wie man ihn (den Teufelsbraten) würzt, ob eine Marinade tunlich ist, ob man Zwiebeln dazu benutzt, was man allgemein dazu reicht – all das hätte mich interessiert … Aber ich sehe, ich bleibe mir selbst überlassen und komme ob meiner Fragerei in Teufels Küche. Dass im Paradies gut gekocht wird, daran zweifle ich nicht. Ich stütze mich bei dieser Annahme auf eine ziemlich zuverlässige Aussage. Die spanische Mystikerin Teresa von Avila hat einmal gedichtet: ‚Gott wandelt auch zwischen den Kochtöpfen'. Allerdings wundert es mich, denn soweit ich mich erinnere, habe ich auf keiner Darstellung des Paradieses je einen Gemüse- oder Kräutergarten entdeckt. Das sollte es aber schon haben, denn der berechtigte Verdacht besteht, dass die Paradiesküche eher eine vegetarische sein wird. Jedenfalls habe ich noch nie etwas von Gottesbraten gehört. Oder kennst Du sonst eine Himmlische Speise?"

Homo sapiens – der schmeckende Mensch

Zurück zur Feinschmeckerei des 21. Jahrhunderts. Vereinfacht können wir sagen: Die Feinschmeckerei ist Ausdruck jener individuellen kulinarischen Urteilskraft, die darüber befindet, welche Speisen aus genüsslichen Gründen anderen vorzuziehen sind. Allerdings ist der Mensch mit dieser Fähigkeit nicht allein. Auch unsere tierischen Hausgenossen verschmähen gewohnte Speisen, sobald sie Gelegenheit bekommen, ihre Vorlieben und Abneigungen auszuleben. Jeder Hund zieht bekanntlich ein Stück Wurst einem Stück trockenen Brotes vor, und so manche Hauskatze vergisst für eine Schwarzwälder Kirschtorte die Mäuse im Garten.
Im Detail ist Feinschmeckerei komplizierter. Zu ihr gehört das individuelle Vermögen, Unterschiede wahrnehmen zu können. Darüber hinaus dient Feinschmeckerei dem Lustgewinn und der Lebensfreude. Der wahre Genießer ist allerdings nicht ihr Sklave, sondern ihr Gebieter. Hatte nicht der alte Cato einst entnervt gestöhnt: „Wie schwer ist es, zum Bauch zu reden, der doch keine Ohren hat"? Richtig, aber wie schwer ist es, mit dem Kopf zu reden, der Ohren hat, nur leider keinen Verstand? Verstand ist die Grundvoraussetzung für Feinschmeckertum. So wie ein Geiger sein Instrument durch Übung zu beherrschen lernt, werden wir erst durch Geschmackstraining zu Kennern des kulinarischen Genusses, indem wir probieren, kosten und dadurch Erfahrung sammeln. Die Erfindung von Brot und Bier, von Butter, Käse, Braten und Nudeln waren bemerkenswerte Momente der Weltgeschichte. Sie lassen sich mit jenen vergleichen, in denen Weltumsegler neue Kontinente und Forscher bis dato unbekannte Bakterien

entdeckten. Die großen Gastrosophen des 19. Jahrhunderts waren der Auffassung, die Kreation einer neuen Speise sei für die Entwicklung der Menschheit bedeutender als die Entdeckung eines Sterns.

Feinschmeckerei ist mehr als nur ein flüchtiger Gaumenkitzel für jene, die sich für die kulinarische Elite halten. Sie ist das Merkmal des Menschen. Durch das bewusste Genießen unterscheidet sich dieser vom Tier, das fressen muss, was es vorfindet oder was ihm vorgesetzt wird. Diese Tatsache spiegelt sich auch im wissenschaftlichen Namen des modernen Menschen wider: „Homo sapiens" ist, gemäß der Bedeutung des lateinischen Wortes, nicht nur der wissende Mensch, sondern auch der schmeckende. Die Römer gebrauchten das Wort „sapiens" nicht nur für den „wahren Weisen", sondern gleichermaßen für den „Staatsmann" und den „Feinschmecker".

Die Kunst zu tafeln

„Nicht maße jedweder so leicht sich tafelnder Kunst an", postulierte Horaz, „wenn er zuvor nicht tief eindrang in des Geschmacks Geheimnis." Doch wir Österreicher, Deutsche und Schweizer haben offenbar noch nie wirklich begriffen, dass Schmecken zum Menschsein dazugehört. An vielen, wenn nicht gar an den meisten Tischen werden Kinder noch immer nicht zum Schmecken, sondern zum Aufessen erzogen. Wer Kindern den eigenen Geschmack austreibt, nimmt ihnen auch ein Stück ihrer Individualität, meint die deutsche Autorin Gabriele von Armin. Und welche psychologischen Deformationen damit einhergehen, beschreibt sie in einem Essay folgendermaßen: „Gerade das Gemüse, das er ganz und gar nicht mochte, musste der Junge im Internat in großen Mengen essen. Musste es aufessen. Als Erziehungsmaßnahme. Ausgetüftelt von autoritären Dummköpfen, die selber Untertanen sind und Untertanen wollen."

„Kau iss schluck, kau iss schluck." Mit dieser hirnlosen Litanei sei eine ihrer Freundinnen aufgewachsen. „Sie hat sich lange nicht vorstellen können, dass Essen und Sinnlichkeit miteinander zu tun haben. Da sie allerdings eine intelligente Person ist, hat sie sich aus dem Schreckenskorsett des Aufesszwangs irgendwann lösen und begreifen können, wie vergnügt und genüsslich Essen sein kann. Wenn man es schmeckt".

Die Auswahl aus der großen Zahl von Lebensmitteln, die heute zur Verfügung stehen, trifft der Mensch fast ausschließlich nach jenen Kriterien, die er mit seinen Sinnen erfassen kann. Ernährungsphysiologische Kriterien hingegen – Fettarmut, Zuckerfreiheit oder Ballaststoffreichtum – sind nur für geübte Gaumen direkt „erlebbar"; ihre Berücksichtigung bei der Nahrungsauswahl ist, soweit sie überhaupt erfolgt, nur „angelernt". Somit kommt den „sinnfälligen" Eigenschaften eines Lebensmittels entscheidende Bedeutung bei der Auswahl und Beurteilung zu.

Die Zeit, sich beim Lebensmitteleinkauf und beim Essen mit einzelnen Geschmäckern, Düften, Farben, Gerüchen und Konsistenzen auseinander zu setzen, ist heute meist kurz bemessen, entspricht sie doch nicht dem von Zeitdruck geprägten Alltag der Erwachsenen. Weiters wird in den österreichischen Haushalten immer weniger gekocht und wenn, dann oft nur noch unter Verwendung von Fertig- und Halbfertigprodukten. Die

Industrialisierung der Lebensmittel (Fast Food, Food Design, Verpackung) hat zu einer Entfremdung von den Ursprungsprodukten geführt, sodass viele Menschen ihre natürliche Sensibilität der Sinne verloren haben. Die Lebensmittel sind in Geruch, Geschmack, Konsistenz, Größe und Farbe heute weitgehend vereinheitlicht.

Bei tendenziell abnehmender Kompetenz der Konsumenten ist mittel- und langfristig mit zunehmender Anspruchslosigkeit beim Essen und beim Einkauf von Grundnahrungsmitteln zu rechnen. Dieser Verzicht auf kulinarisches Niveau wiederum führt nach heutigen Marktgesetzen zur Zunahme minderwertiger Qualitäten und mittelfristig zum Untergang regional und naturnah produzierender Unternehmen, die im deutschen Sprachraum zurzeit noch große Bedeutung haben.

Neben den negativen Folgen für die qualitätsorientierte regionale Lebensmittelproduktion kann die abnehmende Fähigkeit, Unterschiede in Geschmack, Konsistenz, Geruch und Farbe von Lebensmitteln und Speisen wahrzunehmen, langfristig auch gesundheitsschädigende Folgen haben. Denn in der Wahrnehmung von Nahrung auf verschiedenen sinnlichen Ebenen liegt nicht nur die Wurzel der Feinschmeckerei, sondern auch die eines insgesamt gesünderen Ernährungsverhaltens. Das zeigt die US-Studie „Das Geheimnis schlanker Menschen" aus dem Jahr 1998 eindrucksvoll. Werfen wir also einen Blick auf die naturwissenschaftlichen Wurzeln des Genusses.

Der Sinn der Sinne

Unsere Sinne vermitteln uns ein Bild von der Welt und außerdem so manches Erlebnis. Sie sind unser Fenster zur Welt und füttern uns ganz automatisch mit Informationen. Damit definieren sie auch die Grenzen unseres Bewusstseins. Denn nur mit unserem spezialisierten „Radarnetz der Sinne" können wir die Welt erfassen und verstehen. Wir können unsere Sinne zwar mit Mikroskopen, Robotern, Satelliten oder auch mit Hörgeräten und Brillen verbessern, doch was jenseits unserer Sinne liegt, bleibt uns verborgen. Die sinnliche Wahrnehmung bleibt zudem einem lebenslangen Lernprozess unterworfen. Die moderne Hirnforschung geht heute davon aus, dass Sinnesreize keineswegs nur vom Gehirn als übergeordneter Instanz nach genetischen Mustern verarbeitet werden. Das Gehirn funktioniert vor allem als flexible Struktur, die sich erst durch den Einfluss äußerer Reize organisiert – und sich lebenslang durch neue Wahrnehmungen und ständige Rückkoppelungen mit längst Erfahrenem verändert. Somit ist unsere Wahrnehmung nicht nur ein Erleben von fremd gesteuerten Realitäten, sondern immer auch eine Selbsterfahrung.

Essen hören, spüren, riechen und schmecken

Beim Essen werden alle unsere Sinne angesprochen. Das mag eigenartig klingen, wenn wir etwa an den Gehörsinn denken. Aber die Qualität eines Kekses, um nur ein Beispiel zu nennen, hängt auch davon ab, welches Geräusch es beim Brechen und Kauen entwickelt. Wesentlich nachvollziehbarer ist die Wirkungsweise unserer anderen Sinne. Wir

Wie wir unser sensorisches Repertoire einsetzen

Die Sinne	Wahrnehmung	Sinneseindruck	Beispiele
Gesichtssinn	von Aussehen (Farbe, Form)	optisch	hell, dunkel, farbig, glänzend, rund, eckig
Geruchssinn	von Gerüchen (Duft, Gestank)	olfaktorisch	fruchtig, rauchig, aromatisch, blumig
Geschmackssinn	von Geschmacksnoten	gustatorisch	süß, salzig, sauer, bitter
Tastsinn (Berührungssinn, Temperatursinn, Schmerzsinn)	„Begreifen" von Textur und Temperatur	haptisch	hart, weich, glatt, rauh, elastisch, klebrig, warm, kalt, stechend
Gehörsinn	von Geräuschen	akustisch	Frühstückszerealien, Biss in den Apfel, Kartoffelchips, Knäckebrot

riechen und schmecken, und noch bevor wir das tun, entscheiden wir anhand von Farbe, Aussehen oder Form des Lebensmittels nach ästhetischen Kriterien über Akzeptanz oder Ablehnung. Der Eindruck der Farbe erweckt Assoziationen zu Qualität und Genusstauglichkeit. Kräftige Farbtöne etwa werden meist als Indikatoren für einen hohen Gehalt an qualitätsbestimmenden Zutaten eines Lebensmittels oder für einen hohen Frischegrad angesehen. Andererseits verleiten blasse Farben zu Vorurteilen bis hin zu qualitativer Abwertung. In der Tat ist der Verlust klarer und leuchtender Farben bei Lebensmitteln oft ein Indikator für beginnende oder akute Verdorbenheit. Selbst der Tastsinn hat hohe Bedeutung. So können wir Konsistenzen beurteilen und für uns die nicht unwichtige Frage beantworten, ob wir einen Wackelpudding delikat oder abstoßend finden. Seine Konsistenz entscheidet, ob wir ihn überhaupt noch beschnuppern und kosten wollen.

Die erste Sinneswahrnehmung erfolgt jedoch mit dem Auge. Siebzig Prozent der Sinnesrezeptoren des Körpers liegen in den Augen, und wir bewerten und verstehen die Welt hauptsächlich dadurch, dass wir sie sehen. Ein Drittel der Großhirnrinde ist Teil des visuellen Systems. Wir sehen Farbe (Helligkeit, Farbton, Sättigung), Form und Struktur. Darunter fällt auch die Schrift, die uns weitere Inhalte entschlüsseln hilft.

Sehsinn

Grundlage für das Sehen, die Sinnesempfindung des Gesichtssinns, ist die hochspezifische chemische Reaktion der Lichtrezeptoren (Zapfen für das Farbensehen, Stäbchen für das Dämmerungssehen) in der Netzhaut der Augen. Damit funktioniert das Auge wie eine Kamera – es wandelt die elektromagnetischen Wellen des Lichts in ein Muster von Nervenimpulsen um, die über den Sehnerv ans Hirn geleitet werden. Erst dort wird das Bild, das auf der Netzhaut entsteht, ins rechte Licht gerückt und analysiert.

Das Zusammenspiel der Sinne

Wenn es um den Geschmack geht, ist eine Klarstellung nötig: Das, was wir landläufig als den Geschmack eines Lebensmittels bezeichnen, ist ein Zusammenspiel verschiedener Sinneseindrücke. Es ist eine Mischung zumindest von Geruch und Geschmack. Damit wird der Geschmack Geruchssache. Je besser wir riechen, desto mehr schmecken wir. Meist spielen aber auch noch „haptische" Aspekte eine Rolle, also die Eindrücke des Tastsinns von Zunge, Mundhöhle und Rachen. Spricht man vom sensorischen Eindruck, werden die genannten drei Sinne um den Gesichtssinn und den Gehörsinn erweitert. Der lebensmitteltechnische Begriff „Sensorik" leitet sich vom lateinischen Begriff Sensus (der Sinn) ab. Dabei dienen alle fünf menschlichen Sinne als Messinstrument zur Ermittlung der „Qualität".

Geschmackssinn

Sinnesphysiologisch betrachtet kann man den Geschmackssinn ganz leicht von den anderen Eindrücken trennen, denn der Geschmack ist die Sinnesempfindung, die durch die Schmeckzellen beziehungsweise die „Geschmacksknospen" vermittelt wird. Diese spezialisierten Zellen sind in erster Linie Rillen und Furchen auf der Zunge, in geringerem Umfang auch auf dem weichen Gaumen, im Rachenraum, an der Innenseite der Wangen und in der Rachenhöhle.

Jede Geschmacksknospe enthält etwa 20 bis 30 Geschmackssinneszellen und ist mit Nervenfasern ausgestattet, die die Verbindung zum Hirn herstellen. Alle durch Geschmacksstoffe bewirkten „Erregungen" landen schließlich im oberen Teil des Gehirns, wo sie verarbeitet werden. Mit anderen Worten: Dem Gehirn wird der Befehl erteilt, „süß" zu empfinden. Nur bereits in Wasser gelöste Geschmacksmoleküle können mit den Sinneszellen in Wechselwirkung treten. Die einzigen absolut geschmacksinaktiven Stoffe sind Edelmetalle. Geschmackseindrücke sind nur von vorübergehender Natur. Nach dem Schlucken oder Ausspucken, also nachdem die geschmacksintensive Lösung von der Zunge und ihren Rezeptoren verschwunden ist, verblasst der Geschmackseindruck.

Erst 1860 wurden die Geschmacksknospen entdeckt, von denen der Mensch zwei- bis fünftausend besitzt. Mit ihnen kann er gerade fünf Grundgeschmacksrichtungen unterscheiden. Vier davon sind den meisten Menschen sehr vertraut: sauer, süß, salzig und bitter. Der fünfte ist typisch für die Küche im Fernen Osten und im Westen weniger bekannt. Man nennt diese Geschmacksrichtung „umami". Es handelt sich dabei um den Geschmack von Natriumglutamat, eine Substanz, die bei uns auch als Geschmacksverstärker eingesetzt wird. Weil Natriumglutamat in der östlichen Küche so weit verbreitet ist, wird es auch von denjenigen, die mit dieser Küche vertraut sind, als eigenständiger Geschmack wahrgenommen. Aber auch bei uns gibt es viele Lebensmittel, die natürlicherweise große Mengen an Natriumglutamat enthalten, zum Beispiel Tomaten oder Parmesan.

Umami-Geschmack aus dem Labor

1908 isolierte Kikuanae Ikeda von der Universität Tokio erstmalig Natriumglutamat. Heute wird es durch Fermentation aus Melasse hergestellt. Als Geschmacksverstärker wird Glutamat in freier Form eingesetzt, denn nur diese besitzt auch die gewünschte geschmacksverstärkende Wirkung. In Fleisch- und Fischkonserven oder Fertiggerichten ist generell der Zusatz von einem Prozent Glutamat erlaubt. Bei Saucen ist die doppelte Menge zugelassen, in Würzmitteln bis zu 50 Prozent. 1991 wurde vom wissenschaftlichen Ausschuss für Lebensmittel (SCF) der Europäischen Union festgelegt, dass der ADI-Wert (Acceptable Daily Intake) für Glutamat mengenmäßig nicht begrenzt ist und als „not specified" definiert wird.

Obwohl wir nur vier beziehungsweise fünf verschiedene Geschmacksrichtungen unterscheiden, können wir doch sehr viel feinere Abstufungen registrieren, denn nur selten schmecken Lebensmittel ausschließlich bitter, sauer, süß oder salzig allein. Durch verschiedene Kombinationen mit jeweils unterschiedlichen Intensitätsstufen dieser vier Geschmacksrichtungen können wir eine immense Vielfalt an Nuancen wahrnehmen. Als grobe Orientierungshilfe im Alltag können wir auf die schematische Abbildung jener Regionen auf der Zunge zurückgreifen, an denen die spezifischen Geschmacksknospen verstärkt zu finden sind (siehe Abb. Seite 17). Aber auch am harten Gaumen werden die Grundgeschmacksrichtungen, vor allem sauer und bitter, teilweise intensiv wahrgenommen.

Und doch kann diese Darstellung nur als Orientierungshilfe dienen, denn wir können davon ausgehen, dass die Spezifität der Geschmackszellen nicht hundertprozentig ist. An sich reagieren alle Geschmackssinneszellen auf alle fünf Grundgeschmacksrichtungen, nur erzeugen die einzelnen Grundqualitäten an den jeweiligen Zellen verschieden starke Reaktionen.

Dazu kommt, dass unser „Geschmack" nicht jeden Tag gleich ist, weil Geschmackszellen dynamische Gebilde mit einer Halbwertszeit von 200 bis 300 Stunden sind. Dieser Prozess wird Geschmackszellenmauserung genannt. Darunter versteht man die Teilung und Ausdifferenzierung zunächst unspezifischer Zellen am Boden einer Geschmacksknospe.

Geruchssinn

Der Geruchssinn ist ein sehr empfindlicher und auch sehr gut differenzierter Sinn. Trotz seiner hohen Empfindlichkeit ist das Rezeptororgan für die Geruchswahrnehmung relativ klein. Die Riechschleimhaut, die im oberen Nasenbereich liegt, hat nur eine Oberfläche von fünf Quadratzentimetern, bietet aber Platz für zehn Millionen Sinneszellen. In die Riechschleimhaut eingelagert sind die eigentlichen Riechzellen, die Zilien, eine Art feiner Härchen, welche die Geruchssubstanzen absorbieren. Dies funktioniert mit Hilfe der kleinen Schleim absondernden Drüsenzellen. Riechende Stoffe müssen offensichtlich zumindest in gewissem Umfang in Lösung sein, um wahrgenommen werden zu können, denn mit einer trockenen Nase riecht man nicht gut.

Immer der Nase nach

Wir kennen eine Unzahl von riechenden Stoffen, von Riechstoffen, die mit dem Geruchssinn erfasst werden, und zwar nicht nur in Lebensmitteln. Hinter dem Ausdruck „man kann jemanden nicht riechen" steckt ein sehr wahrer Kern; die Sympathien und Antipathien, die durch den Geruch eines Gegenübers entstehen können, sind nicht zu leugnen. Die Vielfalt verschieden wirkender Riechstoffe ist besonders im Bereich der Parfümerie extrem groß und schon seit vielen Jahrhunderten bekannt.

Im Lauf der europäischen Kulturgeschichte wurde dem Sehsinn lange Zeit als der geistigsten aller sensorischen Wahrnehmungen gehuldigt, während dem Geschmacks- und Geruchssinn – diesen niedrigen Wahrnehmungen – eher mit Vorbehalt begegnet wurde. Geschmack roch nach Trieb, nach Sexualität, nach unzivilisierter Lust. Erst spät erfuhr der Geschmack eine Ästhetisierung und begann, in der Philosophie und später im Alltagsleben des Bürgertums eine Rolle zu spielen – allerdings nicht unbedingt eine kulinarische. Geschmack hatte nun, wer sich mit Bildung und Geist in der Gesellschaft bewegte, und nicht der, der seine Nahrung und seinen Geschlechtspartner erwitterte. Die naturwissenschaftliche Realität wurde also in unserem christlichen Abendland lange Zeit ausgeklammert, ja geradezu verdrängt – und das aus guten Gründen: „Bei den Menschen beginnen die Duftdrüsen wie bei den anderen Säugern ihre Produktion mit dem Erreichen der Geschlechtsreife", schreibt der Zoologe Michael Stoddart, „denn für die Regulation dieser Drüsen sind die Geschlechtshormone zuständig."

Die Macht der Sinne ist aber noch weit größer. Wir wissen heute, dass durch Düfte ausgelöste Impulse in jene Hirnregionen vordringen, in denen auch Emotionen und sexuelle Empfindungen entstehen. Medizinische Psychologen machen sich die gefühlsstimulierende Kraft des Geruchssinns deshalb auch in der klinischen Therapie zunutze. Wissend, dass bei depressiven Patienten häufig die Geruchswahrnehmung gestört ist, setzen sie Düfte in der Behandlung ein – und das durchaus mit Erfolg. Wohl deshalb haben Geschmack und Geruch auch eine hohe metaphorische Bedeutung im Sozialleben. Gabriele von Arnim bringt sie mit einem Aphorismus sehr schön auf den Punkt:

„Wenn man einen Menschen nicht mehr zum Fressen gern hat, kann man ihn nicht mehr riechen. Verdufte, sagt man zu ihm.“
Der Geruch ist also ein hoch komplexer Feinsinn. Wissenschafter schätzen, dass wir etwa zehntausend verschiedene Gerüche wahrnehmen können – zumindest theoretisch. Denn bei vielen ist der Geruchssinn so verkümmert, dass sie es gerade schaffen, zwanzig oder dreißig Riecheindrücke richtig zu erkennen und zu benennen. Immerhin lässt sich das Riechen zumindest teilweise erlernen. Eine relativ einfache Übung dazu ist die folgende:

Blindverkostung mit Gewürzen und Kräutern – für 2 Personen

Einer Person werden die Augen verbunden. Anschließend werden folgende Gewürze von einer zweiten Person nacheinander an die Nase des „Blinden“ geführt. Dieser soll den jeweiligen Geruch erraten. Zur Aufbewahrung der Gewürze sind kleine Plastikdosen geeignet, etwa leere Filmdosen. Geeignete Gewürze: Zimt, Curry, Curcuma, frisches Basilikum, Rosmarin, Thymian, frisch gemahlener Pfeffer und viele andere.

Der Sinn der Sensorik

Sensorik, auf Lebensmittel bezogen, ist die Beschreibung und Bewertung von Eigenschaften eines Lebensmittels mit den menschlichen Sinnen. Die menschlichen Sinne dienen hier als Messinstrumente zur Ermittlung der „Qualität“. Nun sagt aber ein Sprichwort: „Geschmäcker sind verschieden“. Wie soll also eine objektive oder objektivierbare sensorische Beurteilung von Lebensmitteln möglich sein? Es mag überraschend klingen, aber die Entwicklung der sensorischen Prüfverfahren, die Vereinheitlichung der Begriffe und der Methoden und die Anwendung statistischer Verfahren zur Auswertung sensorischer Ergebnisse haben die Sensorik so weit gebracht, dass ihre Ergebnisse wissenschaftlich exakt sind. Natürlich muss der als „Messinstrument“ arbeitende Mensch geschult werden. Er muss in der Lage sein, von seinen persönlichen Präferenzen zu abstrahieren, seine Sinne sozusagen abstrakt einsetzen, denn es müssen soweit möglich objektive Merkmale eines Lebensmittels erfasst werden. Auch die Analytik hat in den letzten Jahrzehnten riesige Fortschritte gemacht. Geringste Mengen an aromaaktiven Substanzen können durch die Kapillargaschromatographie erfasst und sogar quantitativ bestimmt werden; auch die Festigkeit von Lebensmitteln ist mittlerweile apparativ messbar. Doch trotz aller technologischen Fortschritte müssen wir, die als Genießer Geborenen, uns stets eines vor Augen halten: Nie wird eine Maschine die Frage beantworten können: „Schmeckt's“?

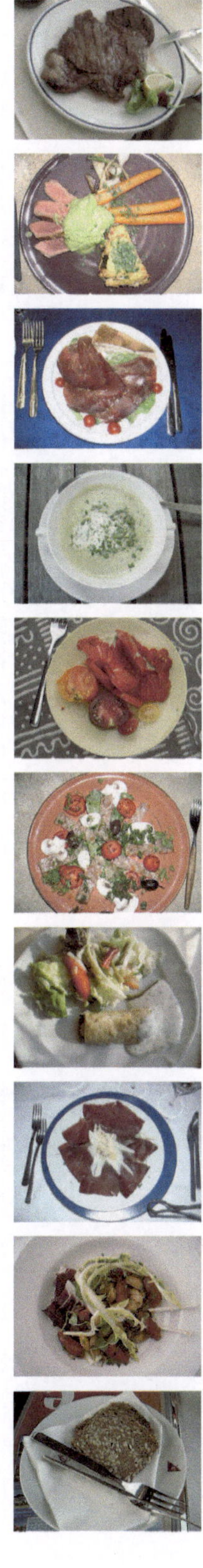

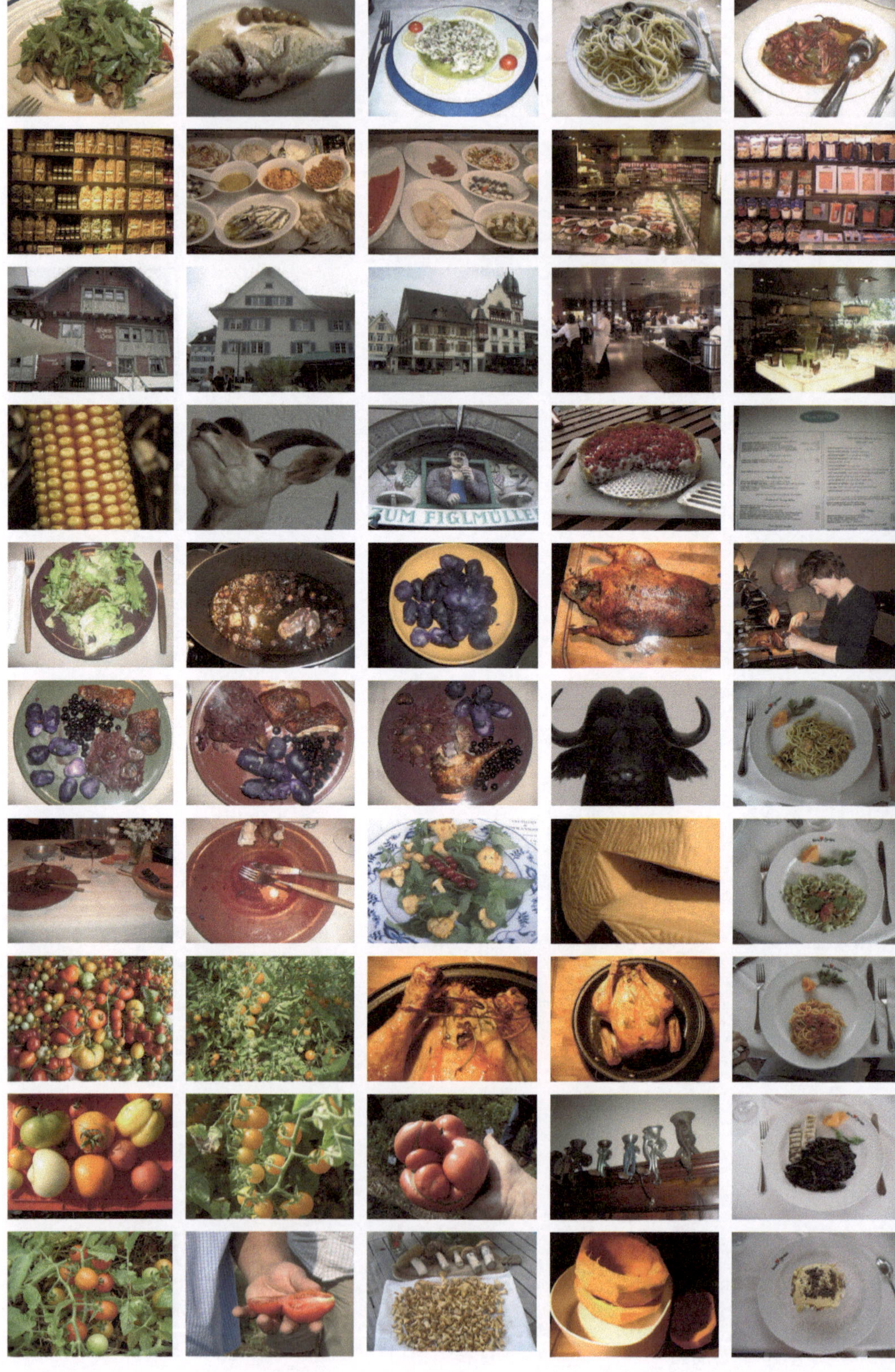

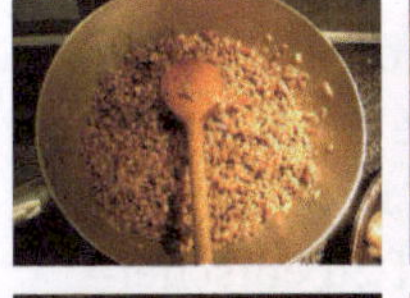
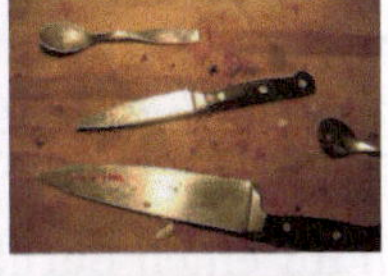
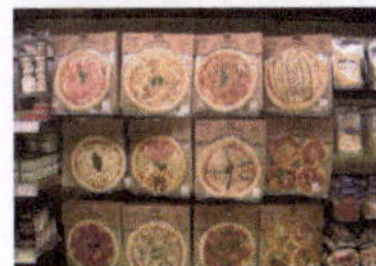
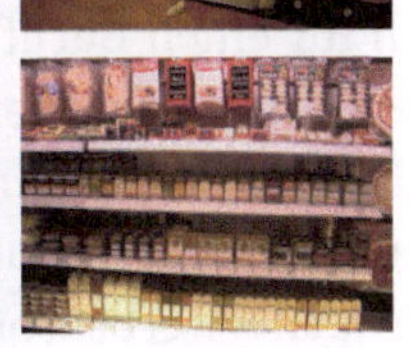
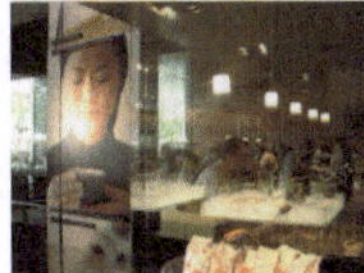

Unser sich wandelnder Berufsalltag lässt uns immer weniger Zeit zum Kochen. Und doch wollen wir nicht ganz darauf verzichten. Deshalb basteln wir unser Essen mit Freunden immer häufiger aus fertigen und halbfertigen Elementen. Produkte mit dem Siegel „küchenfertig" bestimmen den Lebensmittelmarkt der Zukunft.

Convenience Cooking – die neue Art zu kochen

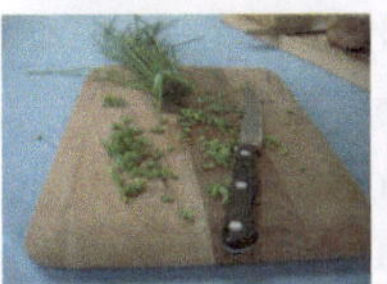
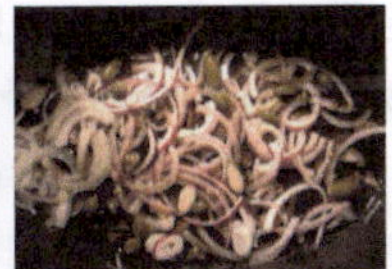

„Wir reden ja immer ganz verzückt von der Küche unserer Eltern und Großeltern. Aber meine Mutter war absolut happy, als der Nescafé erfunden wurde. Das war der absolute Knaller nach dem Krieg. Und irgendwie wurde das als die Befreiung der Frau verstanden, als das Moderne."
Vincent Klink

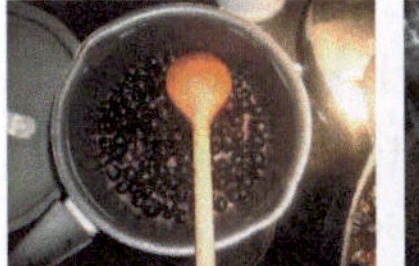
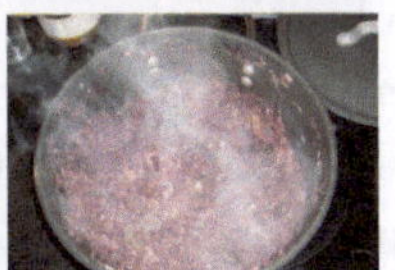

Als Rom auf dem Höhepunkt seiner Macht war, lebten viele seiner Einwohner in so genannten *insulae*, einer Art Appartementblöcken ohne Küche. Ihr fertig gekochtes Essen brachten sie von einer der vielen Marktbuden mit nach Hause. In jenen Tagen waren es die Kosten für den Brennstoff, die diese Art der Nahrungsaufnahme effizienter machten. Wir tun das heute noch so, und zwar in immer größerem Ausmaß. Auch wenn unsere Wohnungen größer und heller geworden sind, unsere Wohnzimmer in die Küche integriert wurden und wir damit praktisch in der Küche wohnen, kaufen wir immer mehr fertig vorgearbeitetes Essen, um beim Kochen zwar nicht mehr Brennholz, nun aber Zeit zu sparen. Damit setzt sich eine jahrhundertelange Entwicklung fort, die mit der Auslagerung der Lebensmittelproduktion begann, mit jener der Lebensmittelverarbeitung fortgesetzt wurde und jetzt bei der Auslagerung der Lebensmittelzubereitung angelangt ist. Woran liegt das? Werfen wir einen Blick auf die treibenden Kräfte dieser Entwicklung: Feminisierung und Singelisierung.

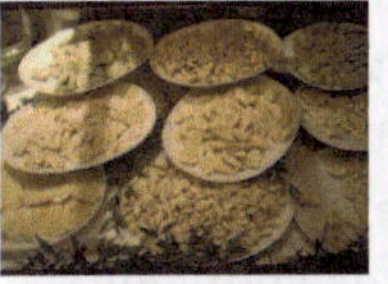
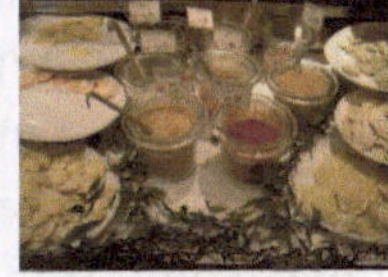
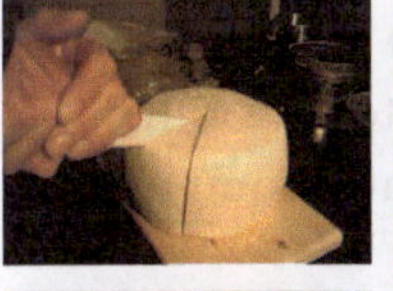
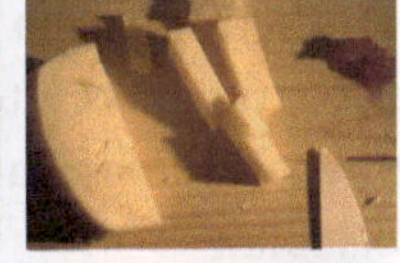
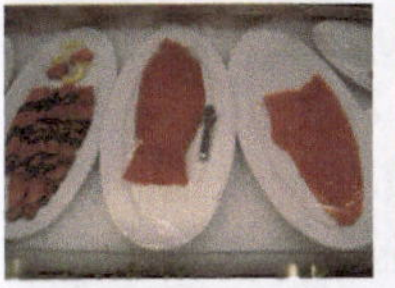
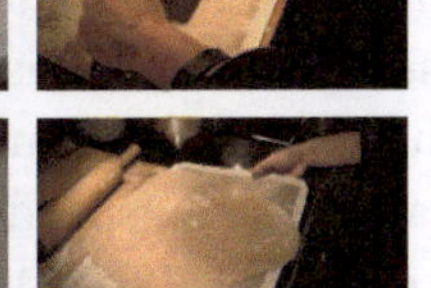
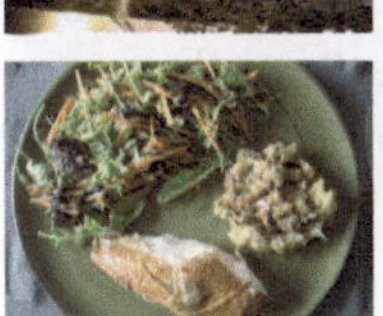
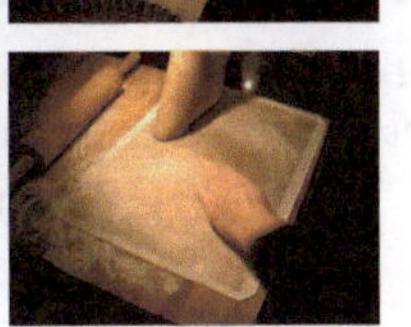

Megatrend Feminisierung

In den meisten Kulturen weltweit sind es die Frauen, die traditionell für die häusliche Küche zuständig sind, und doch kommt Bewegung in das kulinarische Rollenspiel. Denn noch nie war der Anteil gebildeter Frauen so hoch wie heute; hohe Bildung aber führt naturgemäß dazu, diese auch zu verwerten und sich für einen Beruf zu entscheiden. Durch die steigende Berufstätigkeit der Frauen lösen sich traditionelle Rollenzuteilungen auf. Das hat nicht nur massiven Einfluss auf die Zeitbudgets für Hausarbeit, sondern auch auf die Essgewohnheiten und den dominanten Geschmack. Erhöhter Zeitdruck ist vor dem Hintergrund der Zunahme der Frauenerwerbsarbeit vor allem durch die mangelnde Koordinierbarkeit der individuellen Zeitbudgets von Personen, die in einem Haushalt zusammenleben, entstanden. Die fehlende Zeit wird dort eingespart, wo sie nicht produktiv ist; das heißt, nicht bezahlt wird: bei der Gestaltung des Einkaufens, des Kochens und der Mahlzeiten. Vor allem das Mittagessen liegt, so der Wiener Historiker Reinhard Sieder, wie „eine störende Reminiszenz an ruhigere Zeiten mitten im Arbeitstag". Doch auch das gemeinsame, selbst zubereitete Abendessen ist immer schwieriger zu realisieren. Die Folge: Convenience Food liegt voll im Trend. Laut dem „American Heritage Dictionary of the English Language" wird darunter ein abgepacktes Gericht verstanden, das schnell und einfach zuzubereiten ist.

Die Bandbreite von Convenience Food wird immer größer. Sie erstreckt sich von Fertigsuppen und -gerichten in Tüten, Dosen oder Alu-Schachteln über gekühlte und tiefgekühlte Fertig- und Teilfertiggerichte bis hin zu Feinkost- und Frischsalaten sowie Snacks. Gekühlte Frischeprodukte, verzehrfertig aufbereitet, gelten in ganz Europa als richtungsweisendes Sortiment mit dem höchsten Umsatzpotential. Gekühlte, fertig zubereitete Fleischgerichte, Pizzen, Kartoffelspezialitäten und Komplettmenüs zogen laut A.C. Nielsen im Jahr 2003 im Lebensmitteleinzelhandel um 35 Prozent an. Um stattliche 16,9 Prozent wuchs zudem der Bereich Fixprodukte. Laut der GFK-Studie „Food Trends 2001" gilt jeder fünfte Deutsche als „convenience-affin". Dieser Kundenkreis nutzt nahezu jede Erleichterung, die ihm die Nahrungsmittelindustrie bietet. Fertig zubereitete Produkte werden besonders von jüngeren, berufstätigen Konsumenten dankbar aufgenommen. Intensiv-Käufer wünschen sich Abwechslung auf dem Speiseplan.

Beim Anteil arbeitender Frauen und in der Folge beim Konsum von Convenience Food sind Großbritannien und die USA weltweit führend. Convenience Food delegiert die Arbeit des Planens, Einkaufens und Zubereitens in die Hände der Lebensmittelindustrie – natürlich sehr zu deren Freude. So ist etwa der Cesar-Chef-Salad der britischen Supermarktkette WAITROSE laut Mark Price, dem Marketing-Chef des Unternehmens, in den Londoner Filialen das meistverkaufte Item. Würde man alle Ausgangsprodukte einzeln kaufen und selbst mischen, wäre der Salat um ein Pfund oder 1,70 US-Dollar günstiger, aber die Kunden wollen sich damit nicht befassen. Sie sind dankbar für die Zeitersparnis. Doch Convenience Cooking ist mehr als die Verwendung von Convenience-Produkten, es setzt ein neues Verständnis von Kochen voraus. Dabei wird das traditionelle rezeptorientierte Kochen durch Verwendung von Convenience-Modulen ergänzt beziehungsweise ersetzt. Man könnte Convenience Cooking als Versuch deuten, den Kochvorgang, so gut es geht, zu rationalisieren, dabei aber doch noch selbst Hand anzulegen, um der Komposition eine eigene Handschrift zu verleihen.

Convenience schlägt Frische

Convenience Food ist aber auch in verschiedenen Kulturen unterschiedlich geprägt. In den USA, wo die Servicegesellschaft am weitesten fortgeschritten ist, kaufen Konsumenten ihre Speisen vermehrt in Restaurants oder in Take-aways und essen sie im Auto, zu Hause oder im Büro. „Amerikas liebstes Esszimmer", scherzt der Technologe Dennis Lombardi, „hat ein Pedal und ein Lenkrad." Viele Supermärkte haben versucht, diese Entwicklung mit warmen Mahlzeiten und gekühlten Frischeprodukten umzudrehen, vergebens. Anders ist die Situation in Großbritannien. Dort werden die „Ready to eat meals", jene fix und fertig zubereiteten Gerichte, vor allem über Supermärkte bezogen. Vor zehn Jahren hat dieser Markt noch kaum existiert. Im Jahr 2004, schätzt „The Economist", wird er 1,5 Milliarden Pfund (2,2 Milliarden €) wert sein; die Zuwachsraten betragen 6 Prozent jährlich. Die britische Handelskette TESCO nutzt diese Entwicklung und bringt jährlich 1.200 neue Convenience-Produkte heraus, um den Konsum durch Vielfalt noch anzukurbeln. Damit schlägt Convenience Food bereits den so genannten Frischebereich im Supermarkt.
Am Beispiel Salat wird das besonders deutlich: Verpackte Salate existieren erst seit wenigen Jahren, und doch sind sie heute wichtiger als herkömmliche Salatköpfe, die langsam aus den Regalen verschwinden. Salat wird heute gewaschen, geschnitten und bereits mit Kräutern versetzt als küchenfertige Sortenmixtur angeboten. „Salat", sagt Stan Burns, Category Manager der englischen Supermarktkette TESCO, „war ein langsam wachsender Bereich. Jetzt haben wir ihn einfach aufregender gemacht." Der Erfolg gibt ihm Recht: Den Verbrauchern Verarbeitungsschritte abzunehmen, steigert den Umsatz langweiliger Produkte. In Deutschland fällt das Plus bei Gemüse- und Rohkostsalaten seit zwei Jahren überproportional auf. Die Stockmeyer-Marktforschung schätzt den Markt für fertig verpackte Salate auf 639 Millionen €. Der deutsche Gesamtmarkt der frischen Convenience-Salate kam im Jahr 2001 auf ein Absatzplus von 8 Prozent. Früher war die Karotte eine Karotte, heute wird sie, geschält und in kleine Sticks geschnitten, als idealer Kinder-Snack angeboten. Jeder Arbeitsschritt mehr erlaubt es den Supermärkten, auch etwas mehr Geld für die Ware zu verlangen. Dafür sparen die Konsumenten schließlich Zeit.

Aufwertung der Convenience-Qualität

Bei den Neuheiten im Tiefkühlmarkt ist ein deutlicher Trend zum Trading up, zu einer Aufwertung der Produkte, erkennbar. Das Unternehmen FROSTA beispielsweise beschreitet neue Wege und verschreibt sich dem Reinheitsgebot: Die neue Qualität kommt ohne Zusatzstoffe und Aromen aus. Der Gesamtmarkt der kühlfrischen, aber nicht tiefgefrorenen Convenience-Produkte glänzt mit zweistelligen Zuwachsraten. Der Verkauf von Frischteigwaren und küchenfertigen Feinkostsalaten floriert. Der Umsatz mit gekühlten Teigwaren und Pasta-Variationen schnellte 2002 um ein Drittel hoch.

Gebildete Frauen kochen selten

Je unregelmäßiger oder seltener gekocht wird, desto stärker steigt der Anteil an Fertig- und Halbfertigprodukten sowie Tiefkühlprodukten, weil die Vorratshaltung bei frischen Lebensmitteln in solchen Haushalten kaum wirtschaftlich sinnvoll zu bewältigen ist. Die Häufigkeit des Kochens hat auch Einfluss auf die Mühe, die man sich bei der Speisenzubereitung macht. Mit abnehmender Kochhäufigkeit steigt die Neigung, „schnell und unaufwändig zu kochen", wie es im österreichischen Lebensmittelbericht 2003 heißt. Während nur neun Prozent der Haushalte, in denen täglich mehrmals gekocht wird, immer „schnell und unaufwändig" kochen, sind es bei jenen Haushalten, in denen nur an zwei bis drei Tagen pro Woche gekocht wird, schon 25 Prozent. Bei Haushalten, die höchstens einmal pro Woche kochen, sind es bereits 55 Prozent. „Sehr sorgfältig und aufwändig" hingegen wird in Haushalten, in denen höchstens einmal pro Woche

Mit steigender Bildung wird weniger gekocht

Wie oft in einer Woche in österreichischen Haushalten Mahlzeiten zubereitet werden

	Mindestens 4–5/Wo	2–3/Wo	nur an arbeitsfreien Tagen /Wochenenden
Pflichtschule	48	11	6
Fachschule/Lehre	38	11	12
Matura/Hochschule	28	20	12

Quelle: Österreichische Ernährungsstudie 2002   Angaben in Prozent der kochenden Bevölkerung gekocht wird, so gut wie nie gekocht. Außerdem spielt die Bildung der Frauen eine entscheidende Rolle: Je höher die Bildung, desto weniger Zeit und Aufwand wird für das Kochen verwendet. Da das Bildungsniveau der Frauen in Mitteleuropa noch nie so hoch wie heute war und weiter im Wachsen begriffen ist, ist mit einem weiteren Rückgang der Kochhäufigkeit zu rechnen.

Die zweite treibende Kraft: Singelisierung

Die zweite treibende Kraft hinter dem nachhaltigen Convenience-Boom ist die so genannte Singelisierung. Laut der Studie „Future Living" von Trendforscher Matthias Horx ist die Anzahl der Einpersonenhaushalte in den letzten Jahren in fast allen europäischen Ländern gestiegen. Besonders stark verlief dieser Anstieg in den urbanen Regionen. In Städten wie Berlin, Wien, Basel oder Paris ist bereits jeder zweite Haushalt ein Single-Haushalt. Bei genauerer Betrachtung lassen sich die Klischees über die Single-Kultur, wonach diese einsam und isoliert vor sich hin lebt, aber kaum halten, denn sie ist vielmehr Ausdruck einer komplexen Partnerwahl-Kultur, in der Festlegungen auf Familie oder dauerhafte Beziehungen später erfolgen und zeitlebens revidierbar sind. Singles sind häufig „Singles auf Abruf". Zum überwiegenden Anteil gehören sie einer urbanen Kultur an, die starke soziale und kommunikative Vernetzungen aufweist. „Wir leben zusammen in einer Single-Gesellschaft", sagt Matthias Horx über den wichtigsten Lebensstil-Trend der modernen Gesellschaft. In Zukunft werden immer mehr Menschen auch im mittleren Alter zumindest „Teilzeitsingles" sein – durch berufliche Abwesenheit, Scheidung oder andere Lebensereignisse.
Damit befindet sich die „klassische Familie", bestehend aus Vater, Mutter und zwei Kindern, statistisch betrachtet auf dem Rückzug. Nur mehr ein Drittel der deutschen, österreichischen und Schweizer Haushalte umfasst drei oder mehr Personen – Wohngemeinschaften inbegriffen. Das heißt: Zwei Drittel der Haushalte bestehen aus Singles, Paaren ohne Kinder und Alleinerziehenden mit einem Kind. Und dieser Trend ist kaum umkehrbar.

Das Verschwinden des klassischen Haushalts

Für unser Ess- und Kochverhalten hat der Trend zur „Singelisierung" vielfältige Konsequenzen: Im Zentrum dieser Veränderungen steht das Konzept der klassischen bürgerlichen Küche, das sich im 19. und 20.Jahrhundert in Europa – wenn auch mit national unterschiedlichen Facetten – herausgebildet und lange unsere Vorstellung vom Essen geprägt hat. Es basiert auf einer bestimmten Haushalts- und Küchenökonomie, die nicht ohne weiteres auf Ein- oder Zweipersonenhaushalte übertragbar ist, schon gar nicht auf jene mit knappen Zeitbudgets. Die klassische bürgerliche Küche wird also in den privaten Alltagsküchen massiv an Bedeutung verlieren. Kleine Haushalte essen nämlich gerne, so der Lebensmittelbericht 2003, kalt. Je jünger die Personen und je kleiner die Haushalte sind, desto seltener wird gekocht. Das gilt vor allem für die „hoch vernetzten und mobilen Individualisten", zumeist urbane Singles im jüngeren Alter, die verstärkt außer Haus oder zwischendurch essen.

Der Widerstand gegen Convenience flaut ab

„Für Menschen, die davon ausgehen, dass das Kochen das Fundament der Zivilisation darstellt, ist die Mikrowelle der Feind schlechthin", sagt Felipe Fernandez-Armesto, Professor für Geschichte an der Queen Mary University in London. Mit dieser Einstellung ist er nicht allein. Immerhin behaupten noch rund 70 Prozent aller ÖsterreicherInnen, die in Umfragen angeben, noch regelmäßig zu kochen, dass sie Fertiggerichte nie (25 Prozent) beziehungsweise selten (45 Prozent) verwenden; mit zunehmendem Alter sind es sogar mehr als 80 Prozent. Dennoch zeigte sich im vergangenen Jahrzehnt, besonders bei jüngeren Altersgruppen, eine Veränderung der Einstellung zu Convenience-Produkten. Der Anteil jener, die nie oder selten Tiefkühlgemüse verwenden, ist deutlich gesunken – von 49 Prozent im Jahr 1996 auf 38 Prozent im Jahr 2002. Die Gruppe der Käufer und Konsumenten von Fertiggerichten ist hingegen größer geworden – 35 bis 45 Prozent der Zwanzig- bis Vierzigjährigen verwenden sie immer beziehungsweise häufig.
Der Kulturpessimismus über den Verlust des Kochens wird uns noch Jahre begleiten. Er ist eine typische Ausprägung für eine zu Ende gehende Epoche, in der das Alte noch nicht wirklich aufgehört hat, das Neue aber noch nicht wirklich sichtbar wird. Kein Zweifel: Das Industriezeitalter mit seinen festen Bindungen in Klassen und Schichten, mit seinen klaren geschlechtsspezifischen Qualifikationen, Rollen und Lebensläufen, mit seinen verlässlichen zeitlichen Strukturen und Wertsystemen geht zu Ende. Wir leben in einer Übergangszeit, die immer mehr individualistische Multi-Optionen eröffnet, auch beim Essen und Kochen.

Wir verlernen das klassische Kochen

Die Erosion des „klassischen Haushalts" und damit der diesem eigentümlichen Kochtraditionen, die von Generation zu Generation weitergegeben wurden, führt auch zu abnehmenden Kochkenntnissen und -fähigkeiten. Dies lässt sich bereits seit fast zehn Jahren beobachten. In der IGLO-Forum-Studie „Kochen in Deutschland" gaben 1995 bereits 40 Prozent der Deutschen an, gar nicht oder nur ein bisschen kochen zu können; bei den Männern betrug der Anteil der Anti- und Verlegenheitsköche 70 Prozent. Die, nach eigener Auffassung, „guten Köchinnen" sind laut IGLO-Studie vor allem Frauen im mittleren und höheren Lebensalter. Jüngere Frauen geben vermehrt Defizite zu, die im weiteren Leben kaum mehr aufgeholt werden. Auf die Frage, ob man sich die Zubereitung von einfachen Gerichten aus der Hausmannskost ohne Zuhilfenahme eines Rezeptes zutraue, zeigt sich: Knapp 90 Prozent der weiblichen Generation 40 plus haben dieses Selbstvertrauen, bei den Frauen unter 40 sinkt der Wert auf etwa 50 Prozent.

Einstellung zum Kochen

Stimme voll und ganz / weitgehend zu	Ich koche am liebsten Gerichte, die schnell gehen	Fertiggerichte sind eine sinnvolle Erleichterung	Ich probiere gern ausländische Gerichte aus
Bis 34 Jahre	63	74	62
35-49 Jahre	53	70	53
50-69 Jahre	42	62	35

Quelle: Focus: Food-Trends Angaben in Prozent der befragten Haushaltsführenden in Deutschland

Und dennoch ist Kochen zu einem Generalthema der Mediengesellschaft geworden. Moderne Dienstleistungen wie TV-Shows, Kochbücher, Rezeptkolumnen in Zeitschriften oder intelligente Convenience-Cooking-Angebote kompensieren den Verlust kochtechnischer Fähigkeiten. Ein nur auf den ersten Blick paradoxer Zustand ist eingetreten: Einerseits wird für das Kochen immer weniger Zeit aufgewendet; in Großbritannien ist sie laut Taylor Nelson Sofres, einem Ernährungsberater, von 60 Minuten im Jahr 1980 auf 13 Minuten pro Tag im Jahr 2002 gesunken. Gleichzeitig erlebten Bücher und Fernsehsendungen, die sich mit dem Kochen auseinandersetzen, im gleichen Zeitraum einen gigantischen Boom. Fernsehköche wie Jamie Oliver sind zu Stars geworden, der deutsche Talkmaster und Hobbykoch Alfred Biolek sprach mit seinen Koch-TV-Shows eine ganze Generation junger Männer an, so wie es der so genannte „Gourmetpapst" Wolfram Siebeck in den siebziger und achtziger Jahren getan hatte – damals allerdings noch in Form von Artikeln und Büchern. Ganz offensichtlich brauchen wir jemanden, der uns das Kochen immer wieder einfach und mediengerecht erklärt, weil wir es nicht mehr können – vor allem, wenn rasche, effektvolle, kreative und situations- und stimmungsbezogene Lösungen gefragt sind.

Convenience Cooking – der neue Kult am eigenen Herd

Unterstützt durch die Medien kehrt das Kochen also wieder – allerdings hat es nun weniger mit einer Kulturtechnik als vielmehr mit trendgeprägtem Lifestyle zu tun. „Convenience Cooking" ist das neue Synonym für „gut kochen"; „die gute Köchin" oder „der gute Koch" werden zu engagierten Amateurköchen, womit oft gemeint ist, dass das Convenience-Angebot korrekt gehandhabt werden kann. Der Status des guten Kochs und der guten Köchin wird also nicht mehr durch Erfahrung und handwerkliche Fähigkeiten erworben, sondern durch das sporadische und situationsspezifische Knowhow, durch das Wissen, wo aktuelle Convenience-Produkte mit den noch notwendigen Rezepturen erworben werden können. Die neuen Amateure wissen zwar über die jeweilige Qualitätsphilosophie eines Produkts Bescheid und wählen gerne hochwertige Fertig- oder Halbfertigware aus den Bereichen DOC-Food, Slow Food oder Ethic Food. Doch einen Pfannkuchen oder Kaiserschmarren können sie ohne Rezept und Anleitung nicht mehr backen, und die Begriffe Blanchieren oder Julienne schneiden sind verschüttetes Wissen.

Vor allem urbane Connaisseure zeichnen sich nicht nur durch großes Know-how beim Kauf edler Lebensmittel und Convenience-Produkte aus. Sie prägen einen Kochstil, der als avanciertes Convenience Cooking bezeichnet werden kann. Nicht mehr selbst gemachte Verarbeitungsprodukte wie Marmeladen, Kuchen oder Torten stehen in der Gunst der Konsumenten, sondern die entsprechenden bereits fertigen Markenprodukte.

Da aber auch hochmobile Berufstätige mit Gourmetambitionen nicht nur außer Haus essen wollen und zum Teil auch Freude am Kochen haben, das zunehmend als Ausgleich zu Bildschirmarbeit und Konferenzalltag gesehen wird, werden in den nächsten Jahren Alternativen zum derzeitigen Lebensmitteleinkauf an Bedeutung gewinnen. Die Lebensmittelindustrie muss sich auf die veränderten Verbrauchererwartungen einstellen; sie wird es tun und in Zukunft dem Convenience Cooking noch viel stärkere Aufmerksamkeit widmen. Erste Anfänge wurden bereits gemacht. Kleinere Haushalte etwa brauchen kleinere und vor allem variablere Portionsgrößen. Deshalb wird zum Beispiel Blattspinat mittlerweile in kleinen Würfeln und tiefgefroren angeboten, was individuelle Portionierungen erlaubt.

Die geringere Einkaufshäufigkeit und die abnehmende Kochfrequenz lassen zwar den Wunsch nach längerer Haltbarkeit der Produkte wachsen, doch unter diesen Voraussetzungen wird eine klassische Lagerhaltung unökonomisch. Daher bedarf es neuer Konzepte, die das Kochen ohne entsprechende Ausgangsprodukte im Haus und aufwändige küchentechnische Unterstützung ermöglichen. Und schließlich müssen die Nahrungsmittelerzeuger auch von deutlich geringeren Grund- und Spezialkenntnissen ausgehen. Der Bedarf an leicht zubereitbaren Produkt- und Rezepturkonzepten steigt also.

Doch es gibt keinen auch noch so nachhaltigen Trend, der nicht auch Gegenbewegungen auslöst. Während im Alltag häufig allein gegessen und müheloses Convenience Cooking betrieben wird, begeben sich viele, vor allem jüngere Menschen, auf die Suche nach dem verloren gegangenen sozialen und vergesellschaftenden Aspekt des Essens. Sie befriedigen diese Bedürfnisse durch fallweise aufwändige Koch-Events im Kreis von Freunden, Arbeitskollegen oder Verwandten. Das zeigt uns, dass Kochen und Essen nach wie vor als Teil des sozialen Networkings begriffen und gestaltet wird, vielleicht sogar bewusster und kreativer als früher. Vor allem jüngere Singles finden zunehmend Spaß am gemeinsamen Action-Cooking, wie es auch Jamie Oliver in seinen TV-Shows zeigt. Doch werden zukünftig in Amateurkreisen viel öfter Teilfertigprodukte oder auch Take-Away-Bestandteile die Festmenüs mitprägen. Klassisches Kochen wird so wohl niemand erlernen, zumindest aber bewusster schmecken und genießen.

Die neuen Bedürfnisse

Bei Convenience Food und in der Folge bei Convenience Cooking geht es um die Rationalisierung des Zeitgebrauchs. Aufwändige oder komplexe Zubereitungsschritte werden an mechanisierte, rationalisierte Fabrikationsanlagen ausgelagert, um sie dann innerhalb kurzer Zeit mit Hilfe der vorgefertigten Komponenten in eine Mahlzeit zu verwandeln, sofern das überhaupt noch nötig ist. Die Wertschöpfung liegt in der Einsparung von Zeit. Aber welche Auswirkungen haben diese Entwicklungen auf den Gesundheitswert? Ist Convenience Food das Junk Food von morgen? Und Convenience Cooking das Ende einer ausgewogenen Esskultur?

Generell gilt: Je höher der Convenience-Grad, desto verderblicher ist das Produkt. Am wenigsten haltbar sind daher Fertiggerichte. Nun entsteht aber zwischen der Zubereitung im Lebensmittelbetrieb und dem Verzehr durch den Konsumenten eine immer längere zeitliche und auch räumliche Distanz. Bedingt durch die bestehenden Handels- und Verteilungsstrukturen werden diese Spannen immer größer.

Die verschiedenen Convenience-Grade im Überblick

Grundstufe	Ausgangsprodukt Kartoffeln, direkt aus der Erde.
Küchenfertig	Kartoffeln gewaschen und nach Größe sortiert.
Garfertig	Geschält und geschnitten.
Mischfertig	Gekocht, als Ausgangsprodukt etwa für ein Kartoffelpüree.
Regenerierfertig	Kartoffelpüree fertig und gewürzt, muss nur noch aufgewärmt werden.
Verzehrfertig	Erwärmt, fertig zum Essen.

Mit der Verarbeitungsstufe steigt auch die Erforderlichkeit von Haltbarkeitsmaßnahmen. Zur Bewahrung der ernährungsphysiologischen und sensorischen Qualität der Produkte sollten die erforderlichen Verfahren so schonend wie möglich sein. Ist dies nicht der Fall, sind sensorische und ernährungsphysiologische Qualitätsverluste unvermeidlich. Für die Vorteile der langen Lagerfähigkeit, der schnellen und bequemen Handhabung und Zubereitung muss deshalb ein entsprechender Preis bezahlt werden.

Die gebräuchlichsten Methoden zur Haltbarkeitsverlängerung von Fertiggerichten für die Verwendung im Haushalt

GETROCKNETE FERTIGGERICHTE

Die Trocknungsmethode ist auf bestimmte Bereiche und Produkte wie Trockensuppe, Instantprodukte beschränkt. Vor dem Verzehr müssen diese Produkte rehydriert werden.

PASTEURISIERTE UND STERILISIERTE FERTIGGERICHTE

Das zweitälteste Verfahren für Fertiggerichte. Garung und Haltbarmachung erfolgen hier in einem Schritt. Der Convenience-Wert ist sehr hoch, weil lange Haltbarkeitsfristen unter einfachen Lagerbedingungen möglich sind. Die Produkte müssen vor dem Verzehr nur erwärmt werden.

TIEFGEKÜHLTE FERTIGGERICHTE

Nach der Zubereitung werden die Speisen sofort tiefgekühlt. Die Aufrechterhaltung der Tiefkühlkette muss allerdings bis zum Konsumenten gewährleistet sein. Das hygienische Risiko ist auch bei langen Lagerzeiten gering.

GEKÜHLTE FERTIGGERICHTE

Diese Art der Distribution von Fertiggerichten im Detailhandel ist ziemlich neu. Am weitesten verbreitet ist sie in England und Nordeuropa. Die Haltbarkeit beträgt auch bei strikter Einhaltung der Kühlkette maximal einige Tage.

Die gebräuchlichsten Methoden zur Haltbarkeitsverlängerung von Fertiggerichten für die Verwendung in der Gastronomie

KOCHEN – SERVIEREN [cook – serve]

So wie in den Haushaltsküchen werden die fertigen Speisen sofort serviert. Verständlicherweise ist dieses System als optimal anzusehen. Aus organisatorischen Gründen ist es aber in vielen Großküchen nicht möglich, unmittelbar nach der Zubereitung zu servieren. Um die Zeit zwischen Zubereitung und Verzehr ohne hygienische Risiken zu überbrücken, muss die Warmhaltung der Speisen durch entsprechende Maßnahmen gewährleistet sein.

KOCHEN – GEFRIEREN [cook – freeze]

Die Vorgangsweise ist die Gleiche wie bei den tiefgekühlten Fertiggerichten für den Haushalt. Der Convenience-Wert wird durch den erforderlichen Auftauvorgang etwas eingeschränkt.

KOCHEN – GEFRIEREN – KÜHLEN [cook – freeze – chill]

Bei dieser Methode werden tiefgekühlte Speisen auf 2–3 Grad aufgetaut und bei dieser Temperatur noch einige Tage bis zum Verzehr gelagert. Der Vorteil besteht darin, dass eine längere Lagerung bei Tiefkühltemperaturen zentral erfolgen kann. Die Distribution erfolgt im aufgetauten, aber gekühlten Zustand, weshalb keine Tiefkühlkette, sondern nur eine Kühlkette erforderlich ist.

KOCHEN – KÜHLEN [cook – chill]

Die Vorgangsweise ist die Gleiche wie bei den tiefgekühlten Fertiggerichten für den Haushalt. Auch hier beträgt die maximale Lagerzeit nur einige Tage.

KOCHEN UNTER VAKUUM oder la cuisson sous vide

Das Sous-vide-System wurde aus diversen Vorläufersystemen Anfang der achtziger Jahre entwickelt. Die Rohstoffe werden unter Vakuum in flexible Kunststoffbeutel verpackt und dann erst in der Verpackung gegart. Der Vorteil liegt darin, dass schon beim Kochen der Luftsauerstoff so weit als möglich ausgeschlossen wird. Unerwünschte sensorische Veränderungen durch Oxidationsreaktionen – Kochgeschmack, Warmed Oven Flavour (WOF) – werden dadurch und auch während der anschließenden Kühllagerung bei 1–8 Grad C minimiert, und die Haltbarkeit wird so auf maximal 42 Tage verlängert.

SOUS-VIDE-VERFAHREN – GEFRIEREN

Um die Vorteile des Sous-vide-Verfahrens in sensorischer Hinsicht zu nutzen, aber seine Nachteile bezüglich hygienischer Risiken und relativ geringer Lagerzeit zu vermeiden, wird neuerdings die Kombination mit dem Gefrierverfahren praktiziert.

KOCHEN – VERPACKEN – KÜHLEN

Es handelt sich um ein System für Fertiglebensmittel im Rahmen eines Catering-Systems, bei dem die gegarten Lebensmittel heiß in große Kunststoffbeutel abgefüllt werden.

KOCHEN – VERPACKEN – PASTEURISIEREN – KÜHLEN

Bei dieser Methode wird versucht, die Probleme beim Garen in Vakuumpackungen zu umgehen, indem erst nach dem konventionellen Garen normal oder unter Vakuum verpackt wird. Zur Steigerung der mikrobiologischen Qualität wird nach dem Verpacken nochmals ein Erhitzungsschritt zur Pasteurisation durchgeführt.

Quelle: Emmerich Berghofer 2003

Wonach die Qualitätsfehler schmecken

Warum die Qualität von Fertiggerichten oft nicht an jene frisch gekochter Speisen im Haushalt herankommt, hat mehrere Ursachen. Wie schon erwähnt, werden die Speisen im Haushalt direkt verzehrt und müssen nicht für einen späteren Verzehr zusätzlich konserviert werden. Ein wesentliches Problem bei den Convenience-Produkten auf der regenerier- und verzehrfertigen Stufe ist das Auftreten des „Warmed Oven Flavor". Dieser macht sich besonders bei Fleischgerichten bemerkbar und wird durch Oxidationsreaktionen hervorgerufen, wobei Aromastoffe und Fette besonders betroffen sind. Diese charakteristische Fehlnote kann sich bereits nach wenigen Stunden auch bei gekühlter oder tiefgefrorener Lagerung entwickeln. Da sich dieser Effekt besonders beim Wiederaufwärmen bemerkbar macht, spricht man vom so genannten „Warmed Oven Flavour" (WOF), der frei mit „Aufwärmaroma" übersetzt werden kann. Typische Geruchsassoziationen sind: Karton, Leinöl, Schwefel, Fisch, Ranzigkeit; geschmacklich äußert sich der WOF durch bittere und saure Noten. Ein weiteres Problem ist die Würzung der Speisen. Jeder Haushalt hat individuelle Würzungsarten, wodurch auch der spezifische Geschmack von „Mutters Küche" erklärt werden kann. Bei großtechnisch erzeugten Fertiggerichten fällt diese individuelle Würzung weg. Außerdem muss oft überwürzt werden, um die Verluste während der Lagerung bis zum Mindesthaltbarkeitsdatum auszugleichen. Natürlich versuchen die Produzenten, das anzugebende Mindesthaltbarkeitsdatum so weit wie möglich auszudehnen, weshalb die möglichen Haltbarkeitsfristen bei den einzelnen Konservierungsmethoden voll ausgenutzt werden. Dem Konsumenten muss dabei aber klar sein, dass unabhängig vom angewandten Konservierungsverfahren während der Lagerung ein schleichender Qualitätsverlust auftritt. Es ist also dringend zu empfehlen, die möglichen Haltbarkeitsfristen nicht voll auszunutzen.

Vom Ackerbau zum Markenartikel

Im Lauf der Jahrhunderte haben neue Techniken viel Erleichterung bei der Nahrungs-
beschaffung und Zubereitung gebracht. Die größten Veränderungen verursachte die vor
200 Jahren einsetzende industrielle Revolution. Der britische Sozialhistoriker Edward P.
Thompson sprach vom Übergang vom Brot- zum Geldnexus. Darunter verstand er die
Ablösung einer Gesellschaft, in der die Sozialkohäsion in starkem Ausmaß über Selbst-
versorgung und Produktion des täglichen Brotes gewährleistet wurde, durch eine Form
des Zusammenlebens, in der die Menschen ihre Ansprüche auf Nahrung, aber auch
andere Ressourcen immer stärker über Geld, also monetäre Kaufkraft, geltend machen
konnten. Dieser Umbruch, aus dem schließlich die moderne Industriegesellschaft
hervorging, hatte weit reichende Auswirkungen auf die Geschlechterordnungen. Jakob
Tanner, Professor für Geschichte der Neuzeit an der Universität Zürich, bezieht diesen
Industrialisierungsprozess in seiner Publikation „Modern Times" auf den Wandel der
Ernährung.

Folgende vier zusammenhängende Entwicklungen hält Tanner fest:

- Die Agrarrevolution: Darunter versteht man ein ganzes Bündel von Veränderungen,
  die im frühen 18. Jahrhundert begannen. Dazu gehören beispielsweise der Übergang
  von der Dreifelder- zur Fruchtwechselwirtschaft, die Verbesserung des Saatgutes,
  Zuchterfolge bei Haustieren, neue Ackerbaugeräte und bessere Zugtiere. Mit diesen
  Maßnahmen ließ sich eine beträchtliche Steigerung der Arbeits- und Flächenpro-
  duktivität in der Landwirtschaft realisieren. Im ausgehenden 19. Jahrhundert erhielt
  dieser Vorgang nochmals eine neue Qualität: Nun setzte ein Mechanisierungs- und
  Chemisierungsschub der Landwirtschaft ein, der während des ganzen 20. Jahrhunderts anhielt. Die Verbesserung der Produktionsmethoden, die zu besseren Ernten
  mit geringerem Personalaufwand führten, hatten zur Folge, dass immer mehr Menschen in die Städte wanderten und sich anderen Beschäftigungen in Industrie und
  Dienstleistung zuwandten.

- Entstehung und Wachstum von Nahrungsmittelunternehmungen: Produktivitäts-
  steigerungen, Importe von Kolonialwaren und neue Entwicklungen in der Maschinen-,
  der chemischen und der Elektroindustrie ermöglichen seit dem letzten Viertel des
  19. Jahrhunderts, Nahrungsmittel in kapitalintensiven, mechanisierten Produktions-
  verfahren herzustellen. Zudem expandierte die tierische „Veredelungswirtschaft",
  also die Umwandlung von pflanzlichen in tierische Kalorien, in der landwirtschaftlichen Produktionskette durch die Möglichkeit, immer energiereichere pflanzliche
  Nahrung zu verfüttern. In Fortsetzung einer bereits jahrhundertelangen Tradition
  rückte das Fleisch im 19. Jahrhundert zum eigentlichen Statussymbol und Wohl-
  standsindikator auf. Bis zur Entdeckung der Vitamine – dieser Begriff wurde im Jahr
  1911 geprägt – herrschte ein ausgeprägter Proteinglauben vor: Fleisch wurde als die
  stärkendste Speise gesehen; ja, es stellte geradezu das Supernahrungsmittel der industrialisierten Zivilisation dar, das vor allem jene essen durften, die gesellschaftlich
  anerkannte Arbeit leisteten.

– Auf- und Ausbau einer effizienten Verkehrsinfrastruktur: Die Schaffung eines leistungsfähigen Transport- und Kommunikationssystems ermöglichte die Intensivierung transnationaler Austauschbeziehungen und vertiefte die internationale Arbeitsteilung. Dies führte zu einer Umstrukturierung des europäischen Agrarsektors in Richtung Vieh-Gras-Wirtschaft.
– Vervielfältigung und Breitenanwendung neuer Konservierungsmethoden: Da Konservierung nicht nur mit Dauerhaftmachen, sondern auch mit Verdichtung, Dosierung und Verpackung einherging, bot sie Ansatzpunkte für die Herstellung neuer Produkte, die nicht mehr nur auf der Basis technischer Möglichkeiten, sondern auch auf der jeweiliger Markterfordernisse konzipiert wurden. Das war die Geburtsstunde der Markenartikel.

Während die Innovationsdynamik in der ersten Phase der industriellen Revolution besonders stark von den technischen Möglichkeiten abhing, prägte im Verlaufe des 20. Jahrhunderts immer mehr das Zusammenspiel von Angebot und Nachfrage die Impulse für neue Entwicklungen. Es waren also nicht mehr die technischen Experten, sondern jene aus dem Bereich Product Placement und Sales Promotion, die definierten, was die Konsumenten haben wollen.

Wachstumsmarkt Convenient Cooking Solutions

Um den vielfältigen Wünschen der KonsumentInnen besser entsprechen zu können, wird in Zukunft auch das Angebot an so genannten Convenient Cooking Solutions wesentlich reichhaltiger werden. Für die Gastronomie etwa eröffnen sich neue Marktsegmente: Individuelle Angebote mit Menübausteinen, die per Call geordert werden können, lassen in Zukunft die Grenzen zwischen Restauration, Feinkost und Home Delivery zu einer neuen, veredelten Form von Convenience Cooking verschwimmen.

Convenient Cooking Solutions wird es für alle Erfordernisse geben – vom Frühstück bis zum Abendessen, in verschiedenen Verarbeitungsstufen, mit vielseitigen so genannten Ready-to-(h)eat-Komponenten. Convenience Cooking verliert also zunehmend den Charakter einer Ess-Notlösung und wird zu einer Alternative für den Restaurantbesuch, die alltägliche – oft mühevolle – Einkaufstour oder die vorausschauende Vorratshaltung im Haushalt. Lebensmittel per Internet, intelligente Kombinationen von Take-Away-Angeboten – und all das rund um die Uhr – kennzeichnen die Zukunft des Convenience Cooking.

Erfolgreiche Beispiele für avancierte Konzepte gibt es mittlerweile in ganz Europa, auch wenn in Deutschland und Österreich entsprechenden Innovationen immer noch viele Hindernisse im Weg stehen: rigide Ladenschlussregelungen etwa oder veraltete Gewerbeverordnungen. In anderen Ländern gibt es bereits jede Menge Beispiele für zukunftsträchtige Convenience-Food-Lösungen:

– In Frankreich haben sich der Sternekoch Alain Ducasse und die Bäcker-Ikone Eric Kayser (11 Betriebe in Frankreich und Japan) einer neuartigen Nachbarschafts-Formel verschrieben, die Bäckerei mit Sofortverzehr, Café-Bar und Feinkostladen verbindet. BE (der Begriff steht für Boulangerie & Epicerie) nennt sich das Fusion-Konzept, das sich gezielt an den Bedürfnissen moderner, qualitätsbewusster Großstadtkunden orientiert. Zugleich gestresst und hedonistisch, erwarten die Kunden von Ducasse und Kayser authentische Produkte mit Herkunftstransparenz, Qualität, Frische und Convenience. BE bietet auf 230 Quadratmetern rund um die Uhr Verzehrlösungen vor Ort und zum Mitnehmen sowie 350 Produkte im Feinkostbereich. Neu sind die küchenfertigen Gerichte für zu Hause, die auch komponentenweise verkauft werden, sodass jeder sich sein Menü à la carte zusammenstellen kann.

– Neue Chancen bieten sich für die Gastronomie auch mit dem Vertrieb von Mis en place-Produkten – etwa frische, vorbereitete, kochfertige Gemüsesorten –, Saucen, Fonds und ähnlichen Convenience-Produkten, die im Restaurantalltag anfallen. In Frankreich ist außerdem der Verkauf von frischen, rohen Fischen ab Restaurant seit langem üblich.

– Auch der zunächst nur schleppend angelaufene Online-Lebensmittelhandel bietet neue Chancen, besonders für kleinere Anbieter. Marktforscher gehen davon aus, dass in wenigen Jahren schon bis zu fünf Prozent des Branchenumsatzes über den Online-Handel erwirtschaftet werden. Einer der Pioniere in Deutschland ist KONZE-HOME-SER-VICE. Seit 1999 ist der Wert der Durchschnittseinkäufe bei diesem Anbieter von 54 auf 75 Euro gestiegen. Die Firma erhielt auch den Zuschlag für die Lebensmittelbelie-ferung des Tower 24, einer Art Paketsammelstelle für im elektronischen Handel er-worbene Waren im Technologiepark Dortmund, einem Industriegebiet mit 200 High-Tech-Unternehmen und 8.000 Angestellten. Die dort angelieferten Pakete wer-den einzeln registriert und in Fächern gelagert. Registrierte Kunden erhalten per SMS, E-Mail oder Voice-Mail einen PIN-Code für ihre Lieferung, die sie dann an ei-nem Selbstbedienungsterminal des Towers wie bei einem Geldautomaten entneh-men können.

– Perfekt beherrscht TESCO, der britische Marktführer im Lebensmittelhandel, den Ver-trieb über die Datenautobahnen. TESCO deckt mit seinem Onlineshop über 95 Prozent der britischen Haushalte ab. Allein in Großbritannien lassen sich derzeit schon 85.000 Kunden Chips, Toast, Milch und zunehmend auch Feinkost, frische Salat-mischungen, gekühlte frische Nudeln oder tagesfrische gekühlte Suppen regelmäßig nach Hause liefern.

– Der neue Supermarkt der SAINBURY-Kette in Hazel Grove bei Manchester punktet mit ultimativem, technologieunterstütztem Service. Auf 3.700 Quadratmetern bietet der Future Store Einblick in die Zukunft des mobilen Essens und Einkaufens: Personal Shopper erledigen gegen Aufpreis und nach den Instruktionen der Kunden die Ein-käufe, während diese ihren Lunch einnehmen oder im hauseigenen Internet-Café ihre E-Mails beantworten. Eine „Kid's Zone" erlaubt es den Eltern, ungestört das Lebensmittelangebot zu sondieren; per Internet vorbestelle Einkaufskörbe können jederzeit abgeholt werden. Für eilige Kunden steht darüber hinaus ein „Quick Shop" und ein „Easy Checkout" zur Verfügung. High-Tech-Regaletiketten sowie mobile

Rocket Shopper (Infrarot-Handscanner) erlauben es den Kunden, schon zu Hause einen elektronischen Einkaufszettel zu „schreiben", indem sie den Scanner über den Barcode der leeren Verpackungen ziehen und diesen dann im Supermarkt abgeben.
– Für die neuen Kochamateure bieten manche Supermärkte so genanntes „Fairly Convenient Food" an. LEAPING SALMON, eine britische Firma, verkauft beispielsweise Säcke mit allen Ausgangsprodukten und Gebrauchsanweisungen für zum Teil recht aufwändige Speisen wie gefüllte Bananenblätter mit Heilbutt, Kokosmilch und Ingwer. Die Hauptzielgruppe für solche Convenience-Packungen: jüngere Männer mit hedonistischen Neigungen.

Eines steht in der schönen neuen Convenience-Welt jedenfalls fest: Die hochkomplexen Lösungen verlangen der Industrie in Zukunft einen deutlich höheren Kommunikationsaufwand ab; in zwanzig Jahren, in manchen Bereichen vielleicht sogar früher, wird Essen ein Puzzle aus Fertigkomponenten sein, deren Grundbestandteile viele im rohen Zustand gar nicht mehr kennen. Das traditionelle Wirtshaus hingegen wird zur Entschleunigungszone mit teilweise bereits musealem Charakter. Nicht nur die klassischen Speisen werden uns dann hoffentlich noch an die gute alte Zeit von Mutters Küche erinnern, sondern auch das Timing der Küche. Im Gasthaus darf noch auf das Essen gewartet werden – mit weit reichenden Folgen. Manfred Buchinger, Chef des Gasthauses „Zur Alten Schule" in Riedenthal im niederösterreichischen Weinviertel: „Hier müssen die Leute noch plaudern, weil das Kochen so lange dauert."

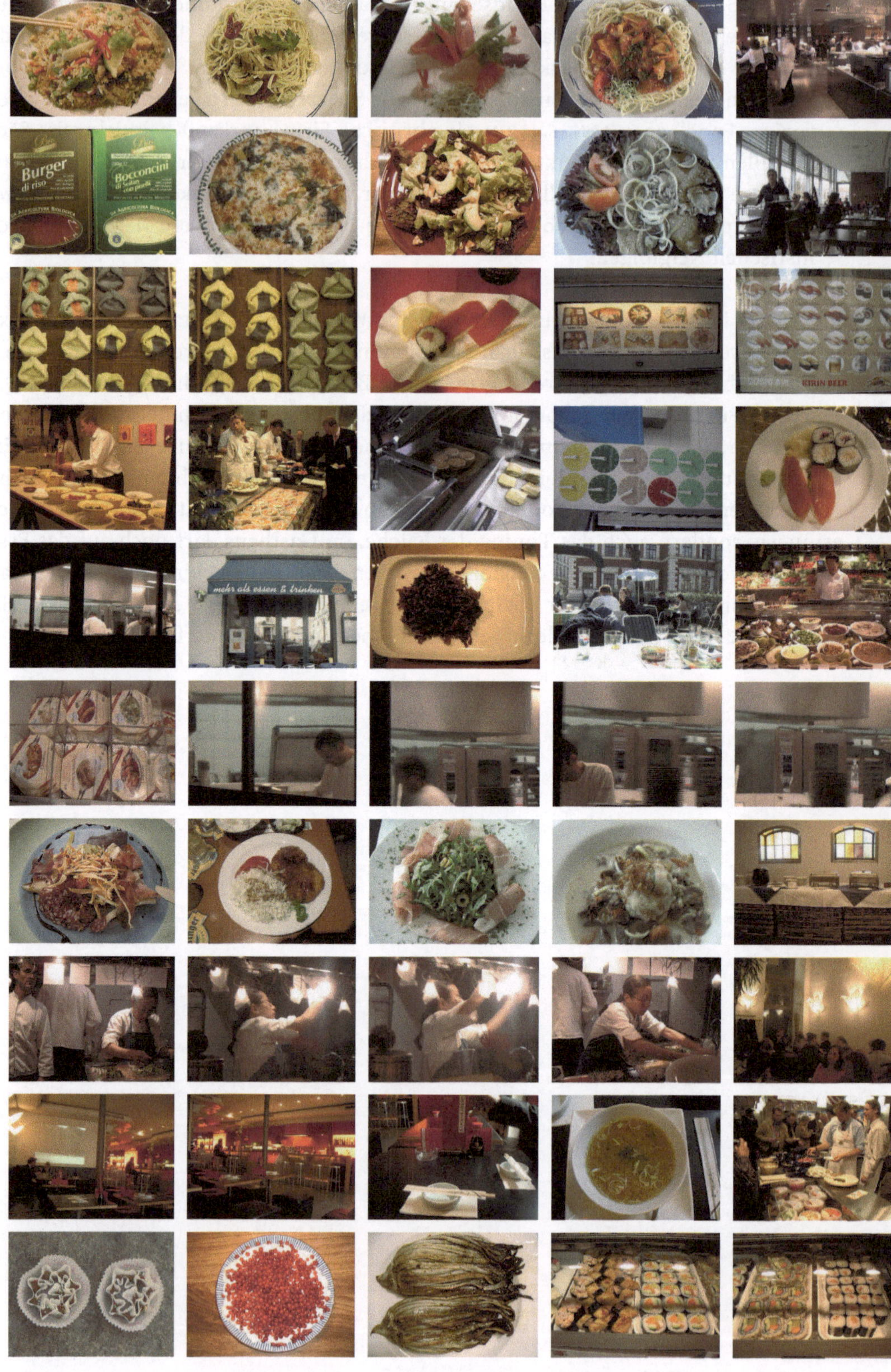

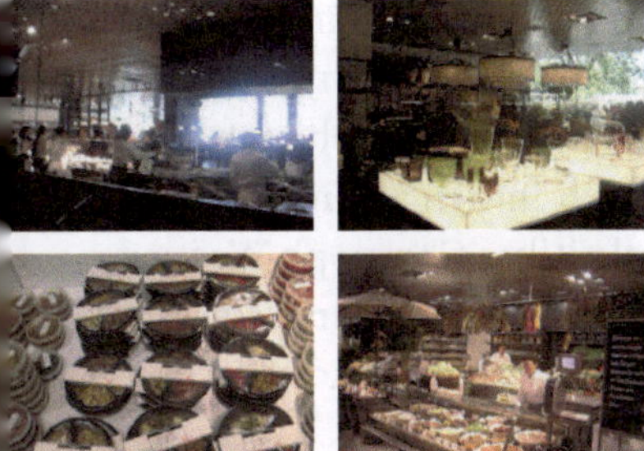
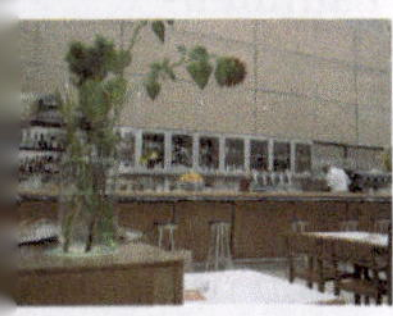
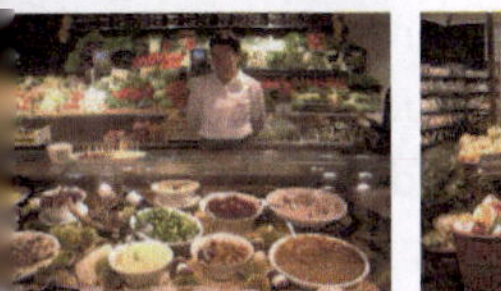
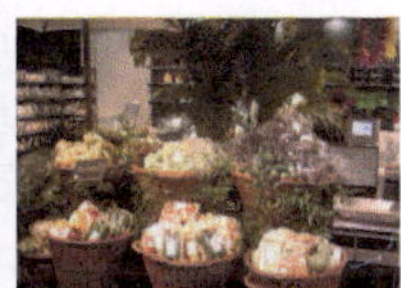
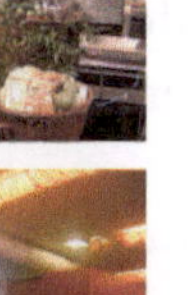

Es muss nicht immer Junk Food sein. Das übel beleumundete schnelle Essen gewinnt durch neue gastronomische Konzepte an Qualität. In den edel designten Fast-Food-Stätten der Zukunft speisen wir schnell, aber auch delikat, gesund und multikulturell.

Fast Casual – gesund und schnell genießen

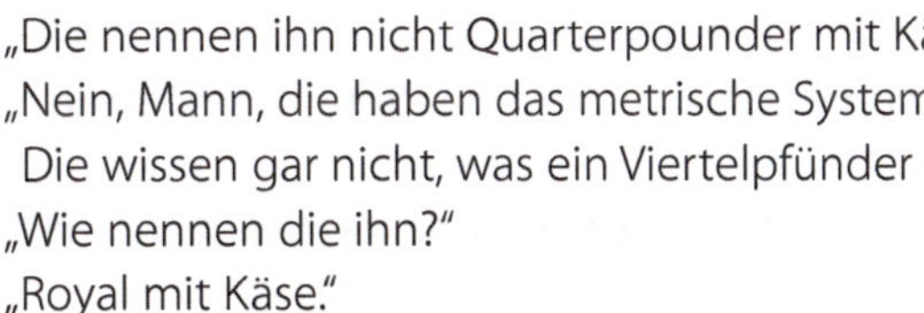

„Und weißt Du, wie die einen Quarterpounder mit
 Käse in Paris nennen?"
„Die nennen ihn nicht Quarterpounder mit Käse?"
„Nein, Mann, die haben das metrische System.
 Die wissen gar nicht, was ein Viertelpfünder ist."
„Wie nennen die ihn?"
„Royal mit Käse."
 Pulp Fiction (USA, 1994)

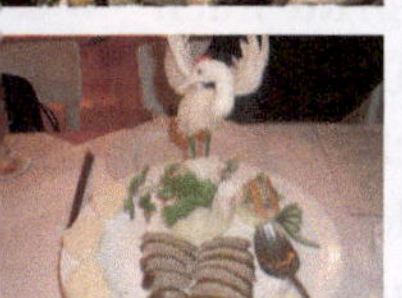
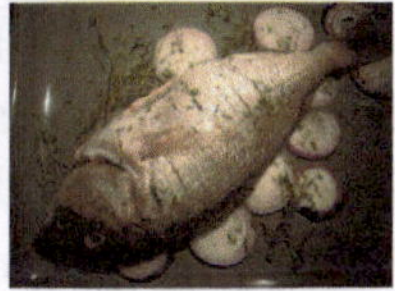
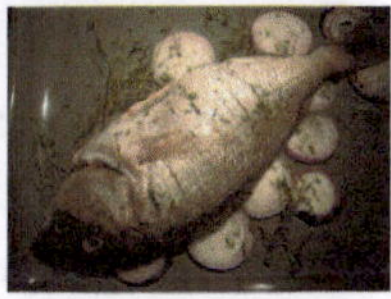
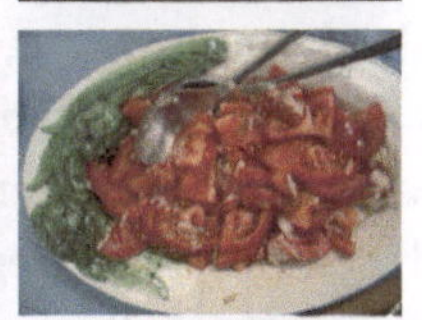
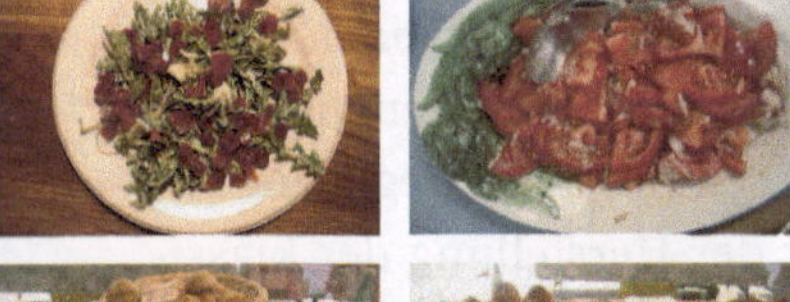

Das schnelle Essen zwischendurch ist wohl so alt wie die Menschheitsgeschichte und uns deshalb seit Urzeiten vertraut. Dennoch war die Eröffnung des ersten amerikanischen Fast Food Restaurants in Europa, am 21. August 1971 im holländischen Caandam, eine Sensation. Das Ereignis markierte eine Trendwende in den Esskulturen Europas. Der durchschlagende Erfolg dieser Restaurants ist nicht nur auf die Attraktivität, die Big Mac, Whopper und Co. bei Kindern und Jugendlichen genießen, zurückzuführen. Die neuen kulinarischen Konzepte kamen auch den sich verändernden Lebensweisen sehr entgegen. Bei der Entlastung der Hausfrau durch das Essen außer Haus spielte nicht das bürgerliche Restaurant die Hauptrolle, sondern „der Antihaushalt des Steh-Snacks im Kaufhaus-Basement oder in den getarnten Ketten-Schlemmerläden des Fast-Essens", so der deutsche Historiker Ot Hoffmann. Es mag in diesem Zusammenhang seltsam anmuten, dass der Begriff Restaurant ursprünglich auf ein klassisches Fast-Food-Gericht zurückgeht, nämlich auf

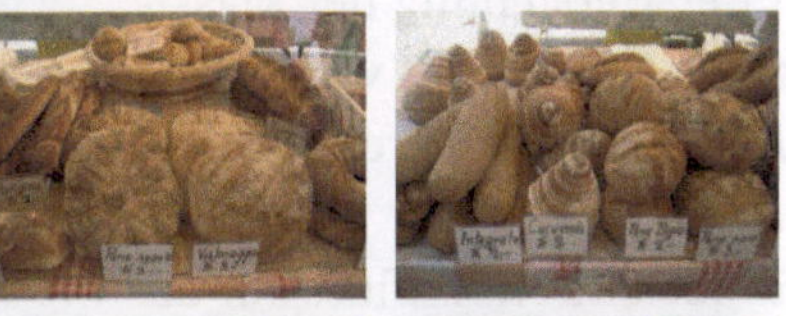
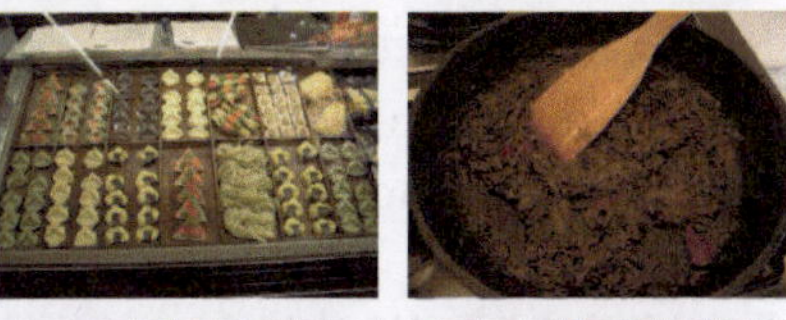
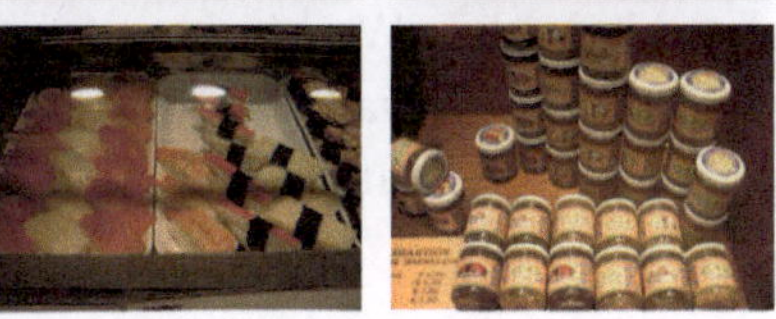

die so genannten „restaurants divins", die göttlichen Erquickungen, die ein gewisser Monsieur Boulanger ab 1765 in Paris Passanten offerierte. Es handelte sich dabei zunächst um eine „consommé restaurant", also eine Suppe, die verlorene Lebenskräfte wiederherstellen sollte und im Stehen geschlürft wurde. Noch in den zwanziger und dreißiger Jahren des 20. Jahrhunderts, schreibt der Gourmetkritiker Christoph Wagner in seinem Buch „Fast schon Food", war das Restaurant „letztlich nichts anderes als eine oft sogar besonders formalisierte und ritualisierte Verlängerung der partriarchischen Tischgemeinschaft".

Restaurants unterhöhlten somit schrittweise die klassische Rolle der Frau am Familientisch und sorgten dafür, dass sich immer mehr Schlupflöcher aus der hermetisch abgeschlossenen, sozial kontrollierten Keimzelle der patriarchischen Gesellschaft auftaten. Längst ist diese Entwicklung noch nicht abgeschlossen, und sie schreitet im urbanen Milieu nach wie vor schneller voran als im ländlichen Bereich. Natürlich lässt sich der Befreiungsprozess der Frauen nicht allein auf die zunehmende Verfügbarkeit von Fast-Food-Restaurants, Küchentechnik und Schnellgerichten zurückführen. Sie beförderten jedoch das Selbstbewusstsein und erleichterten Frauen „den Ausbruch aus der schicksalhaften Notwendigkeit", wie die Philosophin Hanna Arendt feststellte.

New Woman, New Food: Emanzipation und Ernährung

Die weibliche Emanzipation in Küche und Haushalt ging jedoch keineswegs kontinuierlich, sondern eher schubweise vor sich. Die Frauen hatten trotz aller Fortschritte auch Niederlagen zu verkraften. Eine ihrer größten mussten sie in der großen Depression hinnehmen, die auf den Börsenkrach im Jahr 1929 folgte. Der von Massenarbeitslosigkeit geprägte Zeitgeist äußerte sich am entlarvendsten in einem Artikel, der 1937 im Scribner's erschien und unter dem Titel „The New Woman Goes Home" argumentierte, dass „die Durchschnittsfrau, die zu Hause kocht, einweckt, bäckt und wäscht, mehr zum Wohlstand ihrer Familie beitragen kann, als sie es jemals durch Geldverdienen schaffen würde." Appelle dieser Art führten schließlich dazu, dass Frauen in den vierziger Jahren trotz zahlreichen technischen Erleichterungen und wesentlich gestiegenem Bildungsniveau täglich etwa vier bis fünf Arbeitsstunden mit der Herstellung der klassischen Mahlzeiten – Frühstück, Mittagessen und Abendessen – beschäftigt waren. Die große Ära der Restaurantketten und des industrialisierten Fast Food hatte damals gerade erst begonnen.

Doch mit dem Krieg war eine neue Mobilität entstanden, die auch ihren Einfluss auf die Essgewohnheiten nicht verfehlen sollte. Und doch, Restaurants alleine zu betreten, galt für Frauen noch bis in die vierziger Jahre als unschicklich. Daher eröffneten damals in den USA besonders viele Tea- und Coffeeshops sowie die ersten Pizzerias und Delis, die überwiegend von Frauen besucht wurden.

Mitte der sechziger Jahre wies Jean Mayer, die Gastro-Kolumnistin der „Washington Post", darauf hin, dass es gerade der Siegeszug des Convenience Food war, der der Frauenbewegung den Rücken stärkte. Freilich erwies sich diese Argumentation schon bald als etwas verkürzt, denn der automatische Haushalt und das Convenience Food verursachten Mehrkosten, so dass den Frauen oft gar nichts anderes übrig blieb, als arbeiten zu gehen, um sich dies leisten zu können. Die häufigen Familienessen im Fast-Food-Restaurant, die schnellen Fertiggerichte aus der Mikrowelle, der Pizzaservice bis an die Haustüre – das alles schuf letztlich nicht nur das Gefühl einer neuen Freiheit, sondern auch neue ökonomische Abhängigkeiten.

Im Nachkriegseuropa begann diese Entwicklung erst mit dem üblichen „transatlantischen Verzögerungseffekt". Die „Bildungsexplosion" setzte in Europa zwar etwas später ein, doch sorgte der kriegsbedingte Mangel an Arbeitskräften dafür, dass sich Frauen schon während des Zweiten Weltkrieges ihre eigenen Qualifikationen erarbeiteten und diese auch nach Kriegsende nicht mehr brachliegen lassen wollten. Im Jahr 1960 war in der alten Bundesrepublik Deutschland etwa ein Drittel der Frauen berufstätig. Das zusätzliche Einkommen der Frauen erhöhte das Familienbudget; somit konnten sich viele Deutsche, neben unerlässlichen Anschaffungen, auch Gaststättenbesuche und Fast-Food-Verpflegung außer Haus leisten.

Kampf dem Fast Food: Ideologiereiche Ernährungsdebatten

Die neue Lebens- und Ernährungsweise brachte jedoch neben Figurproblemen noch weitere Komplikationen mit sich. Denn viele Frauen der ersten, echten Fast-Food-Generation in Mitteleuropa entwickelten in den sechziger und siebziger Jahren eine durchaus gesunde Skepsis gegen Produkte der Nahrungsmittelindustrie und vor allem gegen amerikanisches Fast Food. Die alte Debatte über „gesunde Ernährung" bekam neue, nicht zuletzt ideologiereiche Nahrung. Immer lauter wurden die Stimmen, die dem „Junk Food" – so das sich rasch etablierende kritische Synonym für Fast Food US-amerikanischer Prägung – nicht nur unterstellten, die Mägen der Nation mit „leeren Kalorien" (Kalorien ohne Nährwert) zu stopfen. Das schnelle Essen wurde auch mit der Zerstörung der Regenwälder und der Ausbeutung von Entwicklungsländern in Verbindung gebracht.

Junk Food

Der Begriff Junk Food tauchte erstmals 1972 in einem Artikel des „Time Magazine" auf. Damals wurde ein anonymer Besucher eines Naturkostladens in Los Angeles mit den Worten zitiert: „Es regt mich auf, wenn ich die Leute Müll (= Junk) essen sehe. Es ist nur eine Flucht, genauso wie Drogen oder Alkohol." Ein Jahr später fand der Begriff Junk Food bereits Eingang in die Fachliteratur: „Studenten", war im „Journal of Nutrition" zu lesen, „essen, was sie selbst als Junk bezeichnen: Pommes, Bretzel, Chips, Eiscreme, Zuckerln und Hot Dogs." Inzwischen hat der Begriff auch Einzug ins Oxford Dictionary gehalten und wird dort als „Nahrungsmittel, das sich an einen populären, vor allem jugendlichen Geschmack richtet und wenig ernährungsphysiologischen Wert hat", definiert.

Die Fast-Food-Industrie hat viele dieser Attacken durch Einführung neuer Produkte oder umweltfreundlicher und biologisch abbaubarer Verpackungen ebenso souverän wie kostenaufwändig zu parieren gewusst und konnte damit ihren Siegeszug kaum gebremst bis heute fortsetzen. Die Fast-Food-Restaurants trafen und treffen den Nerv der Zeit: Sie bieten „schnelles Essen", das dennoch mehr ist als eine Bockwurst an der Straßenecke oder eine Wurstsemmel aus der Schultasche. Sie bieten Gerichte und Menüs, die zumindest die Erinnerung an ein traditionelles Mittag- oder Abendessen aufrechterhalten, also an eine „Mahlzeit" im ursprünglichen Sinn.

Mitte der achtziger Jahre reagierten die Konzerne auf die wachsende Scheidungsrate und die Zunahme der Singlehaushalte in den westlichen Gesellschaften, indem sie den Schwerpunkt der neuen Filialeröffnungen von den Vorstädten in die Einkaufs- und Büropaläste der Stadtzentren verlegten. Und doch, ein Problem blieb über all die Jahre ungelöst: Fast Food amerikanischer Provenienz haftet noch immer das Image des Ungesunden an. Und wenige Konsumenten verbinden mit Hamburgern und Chicken Nuggets echten kulinarischen Genuss. Doch die Stimmungen und Einschätzungen sind weltweit recht unterschiedlich. Während Fast Food in China von über 70 Prozent als Wohltat eingeschätzt wird, wie „The Economist" berichtete, teilen nur mehr 23 Prozent der Amerikaner diese Meinung.

Der Kampf Tischgemeinschaft contra Fast Food scheint in Europa eindeutig zugunsten des schnellen Essens entschieden worden zu sein, wie aktuelle Daten belegen, auch wenn sich die Unternehmen inzwischen nicht mehr als Fast-Food-Provider, sondern als Quick-Service-Restaurants bezeichnen.

Die Top 10 Foodservice-Unternehmen in Europa 2003 (730 Mill. Einwohner)

	Gruppe	Land	Umsatz Europa
1.	McDonald's	USA	€ 11.115,7 Mrd.
2.	Compass Group	GB	€ 7.733,4 Mrd.
3.	Sodexho Alliance	Frankreich	€ 5.260,5 Mrd.
4.	Elior	Frankreich	€ 2.235,6 Mrd.
5.	Whitebread	GB	€ 1.987,3 Mrd.
6.	Yum!	USA	€ 1.791.5 Mrd.
7.	Burger King	USA	€ 1.758,6 Mrd.
8.	Accor	Frankreich	€ 1.351,9 Mrd.
9.	Autogrill	Italien	€ 1.335,1 Mrd.
10.	Mitchells & Butlers	GB	€ 1.074,1 Mrd.
	Gesamtumsatz		€ 35.643,7 Mrd.

Quelle: GV-Praxis, Hamburg 2004

Alte Zukunftsängste – neue Hoffnungen

Fast Food hat immer wieder schlimme Zukunftsphantasien ausgelöst. Als Anfang der neunziger Jahre die Imbissketten zunehmend auf Stehplätze umgerüstet wurden und die verbleibenden Sitzplätze so eingerichtet wurden, dass sie nicht wirklich zum Verweilen einluden, ätzte der deutsche Psychologe Erik Grawert-May: „Der einzige zeitraubende Faktor, den die Industrie noch nicht in den Griff bekommen hat, ist jetzt das Kauen". Doch die Entwicklung kam anders. Heute wird wieder alles bequemer, die Architektur von Schnell-Restaurants orientiert sich mehr und mehr am Casual-Living-Stil und auch an den Menüangeboten wird gearbeitet, wie etwa die neuen Salatangebote von McDonalds deutlich machen.

Und doch: Die meisten Fast-Food-Angebote sind nach dem Urteil der Ernährungswissenschaft immer noch zu reich an Kalorien, Fett und Salz; Vitamine und Ballaststoffe

Umsätze der Top 100 Gastronomiebetriebe in Deutschland 2003

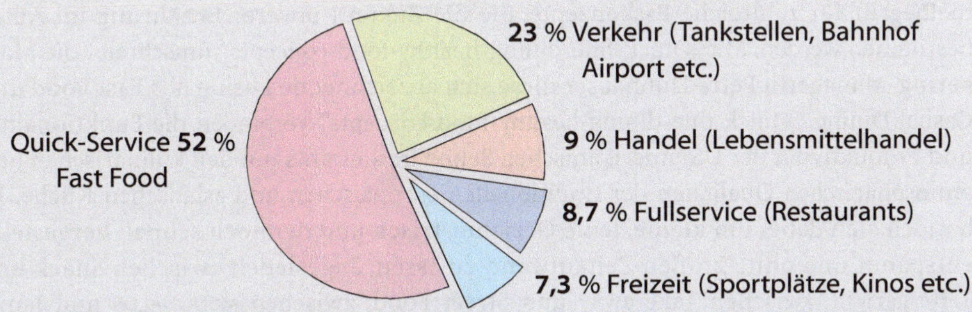

Gut die Hälfte aller Verkaufserlöse der 100 größten Gastro-Unternehmen stammen aus der Kategorie Quickservice (Vorjahr: 50,8 %). Fullservice verliert immer weiter: 8,7 % (Vorjahr: 9,4 %).

Quelle: Café Future.Live, Frankfurt a. M. 2004

kommen eher zu kurz. Dabei könnten mehr Milchprodukte, Obst, Salat, Gemüse und Vollkornprodukte auch auf dem Sektor des schnellen Essens zu einer ausgewogeneren, gesünderen Ernährung beitragen. Erste Schritte in diese Richtung nahmen zahlreichen berechtigten Forderungen der Slow-Food-Bewegung die Spitze. Weitere, durchaus gravierende Veränderungen zeichnen sich ab.

„Reality doesn't have to bite", nannte „Newsweek"-Autorin Laura Shapiro in Anlehnung an „Reality bites", den bekannten Kultfilm der Generation X, ihren Artikel über Esstrends und fragte sich im Vorfeld des Millenniums, ob Fast Food nicht schon bald köstlich statt giftig sein könnte. Sie setzt ihre Hoffnung dabei nicht nur auf leichtes und appetitliches Best Mexican Food, sondern etwa auch auf die Tatsache, dass in IKEA-Cafeterias guter Räucherlachs bereits für weniger als sechs Dollar angeboten wird. In diesem Zusammenhang zitiert sie auch Tim Zagat, den Mitherausgeber des auf Gourmetbedürfnisse zugeschnittenen Zagat-Guide, dem der rasche Zuwachs preisgünstiger und dennoch auf Qualität achtender „schneller" Essplätze, die keineswegs immer einer Fast-Food-Kette angehören müssen, ebenfalls aufgefallen ist: „Es ist tatsächlich ein Phänomen, aber wahrscheinlich sind diese Lokale lediglich die Antwort auf das Bedürfnis vieler Menschen, denen einfach die Zeit zum Kochen fehlt, die aber dennoch etwas Anständiges und der Gesundheit Zuträgliches zu essen bekommen wollen." Diese Notwendigkeit haben inzwischen nicht nur die klassischen Fast-Food-Anbieter erkannt, sondern auch manch andere Food-Service-Unternehmen, die erfrischend neue Produkte offerieren.

Fast Casual – schnell und kulinarisch korrekt

Diesen Widerspruch zwischen der Notwendigkeit, heute oft schnell essen zu müssen, und dem Wunsch, sich dennoch gesund und ohne Verzicht auf kulinarische Genüsse zu ernähren, verspricht ein neuer Food-Trend aufzulösen: „Fast Casual" lautet der Sammelbegriff für zahlreiche Esskonzepte, die die Zukunft unserer Ernährung im Alltag bestimmen werden. Mit „Quick-fine-dining-healthy-food-concepts" umschreibt die Marketing-Managerin Petra Donhauser diese sich abzeichnende Fusion aus Fast Food und Casual Dining. „Quick-fine-dining-healthy-food-concepts" verbinden die Funktionalität und Produktivität der US-amerikanischen Schnellrestaurants mit den kulinarischen und atmosphärischen Qualitäten der traditionellen europäischen und asiatischen Küche. Es handelt sich dabei um kleine, feine Gerichte, frisch und dennoch schnell hergestellt, entspannt und ohne großen Zeitaufwand zu essen, angesiedelt zwischen Snack und Tellergericht, zwischen Take-away und Street Food, zwischen MCDONALDS und Jamie Oliver.

Fast Casual: Mischung klassischer und neuer Konzepte

Fast Food	Fast Casual	Casual Dining
Geschwindigkeit Produktivität Funktionalität	Neue kulinarische Frische-Konzepte	Ansprechendes Ambiente Atmosphärische Qualität

Geschmacksoffenheit – der kulinarische Effekt der Globalisierung

Fast-Casual-Food ist auch ein Produkt der Globalisierung, anders als Fast Food, das eindeutig für Amerikanisierung steht. Es nimmt Anleihen bei vielen traditionellen Küchen aus aller Welt. Produkte der ersten Generation von Casual Food tragen noch deutlich ethnische Züge: Sushi, Quiche, Paella, Döner, Falafel und Pizza haben den Trend eingeleitet und stehen Pate für neue Kreationen, die für kulinarische Vielfalt auch beim schnellen Essen sorgen werden. In fast jeder Kulturküche finden sich leichte, frische, optisch und kulinarisch ansprechende Gerichte, die sich hervorragend für eine schnelle, unaufwändige Zubereitung und einen ebenso einfachen Verzehr eignen.

Die gestiegene Mobilität der Menschen, die beruflich und als Touristen in alle Welt reisen, bringt eine zunehmende Offenheit für neue Geschmacksrichtungen und Gewürze mit sich. Raschere Transportmöglichkeiten sowie bessere und größere Lagerungskapazitäten erlauben eine zusätzliche Ausweitung der Produktpalette. Zunächst waren es Einflüsse aus dem mediterranen Raum wie Pizza, Pasta und Salate, die deutliche Spuren in der schnellen Küche auch zentral- und nordeuropäischer Länder hinterlassen haben.

Die Fast-Casual-Karriere von Pasta und Salat

Pastagerichte haben schon viele schnelle Moden überstanden. Immer neue Konzepte für Nudel-Lokale wie NED'S NOODLE BOX (Großbritannien), PASTARITO PIZZARITO (Italien), VAPIANO (Deutschland) oder NOODLES & COMPANY (USA) zeigen beeindruckend die Wandlungsfähigkeit dieses Convenience-Produkts. In Großbritannien hat die Restaurantkette WAGAMAMA viel zur Modernisierung der Teigwaren beigetragen. Das 1994 gegründete Unternehmen ist mittlerweile auf 22 „noodle canteen"-Filialen in England angewachsen, vier weitere gibt es in Dublin, Amsterdam und down under, in Sydney. Die Expansion in den Mittleren Osten, nach Dubai und Abu Dhabi, ist in Planung. Attraktiv ist WAGAMAMA neben dem schnellen Service und der frischen Zubereitung vor allem wegen der Vielfalt an gebratenen und gekochten Nudeln. Naturgemäß handelt es sich ausschließlich um frische Nudeln; getrocknete würden in der Zubereitung länger brauchen.

Beachtlich ist auch die Fast-Casual-Karriere der Salatgerichte: Ursprünglich fast ausschließlich als Beilage zu Fleischspeisen serviert, ist Salat heute – ergänzt durch Fleisch- oder Fischstücke, Käse, Nüsse, Croutons, Oliven, Kräuter oder Gemüse, verfeinert mit verschiedenen Essigsorten und Ölen oder ausgeklügelten Dressings – zum Modell einer modernen Wohlfühlmahlzeit geworden. Er steht für Frische schlechthin und hat als Shootingstar in den vergangenen Jahren massiv dazu beigetragen, das Image der schnellen Ernährung zu verbessern. Und er bietet die Chance, beim Essen „risikofreie Exotik" zu genießen, ungewöhnliche Geschmackserlebnisse an einem bekannten Produkt zu erproben: rot schimmernde Hühnerstückchen Tandoori Style verleihen einem leichten Sommersalat einen Hauch von Indien, Dressings mit Zitronengras, Koriander oder Sesampüree entführen den Gaumen ebenso in den Fernen Osten wie die topaktuellen „Asia-Greens", jene typischen Blattpflanzen, die durch bizarre Formen und aufregende Geschmacksnuancen – Kren, Kohl und zarte wie prägnante Bitterstoffe – faszinieren.

Der Asia-Touch wird aber nicht nur bei den Salaten spürbar. Die fernöstlichen Küchen verfügen mit ihren vielfältigen Garküchen-Konzepten über eine lange, lebendige Schnell-Restaurant-Tradition. Was die asiatische Küche für uns so attraktiv macht, ist nicht nur, dass sie aufgrund der Fleischarmut und des Kohlenhydratreichtums als ausgesprochen

Die neue Tellermitte

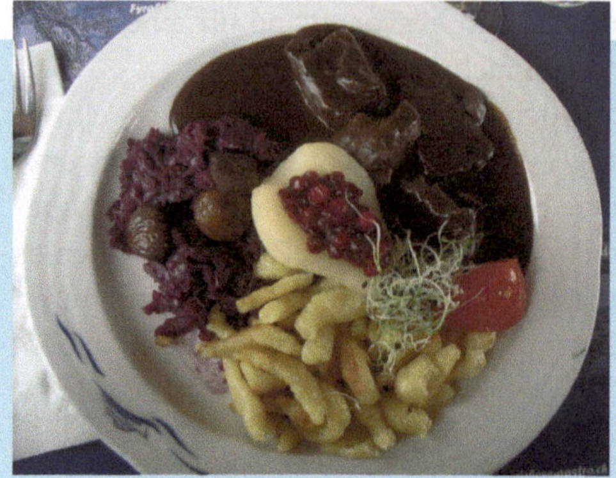

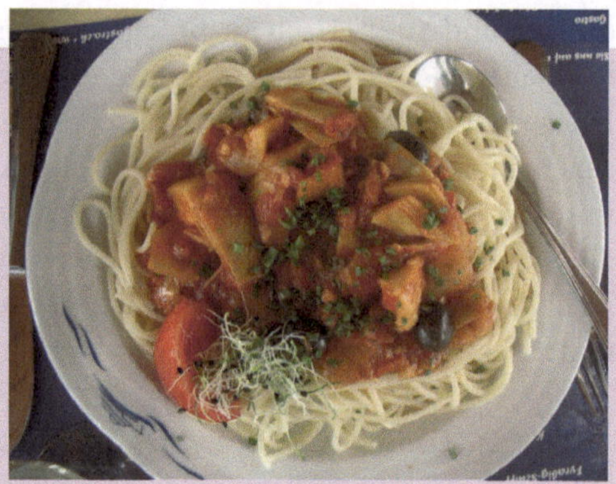

Alt

b Salat/Gemüse
b Fleisch/Fisch
A Sättigungsbeilage
(Kartoffeln/Reis/Nudeln)

A + 2 b

Neu

a Fleisch/Fisch
a Gemüse
a Kartoffeln/Reis/Nudeln

a + a + a

gesund gilt. Sie hat auch eine starke sinnliche Komponente. Die farbenfrohen chinesischen Gemüsepfannen oder die akkurat gerollten Häppchen aus der japanischen Küche bieten angenehme optische Reize.

Darüber hinaus beruht der wachsende Einfluss und Erfolg der asiatischen Küche wohl darauf, dass sie oft mit sehr kurzen Garzeiten – zumeist im Wok – auskommt und durch den Einsatz unterschiedlicher Gewürze und Gewürzkombinationen eine hohe kulinarische Vielfalt mit oft gleichen Ausgangsprodukten erreicht. Nicht zuletzt vereint sie die Attribute „quick", „fine" und „healthy" problemlos.

Die „Quick-fine-dining-healthy-food-concepts"

des Fast-Casual-Trends zeichnen sich vor allem dadurch aus:

– Sie können fast jederzeit und schnell gegessen werden.
– Man sieht das Angebot, bevor man bestellt.
– Der Kunde hat oft die Möglichkeit, die Portionsgrößen selbst zu bestimmen.
– Man legt großen Wert auf die optische Präsentation. Das beginnt bei der Bewerbung, etwa durch den Einsatz von zeitgemäßer Food-Fotografie, reicht über die anregende Aufbereitung in den Vitrinen und endet schließlich mit appetitlichen Kompositionen auf dem Teller.
– Die Gerichte sind häufig gesünder (erhöhter Anteil an Gemüsen, Obst, Fisch).

Außerdem lassen sich bei asiatischem Fast Casual die Komponenten vieler Hauptgerichte problemlos vorbereiten und in kurzer Zeit zu einem Gericht zusammenführen. Dabei lässt sich die Portionsgröße des Hauptgerichts nach dem Prinzip der „All-in-one-Rezeptur" leicht variieren – und das zumeist vor den Augen der Kunden. So genanntes Frontcooking und Frontfinishing kommt beim Publikum hervorragend an; und Schauküchen sind in vielen Trend-Lokalen zum ästhetischen „Must" geworden. Da Restaurantgäste immer weniger zu Hause kochen, verbinden diese Methoden der transparenten Zubereitung zwei besonders wichtige Komponenten – Unterhaltung und Wissensvermittlung. Es ist einfach ein „gutes Gefühl", zu wissen und zu sehen, wie das Essen gemacht wird.

Der zunehmende Einfluss fernöstlicher Schnellküchenkonzepte auch in Europa verringert die amerikanische Fast-Food-Dominanz und offenbart auch positive Seiten der Globalisierung: Gesündere und ernährungsphysiologisch optimierte Schnellgerichte kommen auf den Markt. Und zweifellos wird dieser Trend durch neue Impulse aus dem arabischen Raum und den indianischen Küchen Südamerikas noch verstärkt werden.

Fast-Casual-Elemente aus aller Welt

Region	Gerichte	Geschmacksrichtung / Gewürze
	Nudelküche	
Italien	Pizza, Nudeln, Ciabatta, Tramezzini, Espresso, Focaccia, Gnocchi, Ravioli	Thymian, Basilikum, Salbei, Balsamico, Olivenöl
	Fleischküche	
USA	Burger, Steaks, Rippen, Wraps, Eiscreme	Ketchup, Mayonnaise
	Gemüseküche	
Asien	Sushi, Frühlingsrollen, Wok/Stir fry, Reis, Sojasprossen,	Sojasauce, Sesam, Ingwer, Austernsauce, Zitronengras, Wasabi

Vorreiter des Fast-Casual-Trends sind neben den Ethno-Restaurants mit ihrem Take-Away-Service und neuen Catering-Unternehmen vor allem die Gourmet-Abteilungen großer Kaufhäuser wie CAREEFOUR in London, VROOM & DREESMANN in Holland oder KAUFHAUS DES WESTENS in Berlin, aber auch innovative Restaurationsbetriebe wie MANORA (Schweiz), ROSENBERGER (Österreich), KARSTADT (Deutschland) oder SUSHI SAMBA (USA), die ihren Kunden nebeneinander verschiedene „Küchen" bieten oder diese durch kulinarische Innovationen nach dem Muster der „Fusion"-Küche zusammenführen. Neu ist nicht nur die Art der Warenpräsentation, sondern auch die Vielfalt in Sachen Frische. LE BUFFET etwa, ein zu KARSTADT gehörender Betrieb, bietet als Fresh-Flow-Restaurant mit einem ausgeklügelten Frische-Konzept an acht Standorten eine Vielzahl neuer Brotsorten an, die – belegt oder gefüllt mit frischen Zutaten – schnelle Imbisse auf hohem kulinarischem Niveau ermöglichen.

Einen Schritt weiter geht GLOBUS AM BELLEVUE in Zürich. Das neue Konzept hat bisher alle Erwartungen übertroffen. Ein wichtiger Grund für den Erfolg ist laut Marcel Dietrich, dem Geschäftsführer des Schweizer GLOBUS-Konzerns, die konsequente Umsetzung des Konzepts „Ein Haus – eine Idee": Auf drei Stockwerken werden die wichtigsten Produkte rund ums Essen präsentiert. Der lichtdurchflutete erste Stock widmet sich Küchen- und Tischaccessoires. Im Souterrain finden die Kunden neben der Feinkostabteilung auch eine Weinkellerei mit Fachpersonal. Das Parterre mit seiner immensen Fensterfront bietet neben Bar, Frontcooking und Take-away auch Platz für eine Geschenkabteilung und ein Blumengeschäft. „Alles, was rund ums Essen inklusive Einladungen relevant ist, soll man bei uns finden", erklärt Dietrich das klar abgegrenzte Angebot. So präsentiert sich GLOBUS am Züricher Bellevue nicht als das immer gleiche Kaufhaus mit zugehörigem Restaurant, sondern als modernes Fast-Casual-Restaurant, um das herum ein passendes Kaufhaus gebaut worden ist.

Die Verbindung von Fast Food und Casual Dining ist also mehr als eine neue globale Food-Allianz. Sie entspricht auch im besonderen Maße dem weiblichen Geschmack und seiner Vorliebe für leichte und gemüsereiche Speisen. Da sich dieser Trend in allen westlichen Gesellschaften und quer durch die Geschlechter verstärkt durchzusetzen beginnt, zeichnen sich hier stabile Wachstumspotentiale ab. Außerdem zeigt Fast Casual, wie sich schnelles Essen nicht nur leicht gestalten, sondern auch mit Genuss und Gesundheit verbinden lässt. Die Zukunft des Fast Food ist auch für Genießer keine unbedingt triste mehr.

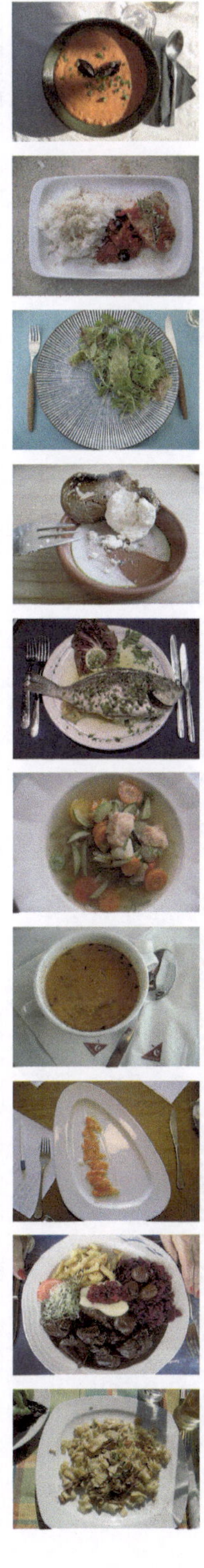

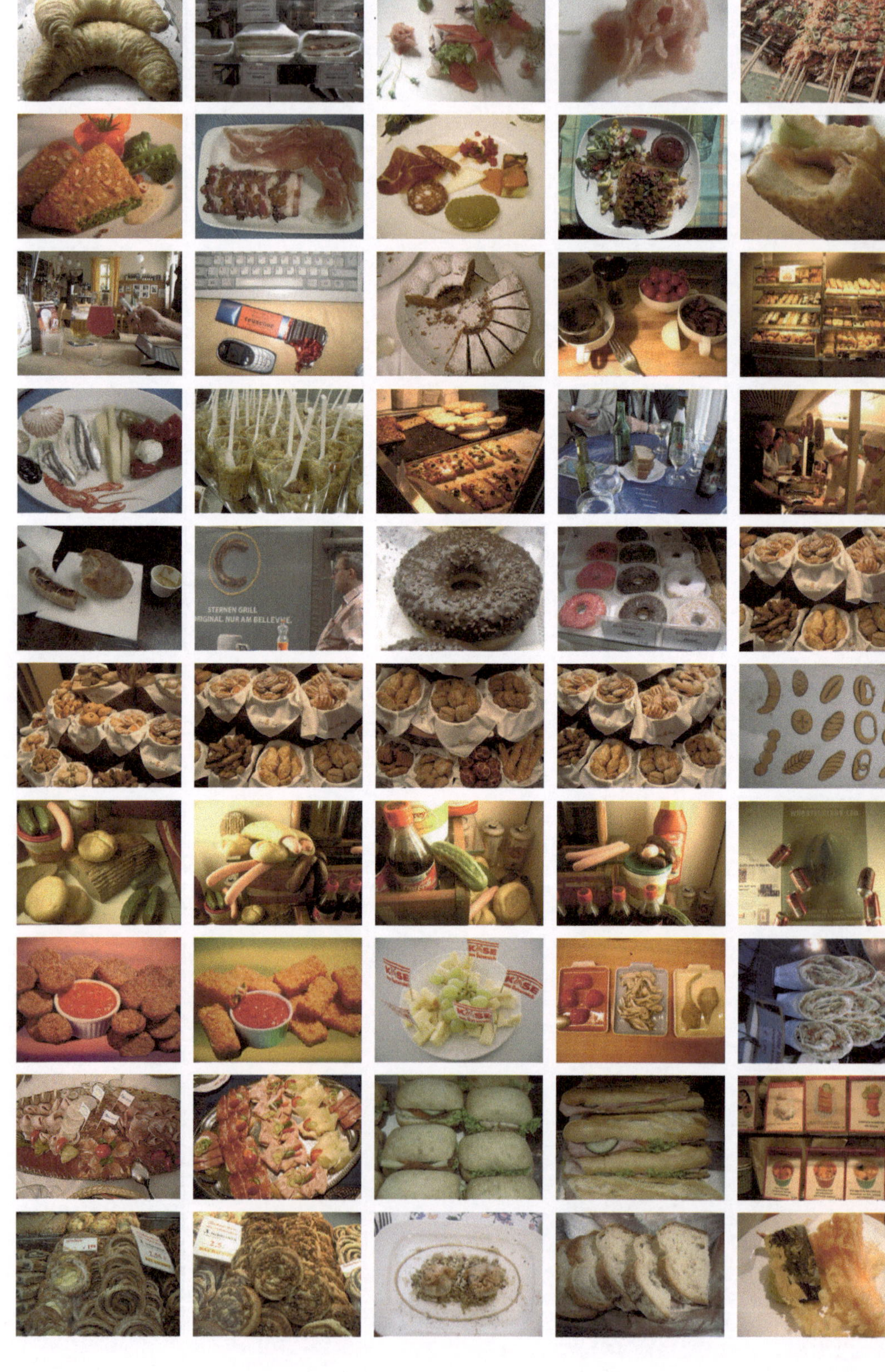

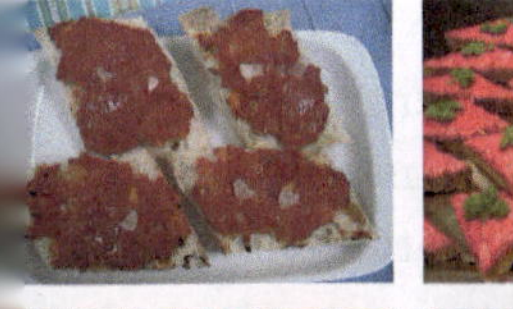
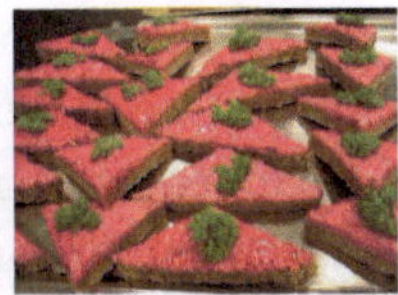
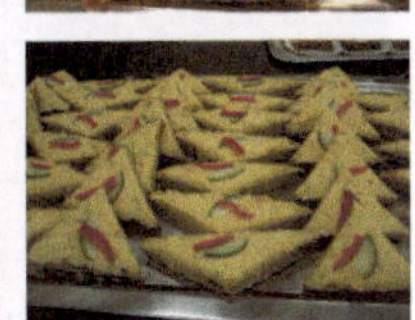

Wir kennen die Klage und haben sie wahrscheinlich auch selbst schon geführt: Das unbewusste Knabbern und Naschen zwischendurch, das zunehmend unsere Hauptmahlzeiten ersetzt, macht dick und schläfert unsere Sinne ein. Es geht aber auch anders: Wenn wir uns die qualitativ hochwertigen Snack-Traditionen anderer Kulturen zunutze machen und aus der Vielfalt nur das Beste wählen.

Hand Held Food – Häppchen für Eilige

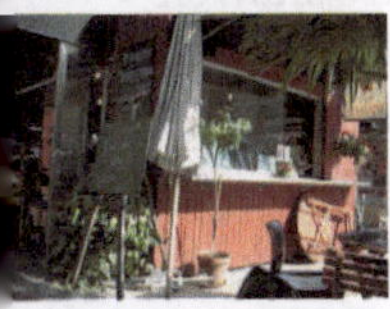
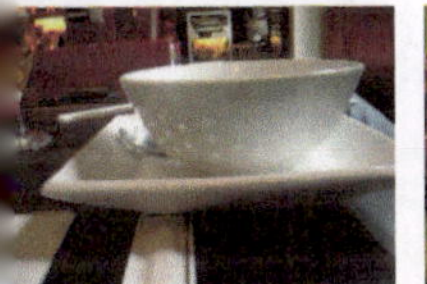
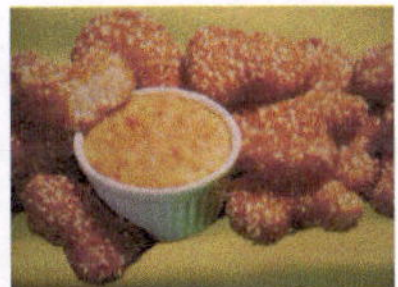

„Wenn ich nur aufhören könnt'!"
  Werbeslogan für ein süßes Knabbergebäck

Als Charlie Chaplin 1936 seinen Film „Modern Times" herausbrachte, wirkte noch immer die Krisenstimmung der großen Depression in den frühen dreißiger Jahren nach. Umso komischer musste die Rationalisierungswut, die in diesem Stummfilm aufs Korn genommen wird, beim Publikum angekommen sein. Unvergesslich sind die Slapstickszenen, die sich um das Essen drehen. Mensch und Maschine können während der in der Arbeitszeit einzunehmenden Mahlzeit nicht miteinander – mit chaotischen Folgen. Nun, fast 70 Jahre später, liegt die Lösung des Problems, eine Synergie zwischen Essen und Arbeit herzustellen, auf der Hand: Hand Held Food – Nahrung in Gestalt kleiner, wohlgeformter Häppchen, die ohne Besteck und ohne Anstrengung auch während der Arbeit gegessen werden können – „ist heutzutage eine heiße Sache", sagt Michael Silverstein, Vorsitzender der Boston Consulting Group. An einem Beispiel verdeutlicht: Für die so genannten „Hot Pockets", handflächengroße Wraps mit diversen Füllungen, zahlte der Lebensmittelkonzern NESTLÉ im Jahr 2003 erstaunliche 2,5 Milliarden Dollar an CHEF AMERICA, die Firma, die sie herstellt.

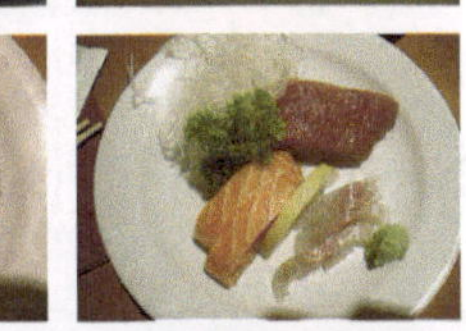
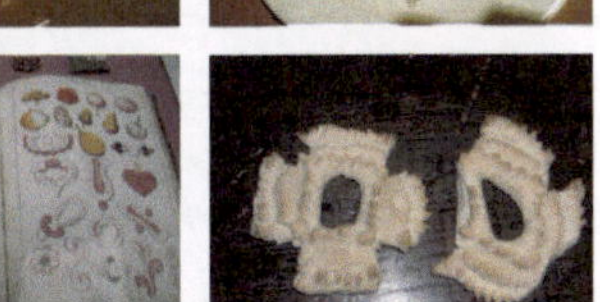

Hand Held Food ist das Ergebnis einer konsequenten Weiterentwicklung der diversen Convenience-Food-Philosophien. Während Fast-Casual-Gerichte schnell in den Arbeitspausen genossen werden können, lassen sich

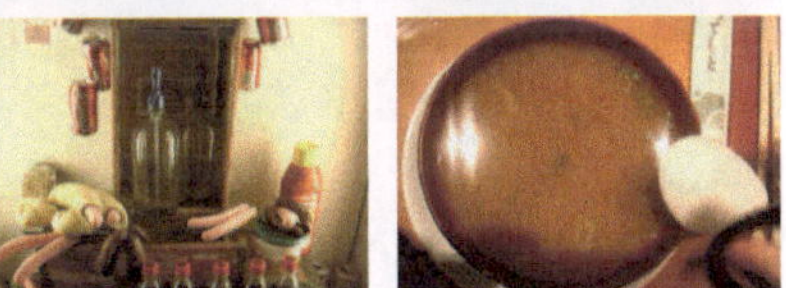
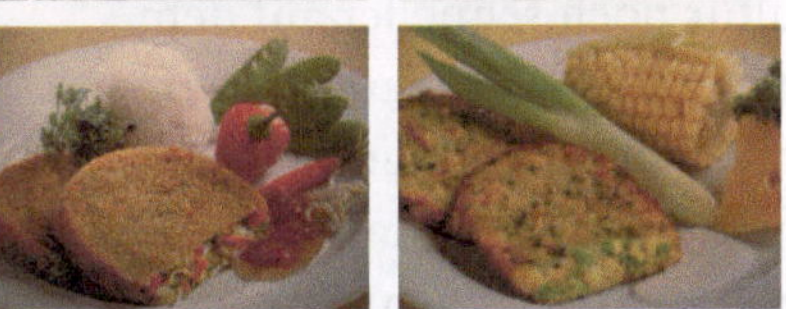
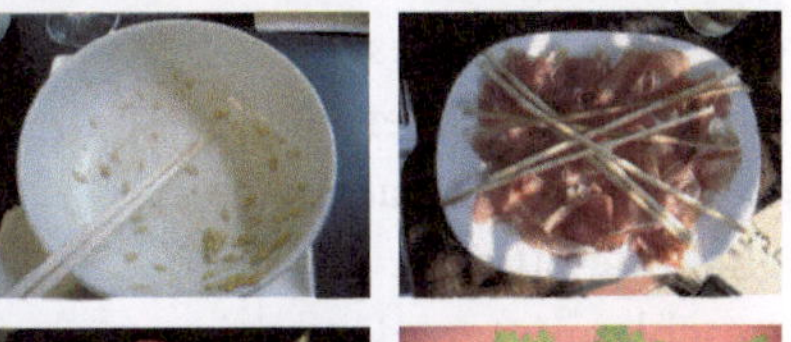
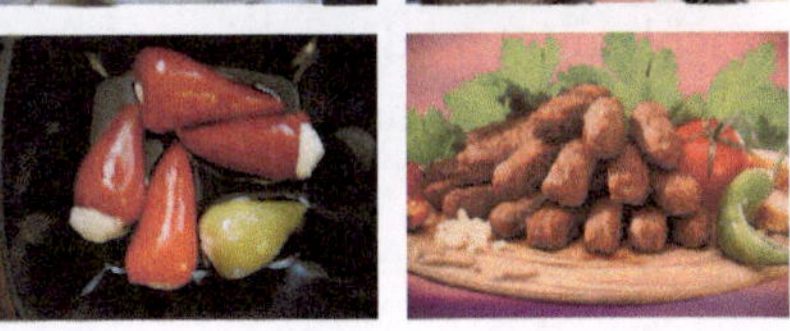

Hand-Held- oder so genannte One-Bite-Produkte problemlos simultan, also auch während anderer Tätigkeiten, konsumieren: Ohne Besteck, im Stehen, während der Autofahrt oder der Arbeit zu genießen, benötigen sie wenig Platz und verursachen danach kaum nennenswerten Reinigungsaufwand: die ideale Nahrung in einer immer rationalisierteren Arbeitswelt.

Arbeit strukturiert Mahlzeiten

Hand Held Food zeigt besonders deutlich, wie sich die Veränderungen der Arbeitswelt unmittelbar auf das Essverhalten auswirken. „Norm-Vollzeit-Arbeitsplätze" werden immer weniger. In Deutschland lag die Anzahl der Erwerbstätigen, die in unbefristeten Vollerwerbsarbeitsplätzen – so genannten „Nine-to-five-jobs" – tätig sind, im Jahr 1970 noch bei über 80 Prozent. Heute existieren in den europäischen Ländern kaum noch 60 Prozent solcher Jobs. Im städtischen Raum sowie bei den jüngeren Altersgruppen hat

Tagesstruktur im Wandel

Alte Tagesstruktur – Strukturierung durch Mahlzeiten

Frühstück	Arbeit	**Mittagessen**	Arbeit	**Abendessen**	Freizeit

Neue Tagesstruktur – Strukturierung durch die Arbeit

Imbiss	Arbeit	Imbiss	Arbeit	Imbiss	Arbeit	**Abendessen**

nur mehr jeder Zweite einen „Norm-Vollzeit-Arbeitsplatz". Besonders in Holland und Großbritannien sind Teilzeitarbeit und die befristete Jobkultur noch schneller auf dem Vormarsch. Gleichzeitig steigt die Anzahl der Einzelselbstständigen mit deutlich verschobenen und arhythmischen Tages- und Arbeitsabläufen. Darüber hinaus erzeugt die neue Welt der Arbeit einen immer stärkeren Druck auf die berufliche Mobilität des Einzelnen. Das bringt langsam auch eine Veränderung der subjektiven Wahrnehmung dessen mit sich, was als regelmäßiger beziehungsweise unregelmäßiger Tagesablauf begriffen wird. Die Grenzen zwischen Arbeit und Freizeit werden durchlässiger; die klassischen Arbeitsrhythmen, die lange Zeit auch unser Essverhalten geprägt haben – umgekehrt gestalteten die traditionellen Zeiten der Nahrungsaufnahme oft auch den Tag –, lösen sich zunehmend auf. Viele gewöhnen sich an einen beschleunigten, diskontinuierlichen Lebenswandel, an häufige berufsbedingte Ortswechsel, und sehen das als ganz normal an.

Zeit-weise Essen

Menschen, die eine an der Uhrzeit orientierte Pünktlichkeitsmoral leben und das Mittagessen als Hauptmahlzeit gegen 12 Uhr einnehmen wollen, gehören fast ausschließlich der älteren Generation an. Jüngeren kommt es weniger darauf an, pünktlich zu sein. Sie wollen möglichst immer „am Punkt" sein: Nicht die Reihenfolge gilt ihnen als Ordnungsprinzip; vielmehr ist die Gleichzeitigkeit ein bestimmender Faktor: Alles zu jeder Zeit, überall und sofort.

Damit beschleunigen wir die alltäglichen Verrichtungen nicht mehr durch die Erhöhung des Arbeitstempos, sondern durch die tendenzielle Vergleichzeitigung von Produktions- und Reproduktionsabläufen. Das simultane Be- und Verarbeiten mehrerer Aufgaben – in den USA „Multitasking" genannt – ist zu einem nicht mehr zu übersehenden Phänomen geworden: Autofahrer, die im Stadtverkehr Telefongespräche führen; Kinder, die während der Fahrt zur Schule auf dem Rücksitz frühstücken; Menschen, die im Zug während des Essens im Speisewagen ihre E-Mails via Handy beantworten; wohin wir den Blick wenden, können wir „Multitasking" beobachten. Immer mehr Menschen empfinden es als eine Form der Daseinsoptimierung, wenn sie mehrere Dinge, die sie erledigen müssen, gleichzeitig erledigen.

Die Ohnmacht der Zeit

Das vorindustrielle Zeitalter war temporal durch die Nutzung jener Geschwindigkeitspotenziale geprägt, die die Natur vorgab – beispielsweise der Mensch, das Pferd oder der Wind. In der Moderne bestimmte der Blick auf die mechanische Uhr den Umgang mit Zeit. Erst waren es die Uhren an den Kirchtürmen, dann die in der Hosentasche und im 20. Jahrhundert jene auf dem Handgelenk. In der Postmoderne entzieht sich die Zeit dem menschlichen Wahrnehmungsvermögen zunehmend. Der Raum wird zum „Überall", die Zeit zu „Jederzeit".

Quelle: Psychologie heute, November 2002

Verschiebung der Hauptmahlzeit

Für das alltägliche Ernährungsverhalten hat der Trend zur immer größeren beruflichen Flexibilität sowie zum Multitasking gravierende Auswirkungen. „Flex-Worker" und „Multitasker" können oder wollen keine fixen Essenszeiten mehr einhalten. Eine geringere Regelmäßigkeit des Arbeitsalltags und eine damit verbundene Flexibilisierung der Essenszeiten führen tendenziell auch dazu, dass das traditionelle Schema der Hauptmahlzeiten zerfällt.

Diesem von „Flex-Workern" vorangetriebenen Trend, der zur Auflösung traditioneller Mahlzeiten führt, können sich auch jene immer weniger entziehen, die noch in „Nine-to-five-Jobs" arbeiten. Auch Menschen mit regelmäßigen Arbeitszeiten werden sich in Zukunft mehr den Zeitzwängen der flexiblen Arbeiter anpassen und die Hauptmahlzeit

Das Arbeitsleben formt das Ernährungsverhalten

	eher fixe Essenszeiten	eher variable Essenszeiten
(eher) regelmäßiger Arbeitstag	68 %	32 %
(eher) unregelmäßiger Arbeitstag	16 %	84 %

Quelle: Österreichische Ernährungsstudie 2002   Angaben in Prozent der österreichischen Bevölkerung

auf den Abend verlagern, um wenigstens ein gemeinsames Essen im Familien- oder Freundeskreis einnehmen zu können. Schon heute ist das Abendessen in Österreich die familiärste Mahlzeit.

Sättigung als Nebenwirkung

„Multitasking" macht das Essen im Alltag zur Nebensache. Damit wird in letzter Konsequenz nicht mehr im klassischen Sinn des Wortes gegessen, sondern das Essen wird simuliert. Damit löst sich das klare Setting einer Mahlzeit, früher sogar in mehreren Gängen vollzogen, während des Arbeitsalltags zunehmend auf. Auch das Gefühl der Sättigung stellt sich als – oft auch unbewusste – Nebenwirkung einer Nebentätigkeit ein. Für manche Esser ist es daher besonders schwierig, die richtige Dosis in den Griff zu bekommen.

Häppchenjäger speisen sinn-los

Wie schon die Bezeichnung Hand Held Food nahe legt, handelt es sich bei dieser Form von Nahrung um Kleinigkeiten. Es geht also hier um das Flüchtige, um das nicht wirklich Wahrgenommene, um das im Vorbeigehen Mitgenommene, das ohne Kontemplation und Tiefgang Genossene, das Erhaschte und sogleich Vernaschte, das in verschwenderischer Gleichgültigkeit Einverleibte. Menschen lieben es zu schnappen und zu greifen, ob nach einem Bissen gebratenem Fleisch, den Früchten aus Nachbars Garten oder den Sternen. Hand Held Foods müssen zwar nicht in Eile konsumiert werden, laden aber förmlich dazu ein, denn die Häppchenjäger möchten keine vollständige Mahlzeit, womöglich noch als Menüfolge, essen, sondern – sei es aus plötzlichem Hunger oder einer Laune heraus – im Grunde nur eine Ergänzung. Hand Held Food signalisiert nicht etwa – wie das Wort Mahlzeit – ein Innehalten, sondern vielmehr eine Bewegung. Es will keine Haupt-, sondern eine Nebensache sein, etwas Beiläufiges.
Damit werden den Speisen aber auch alle sinnlichen Komponenten geraubt. Es bleibt, neben einem kurzen optischen Eindruck, meist nur noch das kurze Nachspiel der Konsistenzen im Mund. In der Konsequenz führt das simulierte Essen zur Entsinnlichung des Essens. Denn bei einer Nahrungsaufnahme, die neben anderen, oft mehr Konzentration erfordernden Tätigkeiten vollzogen wird, wird vielfach nicht mehr bewusst wahrgenommen, was gegessen wird und wie es schmeckt. Die sensorische Differenzie-

rung einer Speise erfordert jedoch die volle Aufmerksamkeit aller Sinne. Im Extremfall führt das ständige Nebenbei-Essen so weit, dass man gar nicht mehr merkt, dass gegessen und getrunken wird. Die chronischen Hand-Held-Konsumenten neigen daher – es ist hier bereits erwähnt worden – oft dazu, zu viel zu essen und der Qualität des Essens wenig Aufmerksamkeit zu schenken.

Nonstop knabbern

Diese Art der Nahrungsaufnahme führt tendenziell zum Nonstop-Naschen. Das ständige „Grazing" (der Begriff leitet sich vom tierischen Grasen ab), Knabbern, Saugen und Schlucken „nebenbei" macht den Verzehr von kleinen Happen zu einem unbewussten Ritual, das – ähnlich wie das Rauchen – subjektive Sekundärfunktionen erfüllt: Es baut Stress ab, fördert Konzentration, spendet Trost und steigert Lust. In der Folge wirkt Essen wie eine Motivationsspritze oder eine Ablenkung von Unangenehmem; es wird möglich, mit Essreizen den ganzen Tag über die persönliche Stimmung zu modulieren.
Im Unterschied zum bewussten Akt des Essens funktioniert das Naschen nämlich meist „vorbewusst". Besonders erfolgreich ist die Verführung, wenn die so genannten Ess-Tools variantenreich angeboten werden. Je unterschiedlicher die in Reichweite liegenden Speisen oder Lebensmittel schmecken, desto mehr wird verzehrt. Das belegen 58 Studien über klassisches Ernährungsverhalten, die Holli Raynor und Leonard Epstein von der Buffalo University zusammengefasst haben: Als besonders appetitsteigernd wird es empfunden, wenn sich in einer Menüfolge die jeweilige Speise im Mund deutlich anders anfühlt als die vorherige oder wenn bei Tisch zwischen verschiedenen Lebensmitteln und Speisen gewählt werden kann.
Nonstop-Naschen führt zwangsläufig zur Gewichtszunahme. Alle Studien seit den achtziger Jahren zeigen einen engen Zusammenhang zwischen der Länge des täglichen Fernsehkonsums und der Erhöhung der Gewichtszunahme. Viele Bildschirmarbeiter dürften ähnliche Probleme haben. Bildschirm-Junkies sind tendenziell eindeutig dicker, nicht nur wegen ihrer eingeschränkten Bewegung, sondern auch wegen des parallel zur Arbeit exzessiv betriebenen Snackings.

Evolutionäre Vorliebe für Abwechslung

Jochen Paulus kommt in „Psychologie heute" zu dem Schluss, dass wir oft nicht einfach rundum satt sind, sondern jeweils nur für Nahrungsmittel einer oder mehrerer Geschmacksrichtungen unempfänglich. Wahrscheinlich hat die Evolution unsere Vorliebe für Abwechslung auf der Speisekarte hervorgebracht, damit wir viele verschiedene Nahrungsmittel zu uns nehmen und so einem Mangel an einzelnen Nährstoffen oder Vitaminen vorbeugen. In unserer heutigen Überflussgesellschaft wird dieses genetische Erbe allerdings vielen zum Verhängnis. „Interessanterweise folgte die Zunahme der Fettleibigkeit exakt der zunehmenden geschmacklichen Vielfalt" bei Süßigkeiten und Snacks, heißt es in „Psychologie heute".

In einem der zahlreichen Experimente zu diesem Thema wurden einer Gruppe von Personen nacheinander Würste, Brot und Butter, Schokoladedessert und Bananen angeboten. Die Teilnehmer aßen 44 Prozent mehr als eine Kontrollgruppe, die zwar auch vier Gänge serviert bekam, aber jedes Mal dasselbe. Die Testgruppe hatte am Ende um 60 Prozent mehr Kalorien zu sich genommen als die Kontrollgruppe.

Erhascht und vernascht

Hand Held Foods sind die mobilen Reisebegleiter für urbane Nomaden – pikante, leichte und im besten Fall frische Produkte für zwischendurch, die über das klassische süße oder salzige Snackangebot weit hinausreichen. Entsprechende Innovationen hat in den vergangenen Jahren vor allem die Catering-Branche hervorgebracht: ein großes Sortiment an Finger-Food für Steh-Buffets und Veranstaltungen, „Walk-&-Talk-Dinings" und vieles mehr. Bei vielen Events ist es heute ein absolutes Muss, Essen und Kommunizieren locker und ungezwungen miteinander zu verbinden – ohne langwieriges Kauen, ohne beidhändigen Verkleinerungsaufwand, ohne sich die Finger schmutzig zu machen, ohne sich groß Gedanken darüber zu machen, was gerade gegessen wird.

Das Essen der Zukunft macht auf sich selbst aufmerksam

Weil Konsumenten, die ihre Nahrungsaufnahme ständig nebenbei erledigen, dem Essen wenig konzentrierte Aufmerksamkeit widmen, die Bedeutung sensorischer Nebengenüsse aber steigt, werden dafür geeignete Produkte in Zukunft mehr auf sich selbst aufmerksam machen müssen. Knabbergebäck, also Gebäck mit akustischen Reizen, hat deutliche Zuwachsraten. Dem Spiel mit extremen Konsistenzen, Farben und Geschmäckern, die auch nebenbei noch wahrnehmbar sind, sind lebensmitteltechnologisch kaum Grenzen gesetzt.

Vorbild Straße

Vorbilder für Hand Held Food finden sich in vielen Street-Food-Angeboten aus aller Welt. Auf den Straßen war schon lange vor der modernen abendländischen Zeitrechnung Beschleunigung notwendig. Der Reisende hat nämlich andere Bedürfnisse als der Sesshafte, ohne dass er deswegen gleich zum Nomaden wird. Im Gegensatz zu Letzteren versucht er nämlich, seine sesshaften Gewohnheiten auch unterwegs zumindest einigermaßen beizubehalten, was zu einer neuen Kultur des Essens führte. Zu den bekanntesten Straßen des Altertums zählten die beiden Reise- und Handelswege von Athen nach Eleusis und Piräus. An diesen frühen Verkehrsrouten lagen nicht nur Gasthäuser und Schankwirtschaften, sondern überall wurden auch schnelle Happen angeboten: gefüllte Feigenblätter, Gerstenkuchen mit Honig, Bratfische, Breie und Brote. Daneben gab es Garküchen, Kneipen und Klöster, die Speck, Brot, Käse, Bohneneintöpfe oder

Hirsebrei offerierten. Es war allerdings auch üblich, den Reisenden keine fertige Mahlzeit anzubieten, sondern ihm lediglich die Rohstoffe und eine Feuerstelle zur Verfügung zu stellen, an der er sich sein Essen selbst zubereiten konnte.

Kleine Herzen in der Hand

Neben den Überlandstraßen gab es auch Straßen, die an Dörfern oder Stadtmauern vorbeiführten. Hier konnten sich urbane und ländliche Lebensbereiche mischen und zu besonderen Kristallisationspunkten der frühen Imbisskultur werden. In China bildeten sich entlang solcher Straßen endlose Reihen von Essbuden und Garküchen heraus, wie sie auch heute noch zu finden sind. Dim Sum und Sushi sind wohl, neben der Frühlingsrolle, das bekannteste Finger Food aus dem fernen Osten. Wie wichtig den Chinesen die Kultur ihrer kleinen Snacks ist, zeigt schon allein die Tatsache, dass die klassische chinesische Speiseneinteilung nicht wie bei uns aus Vor-, Haupt- und Nachspeise besteht, sondern aus Fan (Getreidegericht), Cai (Fleisch-, Fisch-, Gemüsegericht) sowie Xiao Chi (kleine Imbisse). Die ursprünglich aus der chinesischen Provinz stammenden Dim Sum, deren Name sich mit „kleine Herzen" oder „Herzensfreude" übersetzen lässt, sind in der fernöstlichen Küchenhierarchie den Snacks zuzuordnen. Dabei handelt es sich um gedämpfte oder frittierte Röllchen, Päckchen oder Täschchen aus hauchdünnem Klebereis-, Germ- oder Hefeteig oder Weizenteig, die mit Krabben- und Schweinefleisch, Nüssen und Bärlauch, Hummer oder Taschenkrebsen gefüllt und in kleinen Portionen im Bastkorb serviert werden. Ihr Variantenreichtum ist schier unerschöpflich. Das größte Dim-Sum-Restaurant von Kanton rühmt sich sogar, nicht weniger als zweitausend Dim-Sum-Gerichte im rotierenden Repertoire zu haben. Das Gegenstück in der Szetschuan-Küche, der im doppelten Sinne schärfsten Konkurrentin der Kantonesen, sind Eieromeletten mit Fleischfüllung, ein mit viel Chili zubereitetes Nudelgericht namens Dan Dan Mian oder so genannte Perlkugeln, ein Gebäck aus Glutenreisteig. Im Restaurant verspeist, eignen sich diese Gerichte hervorragend als qualitativ hochwertiges Fast Casual Food, doch aufgrund ihrer Handlichkeit dienen viele der gerade genannten Snacks aus Asien als Inspirationsquelle für Hand Held Food in den westlichen Gesellschaften, die den fernöstlichen Geschmack ohnedies längst für sich entdeckt haben.

Japanische Frische aus dem Meer

Sushi sind Reisbällchen mit oder ohne Seetangblatt; als Sashimi bezeichnet man rohe, fein aufgeschnittene Fisch- und Meeresfrüchtestückchen, die ohne Reis und Seetang serviert werden. Beide zusammen bilden die Grundfesten der japanischen Küche. Es gibt sie im Dutzend aus der Pappschachtel vom Laden ums Eck genau so wie als Kunstwerk eines kochenden Meisterschnitzers, im Gourmettempel gewöhnlich als erster von vielen Gängen gereicht.

Das Prinzip Sushi

In Japan unterscheidet man zwischen drei verschiedenen Arten von Sushi:

Die Nori-Maki sind nach dem Seetang, in dem sie gerollt wurden, benannt und werden, je nach Größe, weiter in Hoso-Maki (dünne Rolle) und Futo-Maki (dicke Rolle) eingeteilt.

Für die ohne Seetang gefertigten und als Chirashi-Sushi bezeichneten Bällchen wird der Klebreis – er ist wie bei allen Sushi-Arten mit Essig gewürzt – mit Zutaten wie Fisch und Gemüse vermengt.

Ebenfalls algenlos sind die Nigiri-Sushi, jene länglichen Reisbällchen, die mit ihren Zutaten nicht gefüllt, sondern belegt werden.

Vor allem die verschiedenen Arten von Sushi bieten sich wegen ihrer wunderbar leichten, besonders frischen und gesunden Vielfalt als Quality-Hand-Held an. Neben Japan wagt sich keine andere Esskultur bei kleinen Häppchen an so leicht verderbliche Produkte heran wie rohen, frischen Fisch, der entsprechendes Know-how beim Koch oder der Köchin und eine geschlossene Kühlkette benötigt. Damit bringt die japanische Küche eine neue Dimension der konsequenten Umsetzung des Frischegedankens in die bisherige Vielfalt von Hand Held Food.

Vielfalt auf Spanisch

Neben der asiatischen hat auch die spanische Küche besonders viele klassische One-Bite-Häppchen zu bieten, weit mehr als alle anderen europäischen Küchen. Tapas heißen die kleinen Appetizer, was soviel wie Deckel heißt. Man legte – so die Legende – die kleinen Bissen, Brötchen oder Wursträder ursprünglich auf die Weingläser, um zu verhindern, dass Fliegen und andere Insekten mit deren wertvollem Inhalt in Berührung kamen. Bekannt sind die Tapas in Spanien schon seit dem fünfzehnten Jahrhundert. Ihr Durchbruch erfolgte allerdings erst, als sie von ihrer andalusischen Heimat aus selbst die hintersten Winkel der Hauptstadt Madrid eroberten. Man hat die Tapas mitunter sogar ein Produkt der so genannten *andaluciación* Madrids genannt – jene Welle, die gegen Ende des neunzehnten Jahrhunderts einsetzte und die spanische Hauptstadt mit unzähligen Wein- und Flamencobars sowie andalusischen Tapas-Rezepten überschwemmte. Auch die Sitte, Tapas mit aufgestütztem Ellenbogen direkt am Tresen zu verzehren, geht auf andalusische Einwanderer zurück.

Tapas können aus Schinken- und Käsewürfeln und kleinen Sandwiches bestehen, aber auch aus Klassikern wie schmalzgebratenen Lendchen, Weinbergschnecken, Tintenfischen in ihrer Tinte, Schweinsfüßchen, gefüllten Paprika, geschmorten Lammbissen oder gegrilltem, scharf mariniertem Sommergemüse. Der Phantasie sind keine Grenzen gesetzt. Dabei wird immer sorgfältig darauf geachtet, dass Tapas in mundgerechten

Stücken angeboten werden und damit ihren Charakter als klassisches Fingerfood bei-
behalten. Handelt es sich dabei um Häppchen, die nur schwer mit zwei Fingern zu fas-
sen sind, hilft man sich traditionellerweise mit Zahnstochern oder kleinen Spießchen.

Sandwich, belegte Brote und Spiele

Der Archetypus des schnellen Hand-Held-Food europäischer Art ist zweifellos das belegte Brot. Seit die Menschen die ersten Körner aufsammelten, mahlten, zu Brei verarbeiteten und brieten oder buken, war Brot ihr Wegbegleiter. Brote aller Art wurden, getreu
dem Motto „panem et circenses", auch bei den römischen Gladiatorenkämpfen in
Körben herumgereicht. Sie haben viele Namen, Formen und Größen. In der Türkei
heißen sie Yufka, in Äthiopien Indjera, in China Gaokwei, in Indien Chapati, im Nahen
Osten Burghul, bei den Tuaregs Asink, bei den Mexikanern Tortillas, am Balkan Proja,
in Israel Mazze oder Pita, in Tunesien Dru. Sie bestehen aus den unterschiedlichsten
Zutaten und werden nach verschiedenen Rezepten aus Weizenmehl, Hirse, Buchweizen,
Kichererbsenmehl, Grieß, Maismehl, Schweine- und Butterschmalz, Wasser und Öl, mit
oder ohne Salz, zubereitet. Brot lässt sich in allen Grundformen variieren: rechteckig,
dreieckig, elliptisch oder einfach rund und vor allem groß und ganz klein. Eine Sonder-
stellung nimmt die Brezel ein, da sie nicht durch ihren Teig, sondern in erster Linie
durch ihre ausgefallene Form definiert ist. Daher könnte man sie als frühmittelalter-
lichen Vorläufer von Fun Food verstehen.

Hand-Held-Snacks mit viel Brotkultur

Herkunft	Brot	Snack
Italien	Ciabatta, Focaccia	Pizza, Panino, Tramezzino
Frankreich	Baguette, Croissant	Sandwich
Österreich	Semmel	Sandwich
UK	Toast	Sandwich
Skandinavien	Knäckebrot	Smørrebrød
Türkei	Fladenbrot	Pita, Döner
Mexiko	Tortilla	Wrap
USA	Softbun, Bagel	Burger, Donut

Neugierde und Wachstum

Die vielfältigen mundgroßen Happen, von denen hier nur eine Auswahl vorgestellt
wurde, wecken bei vielen von uns den Wunsch nach mehr. Die Neugierde der Verbraucher wächst besonders bei Kleinigkeiten rasch, und der Bedarf steigt aufgrund der veränderten Arbeitsbedingungen. Daher bietet der Hand-Held-Trend vor allem auch

kleineren Betrieben, Bäckern und Metzgern die Chance, neue Produkte zu entwickeln oder Traditionelles wieder zu entdecken und zu adaptieren. Das gilt für Kneipen ebenso wie für Bars, Bistros und die Systemgastronomie.

Sowohl für die industriell produzierenden Lieferanten von Hand Held Food als auch für Catering-Unternehmen, die etwa die Event-Gastronomie bedienen, ist der Trend zu Hand Held Food als Umsatzbringer interessant, denn das Essen mit Fingern, das in der westlichen Hemisphäre bisher ausschließlich Kindern vorbehalten war, ist seit einigen Jahren selbst in der feinen Gesellschaft eine trendige Angelegenheit geworden.

Missing Link

Auch für die Lebensmittelindustrie eröffnet Hand Held Food weitere Innovationschancen. Zwar wird sich das traditionell von Salzgebäck und Süßigkeiten dominierte Snack-Segment nicht auflösen; es wird aber eine rasante und nachhaltige Veränderung erfahren: Snack-Tools, die ernährungsphysiologische Anliegen wie ausgewogene Nährstoffrelationen oder hohe Nährstoff- und geringe Energiedichte mit den Wünschen der Konsumenten nach Qualität, Frische, Naturnähe und Authentizität verbinden, können dazu beitragen, das erratische Essverhalten auch in Hinblick auf eine gesündere Ernährung zu optimieren. Dabei gilt es aber, folgende Polarität nicht aus den Augen zu verlieren: Einerseits erhöht die Vielfalt unterschiedlicher Snacks die Chance, die eigene Ernährungsweise ausgewogener zu gestalten, andererseits birgt sie die Gefahr, zu viel zu essen, sich also chronisch hyperkalorisch zu ernähren. Dennoch: Hand Held Food bietet viele Möglichkeiten für schlüssige kulinarische Konzepte, die eine ausgewogene Ernährungsweise unterstützen. Darüber hinaus haben die kleinen Häppchen das Potenzial, die Stunden zwischen dem aus Zeitdruck in Bedrängnis geratenen Mittagessen und dem immer wichtiger werdenden Abendessen sinnvoller als bloß mit kalorienreichen Snacks zu überbrücken. So gesehen ist Hand Held Food das Missing Link innerhalb der im Umbruch befindlichen Esskulturen.

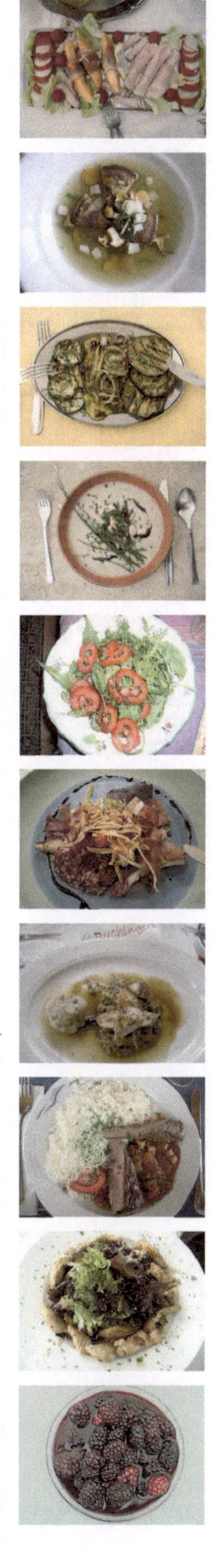

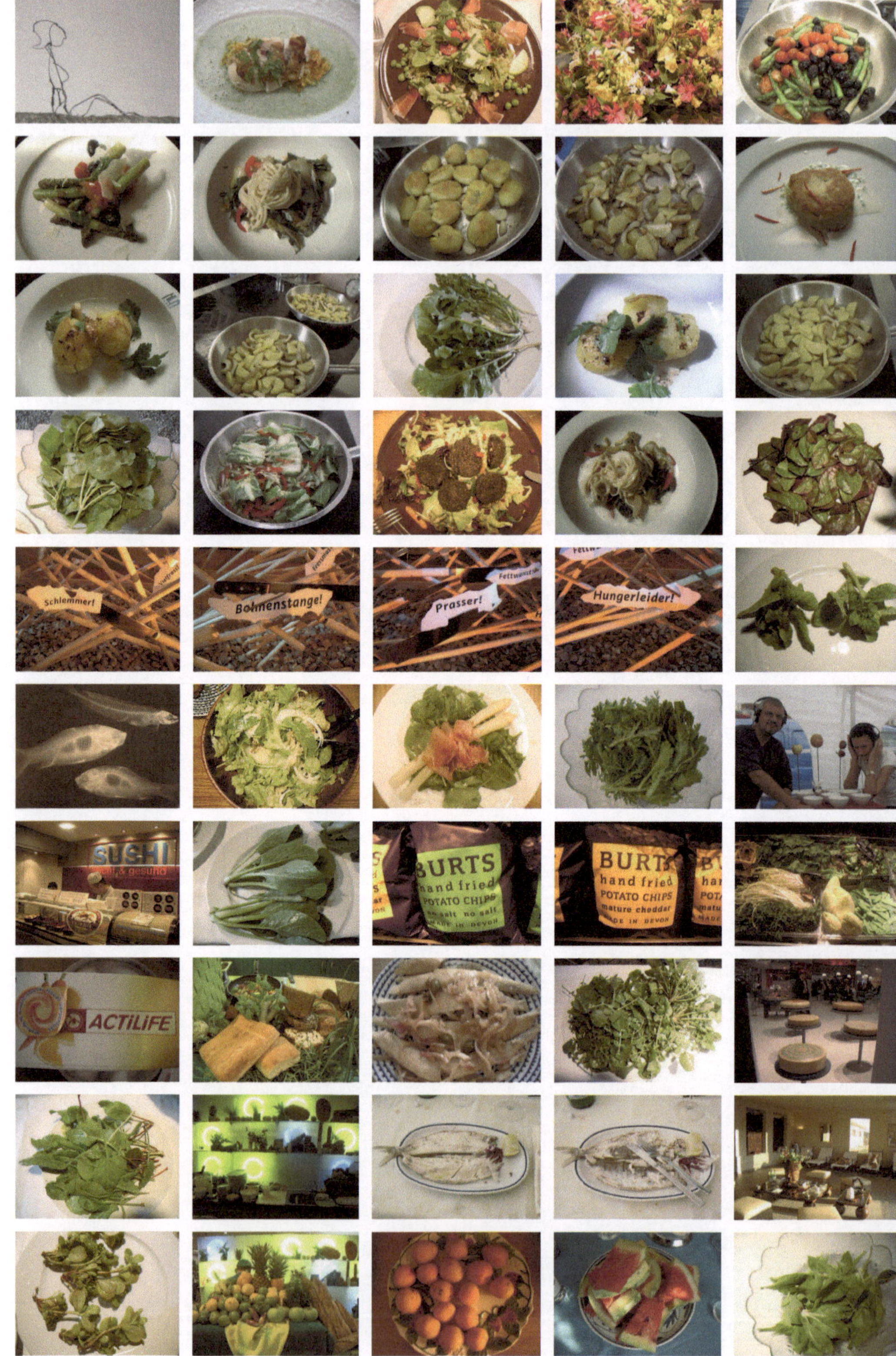
Schlemmer!
Vielfraß!
Bohnenstange!
Fettwanst!
Prasser!
Fettwanst!
Hungerleider!
SUSHI
BURTS
hand fried
POTATO CHIPS
mature cheddar
MADE IN DEVON
ACTiLiFE

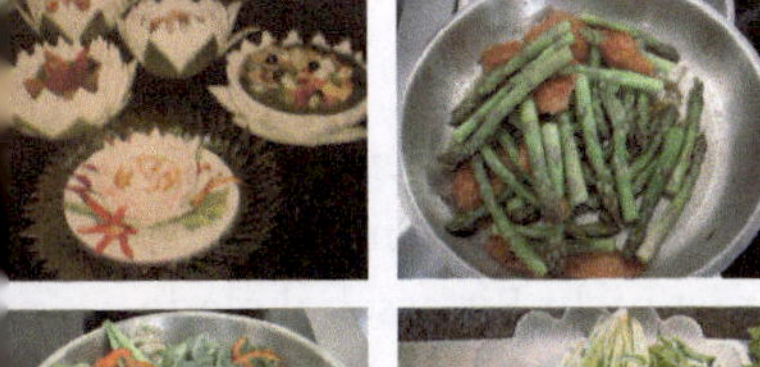
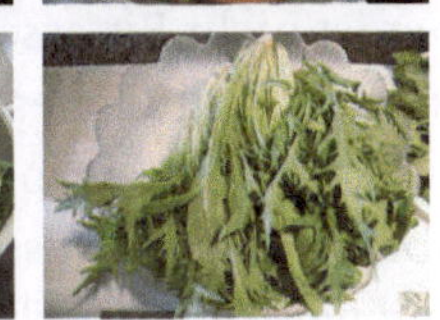

Nichts prägt unsere Ernährung heute so sehr wie die Suche nach gesundem Essen. Wir wissen zwar in der Theorie, was unserem Körper gut tut, können das aber nicht täglich umsetzen.
Über Wellness in der Küche und die Vorzüge des weiblichen Geschmacks.

Health Food – neue Strategien für bewusste Esser

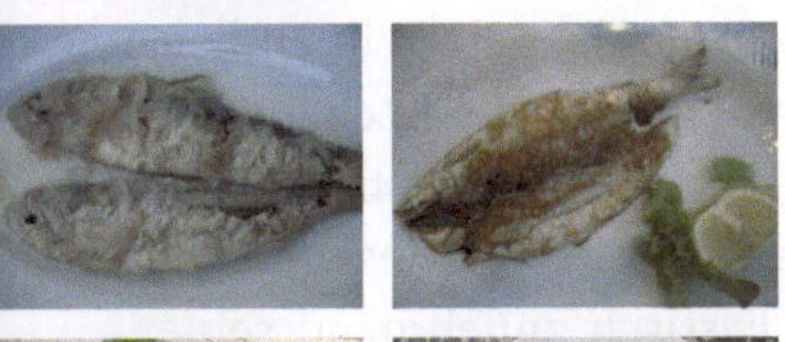
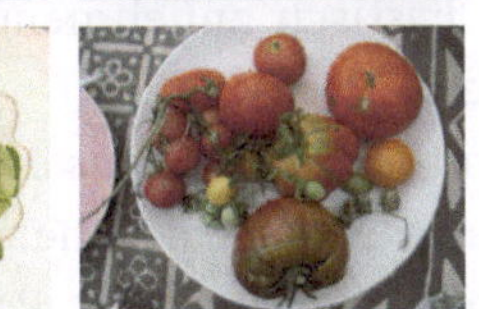

„Ich koche ihm, was nicht auf den Speisekarten steht, und ich rätsle daran herum, wie ich die gute alte Zeit mit ihrem Schweinefett und ihrem süßen und sauren Rahm mischen kann mit der vernünftigen neuen Zeit, in der es Joghurt gibt, Salatblätter mit Öl und Zitrone beträufelt, in der die vitaminreichen Gemüse dominieren, die nicht gekocht werden dürfen, in der die Kohlenhydrate zählen, die Kalorien und das Maßhalten, die Gewürzlosigkeit."
Ingeborg Bachmann, Malina

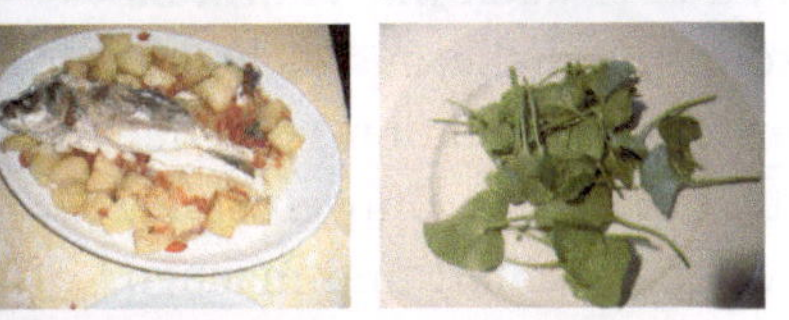
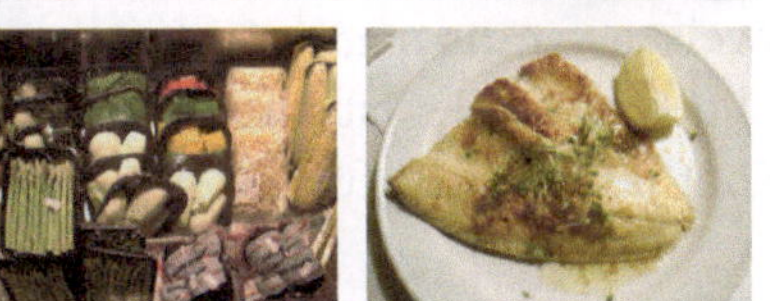

Wir leben im Lebensmittelüberfluss und sind doch unzufrieden. Die Chance, aus der Vielfalt zu wählen, wird zunehmend als Qual empfunden, als Stressfaktor in einer immer komplexer werdenden „individualisierten Moderne", so der Trendforscher Matthias Horx.
Die deutsche Soziologin Eva Barlösius ortet in der Bevölkerung „eine tief greifende Verunsicherung, die sich in einem stärker werdenden Bedürfnis äußert, sich zu vergewissern, dass man sich richtig ernährt, dass es einem an nichts mangelt". Ray Goldberg wiederum, Professor für Landwirtschaft und Wirtschaft an der Harvard Business School, sieht eine Zeitenwende herauf dräuen: „Im Moment ist ein großer Umschwung im Gang. Noch nie gab es so viele Möglichkeiten, die eigene Ernährungsweise zu verbessern, und gleichzeitig so viele damit zusammenhängende Ängste". Doch was heißt *gesund* essen heute?

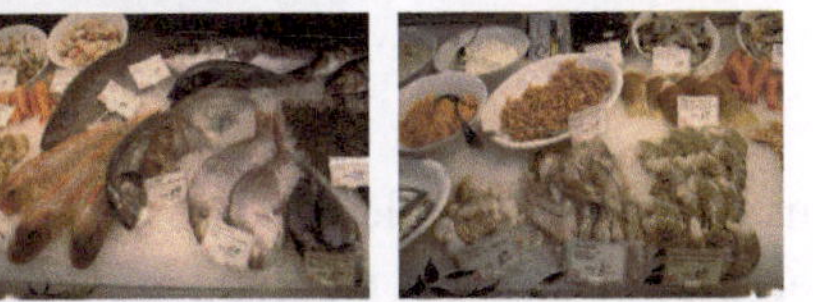
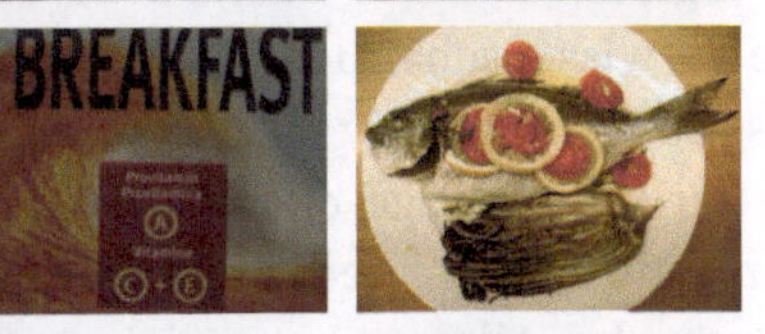
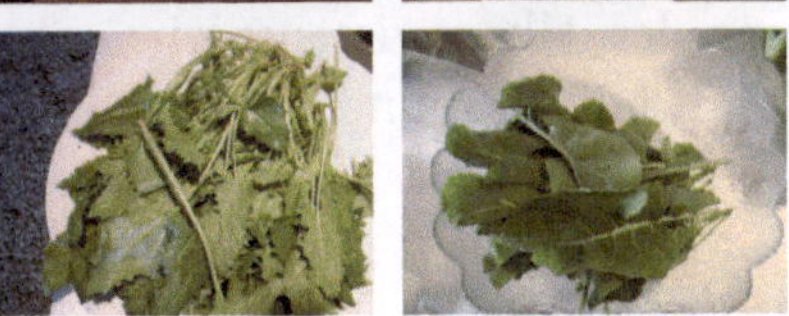

Alltagspraxis versus Wissenschaft

Gerade bei Tisch zeigen sich die Widersprüche zwischen alltäglichem Erleben und wissenschaftlicher Beurteilung sehr deutlich. Anstatt die Vielfalt zu genießen, sind die Menschen verunsichert: Milchschokolade schmeckt gut, aber ist nicht Bitterschokolade gesünder? Ein Ei gehört zum Frühstück, aber wie wirkt es sich auf den Cholesterinspiegel aus? Sind drei oder fünf Mahlzeiten am Tag gesünder, und wie sind sie in der wenigen Zeit im Berufsalltag zu bewältigen? Ist es gesund, nur abends warm zu essen? Diese Fragen manifestieren die Konfrontation von alltäglichem und naturwissenschaftlichem Verständnis von Nahrung. Dass die beiden Auffassungen miteinander zu tun haben, ist evident: Essen besitzt neben den naturwissenschaftlichen eben auch psychische und soziale Qualitäten. Doch daraus entsteht ein Dilemma: Die einzelnen Fachwissenschaften wie die naturwissenschaftlich geprägte Ernährungswissenschaft, Psychologie, Medizin, Chemie und Soziologie haben sich so weit voneinander entfernt, dass sie kein einheitliches Wissen produzieren, welches der Gesamtsituation des alltäglichen Lebens entsprechen könnte. Früher konnten Tischgenossen eine Mahlzeit noch unbehelligt von wissenschaftlicher Ernährungsforschung genießen und als harmonische Gesamtsituation wahrnehmen. Anfang des 21. Jahrhunderts wird der Esstisch zunehmend seiner synthetisierenden Kräfte beraubt; er ist fragmentarisch geworden.
Dies hat auch mit der besonderen Bedeutung von Lebensmitteln und daraus bereiteten Speisen zu tun. Sie verbinden wie kaum ein anderer Bereich wirtschaftliche, emotionale und religiöse Aspekte. Speisen und Lebensmittel haben aber auch mit Politik zu tun. Ursprünglich war es ja die Aufgabe des Staates, eine kontinuierliche, ausreichende Lebensmittelversorgung sicherzustellen. Daher ist die Lebensmittelproduktion seit jeher eng mit sozialer Sicherheit und Identität verbunden. Auch der Faktor Umwelt spielt eine große Rolle. Pflanzenanbau und Tierzucht gestalten die Landschaft und machen sie damit zur Kulturlandschaft. Wenn sich die Ernährungsweisen verändern, verändert sich auch die Lebensmittelproduktion und in der Folge die Umwelt. Es ist also kein Wunder, wenn das Thema „Gesundes Essen" vielfältiges Konfliktpotential für Wissenschafter und Konsumenten birgt.

Wellness auf dem Teller

Jeder kann die praktische Erfahrung machen, dass sich umso mehr Wissenslücken auftun, je mehr Wissen vorhanden ist. Damit wird Unsicherheit gerade auf dem Gebiet der Ernährung zu einer grundlegenden Erfahrung. Durch die Verwissenschaftlichung der Ernährung entsteht beim Konsumenten der Eindruck, dass es im Gegensatz zur beobachtbaren und erfahrbaren kulturellen Vielfalt des Essens nur eine richtige, den physikalischen Bedürfnissen entsprechende Ernährungsform gibt. Dieser medizinisch-naturwissenschaftliche Anspruch führt zu einer Entwertung des Alltagswissens; wir verlieren die Routine in der Beurteilung dessen, was gut und richtig ist und wie wir etwas zu tun haben.

An die Stelle der kulturellen Orientierungen, also des Alltagswissens, tritt daher entweder naturwissenschaftliches Expertenwissen und eine bewusst daran orientierte Ernährung oder aber ein neuer, ganzheitlicher Gesundheitsbegriff: Dieser lässt sich sehr gut mit dem Begriff Wellness illustrieren. Neue Trends zu gesunder Ernährung oder, zeitgemäß formuliert, Health Food, bergen viele Elemente des Wellness-Gedankens.

Ein historischer Überblick: Was ist *richtige* Ernährung?

In unserer Gesellschaft haben wissenschaftlich begründete Erkenntnisse die stärkste Überzeugungskraft. Die Geschichte des Ernährungswissens aber zeigt, dass die Naturwissenschaft als Maßstab für gesunde Ernährung eine neuere Entwicklung ist.

In der Antike besaß die Philosophie die größte Deutungsmacht. In der Diätetik, einer Lehre vom gelungenen Leben, war das Wissen über die richtige Ernährung zusammengefasst. Damit war sie weit mehr als eine gezielte Beeinflussung des persönlichen Wohlbefindens. Sie rechtfertigte soziale und politische Verhältnisse und stellte Regeln darüber auf, wie auf diese einzuwirken sei. Wer politisch opponieren wollte, konnte seiner Absicht Ausdruck verleihen, indem er die geltenden diätetischen Regeln durch neue zu ersetzen versuchte.

Im Mittelalter wurde die Diätetik der Antike mehr oder weniger fortgeführt, allerdings erhielt sie nun eine stärkere religiöse Fundierung. Auch in dieser Phase zeichnete sich das Ernährungswissen durch eine relativ ganzheitliche Betrachtung aus. Individuelle, vor allem körperliche Vorgänge gewannen aber an Bedeutung; die Vorstellung einer idealen Gesellschaft rückte in den Hintergrund.

Etwa ab der Mitte des 19. Jahrhunderts wurde die wissenschaftliche, genauer die natur- und technikwissenschaftliche, Erforschung der Ernährung dominant. Dabei wurde Ernährung als ausschließlich natürlich geregelter Prozess wahrgenommen, dessen entscheidende Vorgänge körperintern, sprich physiologisch, ablaufen. Nicht mehr das diätetische Anliegen, wie das Wohlbefinden wieder gewonnen oder gesteigert werden kann, sondern die Frage, wie viel Nahrung nötig ist, um die körperlichen Prozesse in Gang zu halten, beschäftigte nun die Ernährungsexperten. In der Mehrzahl handelte es sich um Physiologen, Mediziner und Biologen. Damit bildet bis heute die Naturwissenschaft – neben der Philosophie und der Religion – die dritte große Deutungsmacht über die richtige Ernährung.

Seit Mitte des 20. Jahrhunderts ist die Ernährungswissenschaft, in Deutschland Ökotrophologie, eine eigenständige Disziplin, die jedoch vor völlig anderen Herausforderungen steht als zu Beginn der naturwissenschaftlichen Nahrungsforschung. Nicht mehr Mangelernährung, Sicherheit der Lebensmittelversorgung und Untergewicht stehen im Zentrum der Betrachtung, sondern Übergewicht und Nahrungsüberfluss kennzeichnen die Ernährungssituation in den meisten industrialisierten Ländern. Daher setzen sich die Wissenschafter in den so genannten „Überflussgesellschaften" hauptsächlich mit Übergewicht und ernährungsbedingten Krankheiten auseinander. Richtige Ernährung ist daher heute gleichzusetzen mit gesunder Ernährung.

Auch für die Bevölkerung hat sich das Verständnis von Gesundheit und damit auch der gesunden Ernährung geändert. Der ehemals passive, eher schicksalhafte Gesundheitsbegriff, der Gesundheit als Abwesenheit von Krankheit definierte, hat sich zu einem aktiven, eigenverantwortlichen entwickelt. Gesunde Ernährung wird daher zunehmend als Teil der ganzheitlichen Selbstkompetenz verstanden. Damit kann Wellness, etwas überspitzt formuliert, als eine Art antike Diätetik ohne soziale Aspekte definiert werden: ganzheitlich, aber individuell orientiert.

Quelle: Barlösius 1999

Gesundheit und Lebensqualität

Alle Wertewandelstudien der jüngsten Vergangenheit erklären Gesundheit übereinstimmend zum höchsten Gut der Menschen. Laut Marktforschungsinstitut Allensbach ist Gesundheit für die Deutschen der höchste Wert überhaupt und löste damit – die weltpolitische Dramatik der vergangenen Jahre ist in diesen Studien noch nicht berücksichtigt – Begriffe wie Sicherheit oder intakte Natur ab. Ähnlich ist die Entwicklung in der Schweiz und in Österreich. Während Gesundheit früher als Sieg über Leid und Schmerz gedeutet wurde, wird sie in der heutigen Gesellschaft zur Metapher für eine neue Definition von Lebensqualität. Das steigende Interesse an Gesundheitsfragen resultiert daher aus der Sorge um die eigene Lebensqualität. Je rasanter die Deregulierung in Lebens- und Arbeitswelten voranschreitet, desto stärker entwickelt sich die ernsthafte Suche vieler Menschen nach einer Balance zwischen Körper, Seele, Geist, Beruf, Familie und Entfaltung. Daher verwundert es nicht, dass die Menschen in Umfragen auf die Frage, wovon ihre Gesundheit abhängt, folgende vielschichtigen Antworten geben:

– ein glückliches Familienleben
– richtige Lebenseinstellung
– sich entspannen können
– sich richtig ernähren
– Zufriedenheit mit der Arbeit
– Bewegung, Sport
– Vorsorgeuntersuchung

Das heutige Gesundheitsverständnis kommt damit der ehemals revolutionären, weil multidisziplinär angelegten, Gesundheitsdefinition der World Health Organisation nahe: Die WHO definierte schon 1948 Gesundheit als physisches, psychisches und soziales Wohlbefinden. Doch der neue Gesundheitsbegriff, besser vertraut unter dem Begriff Wellness, geht noch einen Schritt weiter und bezieht sich auch auf den wachsenden Radius menschlicher Kompetenz. Das erwachsene Individuum wird dabei zum „Schmied" seines persönlichen Glücks und zum „Beherrscher" des eigenen Körpers. Es steigt also nicht nur die Lebenserwartung, sondern auch die Lebensverfügbarkeit, da sich der Spielraum für individuelle Entscheidungen und Revisionsmöglichkeiten erweitert hat.

Damit bieten sich auch mehr Möglichkeiten, alternative Lebens- und damit auch Essstile auszuprobieren. Freilich macht all das auch Platz für kurzfristige Ernährungsmoden und eindimensionale Lösungsstrategien, die sich weiterhin rasant abwechseln. Mitte der achtziger Jahre war es das Koffein, auf das viele plötzlich verzichteten, Ende der Achtziger das Salz, Anfang der Neunziger das Fett. Zur Jahrtausendwende entstand der Trend zum Verzicht auf Kohlenhydrate. Für so genannte low carbs, also Nahrungsmittel mit geringem Kohlenhydratgehalt, „kann man sich nicht begeistern", sagt der US-Unternehmensberater Harry Balzer, „aber wir hatten seit zehn Jahren keinen neuen Verzicht. Wir brauchten einen." Balzer empfiehlt, wie übrigens alle offiziellen Ernährungsorganisationen, diese Entwicklung nicht zu ernst zu nehmen, da Moden rasch wieder verpuffen. Dennoch weist er darauf hin, dass man „die Bereitschaft Amerikas, Neues auszuprobieren, nicht unterschätzen darf. Es geht nicht um neue Trends, sondern den Versuch, wir selbst zu sein".

Ernährungsmoden und Verzichts-Trends

Koffeinreduktion

Salzreduktion

Zuckerreduktion

Fettreduktion

Kohlenhydratreduktion

83 84 **1985** 86 87 88 89 **1990** 91 92 93 94 **1995** 96 97 98 99 **2000** 01 02 03 04 **2005** 06 07 08

Wellness aus Fernost

Scheinbar mühelos vereinen Ernährungssysteme aus Fernost die zeitlich determinierten Verzichtsbewegungen in den westlichen Gesellschaften. Asiatisch essen gilt seit langem, unabhängig von Moden, als gesund. Zudem harmoniert die fernöstliche Küche, in der Elemente und Energieflüsse eine bedeutende Rolle spielen, perfekt mit dem westlichen Trend zur Esoterik. Sie passt deshalb besonders gut zu unserer Auffassung von Wellness und wird den Bereich des Health Food nachhaltig erobern. Die von östlichen Religionsphilosophien geprägte Ernährung lässt daher auch viel Raum für individualistische Umdeutungen. Erlaubt ist, was Wirkung zeigt oder einfach gut tut.

Gesunde Ernährung wird von den Konsumenten ganzheitlich definiert. Nicht klassisch-naturwissenschaftliche Argumente wie Fett-, Cholesterin- und Salzarmut bestimmen die Wahrnehmung, sondern praxisnahes Alltagswissen: Zuallererst wird gesunde Ernährung mit dem Konsum bestimmter Lebensmittel wie Obst und Gemüse assoziiert, gefolgt von Kriterien aus dem Bereich Esskultur, wie etwa das bereits folkloristische Dogma, zumindest eine warme Mahlzeit am Tag zu essen. An dritter Stelle steht die

Wellness – ganzheitlich egoistisch

Der Begriff „Wellness" wurde vor 40 Jahren vom amerikanischen Sozialmediziner Halbert I. Dunn geprägt, der die Worte „wellbeing" und „fitness" zusammenfügte. Mit Wellness meinte er das Wohlsein von Körper und Seele – erreicht durch Maßnahmen, die das subjektive Wohlbefinden steigern und die Gesundheit fördern.

Die 2 Stufen der Wellness

Wellness 1 Entspannung, Verwöhnung, Verschönerung, Genuss- und
Gesundheitssteigerung

Wellness 2 Gesteigerte Selbstkompetenz, Lebensbalance, Lernkompetenz, Reifung

Quelle: Zukunftsinstitut 2002

frische Zubereitung von Speisen und der Frischegrad der Ausgangsprodukte. Damit ist gesunde Ernährung für die Verbraucher eng mit dem Konsum pflanzlicher Lebensmittel, der traditionellen Mahlzeitengestaltung und der Lebensmittelqualitätsdebatte verknüpft.

Soweit die Theorie. In der Praxis zeigt sich, dass es vielen Konsumenten Probleme bereitet, die Kriterien für gesunde Ernährung auch im Alltag zu erfüllen. Täglich Obst und Gemüse zu essen, halten nur knapp 40 Prozent der österreichischen Bevölkerung für machbar. Die Verwendung frisch zubereiteter Speisen und frischer Ausgangsprodukte wird von einem Drittel als umsetzbar eingeschätzt, täglich ein warmes Essen zu sich zu nehmen, von rund der Hälfte.

Damit steht das Verständnis von gesunder Ernährung im Widerspruch zu den tatsächlichen Esspraktiken. Mit den Postulaten und Vorschlägen der Ernährungswissenschaft,

Was ist gesunde Ernährung?

Welche Kriterien müssen berücksichtigt werden, um sich gesund zu ernähren?

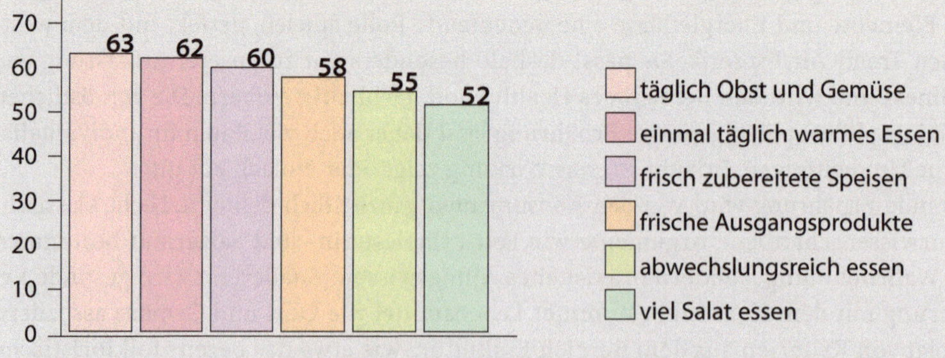

Quelle: Österreichischer Lebensmittelbericht 2003   Zustimmungsrate in Prozent der Bevölkerung

auch wenn diese einzelne Aspekte unterschiedlich gewichten und akzentuieren würde, sind sich die Konsumenten in der Theorie einig. Schließlich gehört es mittlerweile zum Allgemeinwissen in Ernährungsfragen, dass der vermehrte Konsum von pflanzlichen Lebensmittelgruppen automatisch zu einer Reduktion des Fettanteils in der Ernährung und damit zu einer gewünschten Reduktion der Kalorienzufuhr führt. Bekannt ist darüber hinaus nicht nur, dass Obst und Gemüse von Natur aus fast fettfrei, vitamin- und mineralstoffreich sind, sondern auch, dass diese Lebensmittel wertvolle Ballaststoffe, also unverdauliche, verdauungsfördernde Faserstoffe, enthalten, die wiederum für die lang anhaltende Sättigung verantwortlich sind. In anderen Worten: Das Verständnis von Health Food in der Bevölkerung birgt großes gesundheitsförderndes Potential. Wenn es gelingt, die Auffassung von gesunder Ernährung stärker im Bewusstsein der Menschen zu verankern, wird es möglich sein, „die Anpassungskrise der Menschen an die individualisierte Moderne" (Matthias Horx) zu bewältigen. Die bisherigen Ansätze der Lebensmittelindustrie reduzieren sich aber noch auf Optimierungen einzelner Lebensmittel. Nur ab und zu wurden bisher als volle Mahlzeiten einsetzbare Convenience-Produkte in die Überlegungen der Erzeuger mit einbezogen. Die Lebenswelten und Qualitätsphilosophien der Konsumenten blieben bisher fast ganz ausgespart.

Weiblich essen – länger Leben

Die weibliche Ernährungsweise ist im Vergleich zur männlichen durch einen höheren Konsum von Gemüse und Obst und einen deutlich geringeren Konsum von Fleisch- und Wurstwaren gekennzeichnet. Dieser weibliche Geschmack ist, so der Wiener Sozialhistoriker Reinhard Sieder, keineswegs nur gesundheitlich motiviert – wenn auch Frauen ein deutlich höheres Gesundheitsbewusstsein haben als Männer –, sondern vor allem historisch gewachsen. Generell ist die weibliche Ernährungsweise als fettärmer und kohlenhydratreicher zu beschreiben und entspricht den Empfehlungen der Ernährungswissenschaft eher als die männliche.

Verzehrshäufigkeit (in Tagen pro Monat)

	1984/85	1989/90	1994/95	1999/2002
Fleisch (ohne Wurstwaren)				
Männer	17,7	15,6	13,3	12,7
Frauen	15,2	11,8	10,4	9,7
Wurstwaren, Schinken				
Männer	19,6	17,3	16,3	14,9
Frauen	16,7	13,6	12,8	11,8

Quelle: Monica-Kora-Projekt Augsburg 2001

Frauen als Trendsetter

Beim Aufbruch in die Wellness-Welt haben Frauen die Vorreiterrolle übernommen. Häufig werden Männer von Frauen erst zu gesünderem Verhalten motiviert. Die Sozialforschung belegt, dass das Bedürfnis nach innerer Balance beim weiblichen Geschlecht stärker ausgeprägt ist. Nach den Befragungsergebnissen der Markt-Media-Studie TdW Intermedia 2001/2002 halten es 54 Prozent der Frauen für „sehr wichtig, etwas fürs körperliche/seelische Wohlbefinden zu tun". Fast jede zweite Frau strebt danach, „Körper und Seele in Einklang zu bringen". Dabei spielt die richtige Ernährung eine zentrale Rolle.

Das äußert sich auch in der immer höheren Wertigkeit des weiblichen Geschmacks. Als Beispiel für die Feminisierung der Ernährungsweise ist etwa der steigende Anteil von Gemüse- und Getreideprodukten innerhalb einer Mahlzeit – vor allem bei der jüngeren Generation – zu nennen. Zu den Lieblingsgerichten der weiblichen und männlichen Jugendlichen in Zentraleuropa gehören mittlerweile fleisch- und fettärmere Pizza- und Pasta-Gerichte, wie etliche nationale Studien belegen. Diese Entwicklung öffnet die Türen für neue, leichte und gemüsereiche Speisen und stärkt den Trend zur fettärmeren Zubereitung, wie sie in der italienischen Nudelküche und in der asiatischen Gemüseküche üblich ist. Auch das vegetabile Fleischersatzprodukt Tofu steigt in den Beliebtheitsskalen der Umfragen.

Strategien gegen Übergewicht

Eines der großen Zukunftsthemen von Health Food ist der Kampf gegen das chronische Übergewicht – Adipositas (engl. Obisity) genannt. Seit dem Jahr 2000 sieht die WHO im Übergewicht das am schnellsten wachsende Gesundheitsrisiko und befürchtet, dass bis 2040 bereits die Hälfte der Erwachsenen in den entwickelten Ländern adipös sein könnte. Auch UNO-Sprecher David Satcher warnte davor, dass Adipositas jährlich bald mehr Menschen töten könnte als der Nikotinkonsum. Die in den USA und Europa in den letzten Jahrzehnten rasant gestiegene Zahl an Übergewichtigen lässt Gesundheitsexperten und Mediziner mittlerweile von einer Pandemie sprechen. Übergewicht nimmt auch in Deutschland, der Schweiz und Österreich seit Jahrzehnten kontinuierlich zu. Derzeit weist nur noch ein Drittel der erwachsenen Bevölkerung ein gesundheitlich wünschenswertes Gewicht auf.

Wer macht uns dick?

Da die Ängste vor den Folgewirkungen von Übergewicht wachsen, stellt sich zunehmend die Frage nach den Verantwortlichen für diese Entwicklung. Regierungen, Medien und Non-Governmental Organizations wie Greenpeace und Global 2000 tendieren generell dazu, nicht ihre Klientel für etwas verantwortlich zu machen. Weil also die Konsumenten nicht als Schuldige in Frage kommen, richtet sich der Verdacht gegen die Lebensmittelindustrie. Für die Multis ist das ein Schock, denn Verursacher eines internationalen Gesundheitsproblems zu sein, passt nicht in ihr Selbstbild. Viele Unternehmen sind stolz darauf, dass ihre Gründer Reformer und soziale Visionäre waren: Dr. John Kellogg etwa war ein passionierter Vegetarier; Henri Nestlés große Mission war die Suche nach einem Muttermilchersatz für jene Mütter, die ihre Kinder nicht selbst stillen konnten. Die Industriellen verstehen sich als Ernährer, die den Konsumenten nicht nur das zur Verfügung stellen, was diese sich wünschen, sondern auch das, was diese brauchen. Dessen ungeachtet erwägen manche Regierungen, eine Art „Sin-Tax", eine Sündensteuer, auf minderwertige und dick machende Lebensmittel einzuführen.

Die Bedeutung der Portionsgröße

Lebensmittelproduzenten scheinen davon auszugehen, dass Kunden zufriedener sind oder zumindest ein besseres Gefühl entwickeln, wenn man ihnen für ihr Geld größere Portionen bietet. Wohl deshalb sind in den USA im Lauf der Jahre die Limonadenmengen einzelner Einheiten von 8 ounces (oz) auf 12 oz und mittlerweile sogar auf 20 oz angewachsen. Dabei ist der ökonomische Aufwand für die Erzeuger relativ gering, der Marketingeffekt jedoch umso bedeutender: Die eigentliche Ware ist im kalkulatorischen Zusammenspiel zwischen Produktion und Distribution nämlich der günstigste Bestandteil.

Wissenschafter haben herausgefunden, dass die Portionsgröße bei der Frage, wie viel Menschen essen, eine entscheidende Rolle spielt. Barbara Rolls, eine Professorin der Ernährungswissenschaft an der Pennsylvania State University, verabreichte Versuchs-

personen macaroni cheese, einen Nudel-Käse-Auflauf, in einer mittleren und einer großen Portion. Jene mit der großen Portion aßen im Durchschnitt um 27 Prozent mehr,
ohne sich danach satter zu fühlen als die Vergleichsgruppe.
Ein weiterer Versuch stammt von Brian Wansink an der Illinois State University. Auch er
stellte fest, dass Menschen im Kino um fast die Hälfte mehr essen, wenn sie eine größere Portion in Händen haben – auch wenn es sich um altes Popcorn handelt.

Neue Hoffnungen im Kampf gegen das Übergewicht werden nicht nur in gezielte dietäti-
sche Ansätze gesetzt, sondern auch in die Entwicklung von Health Food. Dabei kommt
der „Hungermodulierung", der Einflussnahme auf die Hunger- und Sättigungsgefühle,
ein besonderer Stellenwert zu. Diese „Hungermodulierung" kann beispielsweise durch
Konsum jener Lebensmittel gesteuert werden, die besonders reich an Ballaststoffen
und komplexen Kohlenhydraten sind. Hilfreich sind dabei adäquate Portionsgrößen
und Menükonzepte für den ganzen Tag.
Unter dem Motto „upgrading nutritional quality" unternehmen immer mehr Produzenten Anstrengungen, ihre Standardprodukte auf der Rezepturebene hinsichtlich
ihres Energiegehalts zu optimieren. Diese Art von Health Food schließt zwar an die
erste Welle von „Light-Produkten" aus den neunziger Jahren an, greift aber heute viel
weiter. Allein MCDONALDS konnte durch die Reduktion des Fettanteils in Salatsaucen
Kalorienreduktionen von bis zu 80 Prozent erreichen, ohne die Portionsgrößen zu verändern oder geschmackliche Abstriche zu machen. Das Health-Food-Potential in diesem
Bereich scheint nahezu unbegrenzt.

Nutritional Marketing

Große Handelsketten haben die Zeichen der Zeit erkannt und setzen zunehmend auch
bei Frischprodukten, Take Aways und Snacks auf ein leichteres Health-Food-Ange-
bot. Das Trendsetter-Haus CARREFOUR in London bietet derzeit schon über hundert Produkte mit einem niedrigen Energiegehalt an. Auffallend ist, dass besonders auf die
Optimierung der Nährwerte und die für Konsumenten leicht nachvollziehbare Kennzeichnung der Ware geachtet wird. Die freiwillige Nährwertinformation dient nicht nur
den Konsumenten als Orientierungshilfe beim Einkauf, sondern bietet den Lebensmittelproduzenten neue Möglichkeiten, die eigene Qualitätsphilosophie offen zu legen, das
Upgrading ihrer Produkte zu kommunizieren und dadurch das Vertrauen der Kunden
zu sichern.
Mit verständlicher und nachvollziehbarer Nährwertkennzeichnung können in Zukunft
Unternehmen auch gegenüber der Konkurrenz punkten. Besonders für den Einzelhandel entstehen hier neue Chancen, sich als Vermittler zwischen Konsumenten und Produzenten zu profilieren. Lebensmittelhändler, die in diesem lebenswichtigen Bereich
nicht Partei für vernünftige, gesundheitsfördernde Nahrungsmittel ergreifen und ihr
Engagement nicht bei der Gestaltung des Warenangebotes zum Ausdruck bringen,

bekommen auf Dauer bei kritischen Konsumenten ein ernstes Imageproblem. Wer sich hingegen mit diesem komplexen Thema auseinander setzt, seinen Kunden Information und Orientierungshilfe in Fragen der gesunden Ernährung bietet, hat gute Chancen, im Wettbewerb zu punkten.

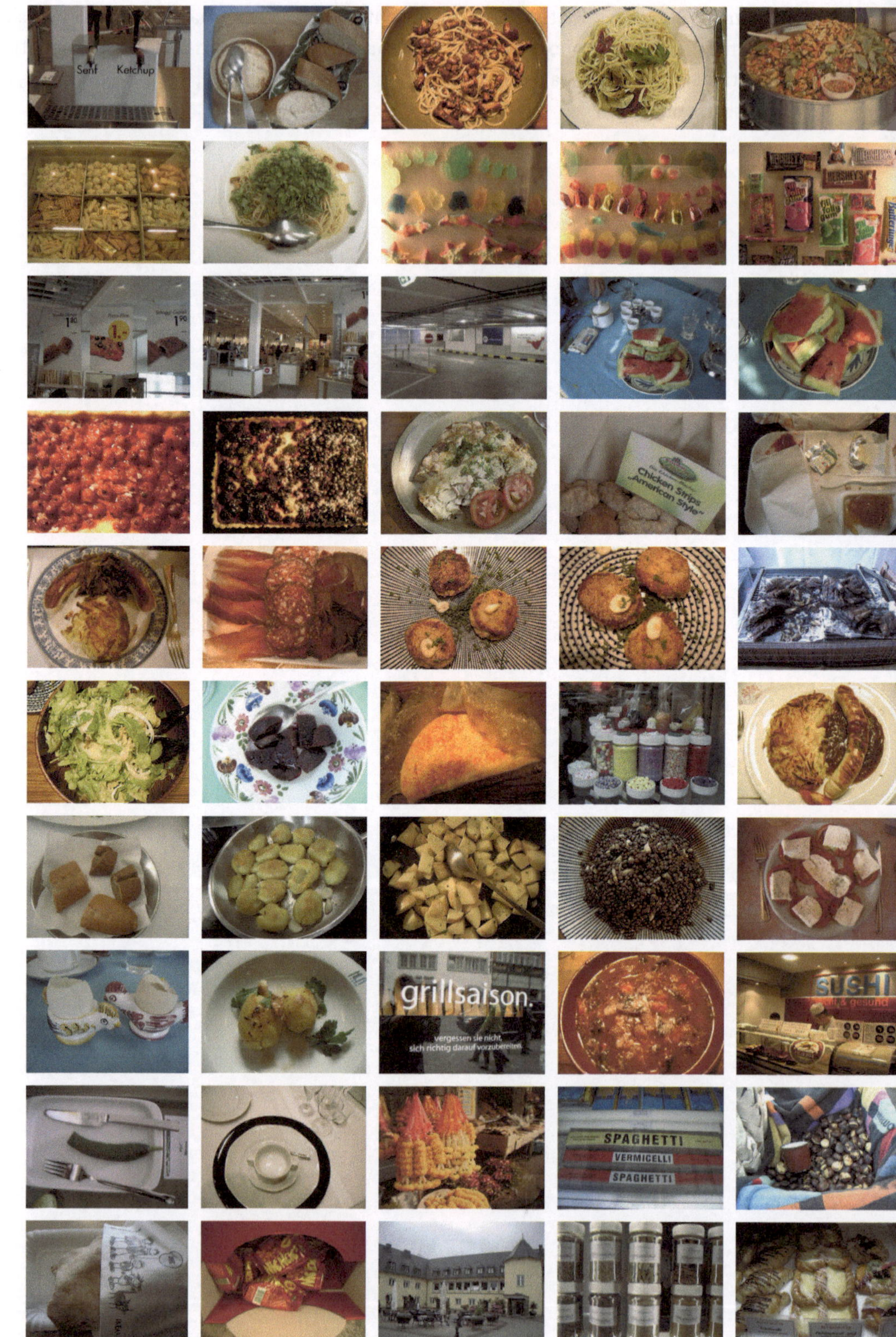

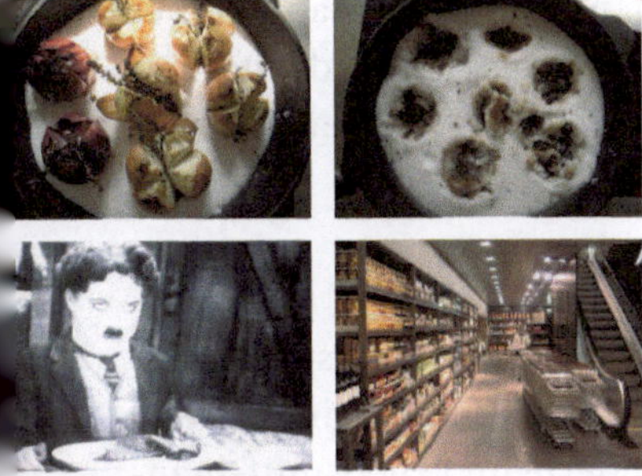

Die enorme Vielfalt in den Lebensmittelregalen macht es der Industrie immer schwerer, uns zum Kauf bestimmter Produkte zu animieren. So gewinnt der Preis einer Ware an Bedeutung. Nicht nur ökonomischer Zwang, sondern auch die Magie des Schnäppchens spielen eine immer wichtigere Rolle im Supermarkt. Der wahre Preis, den wir dafür zahlen, ist der Verlust an Lebensmittelqualität.

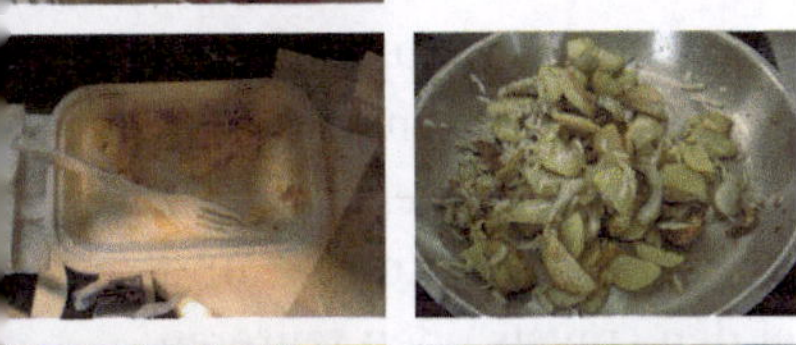

Cheap Basics – Spar-Oasen der Wohlstandskonsumenten

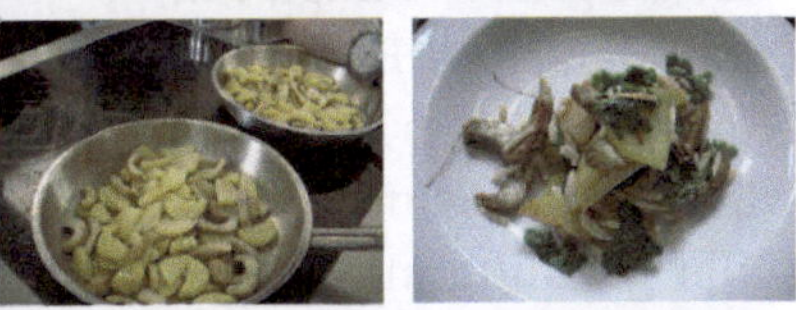
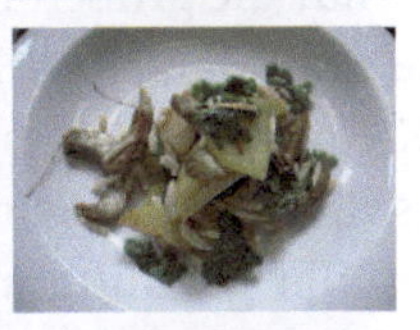

„Was gibt es?"
„Was immer Sie wollen."
„Was ist das hier, Huhn?"
„Irgend so was. Aber es schmeckt sowieso alles gleich."
2001: A Space Odyssey (USA, 1968)

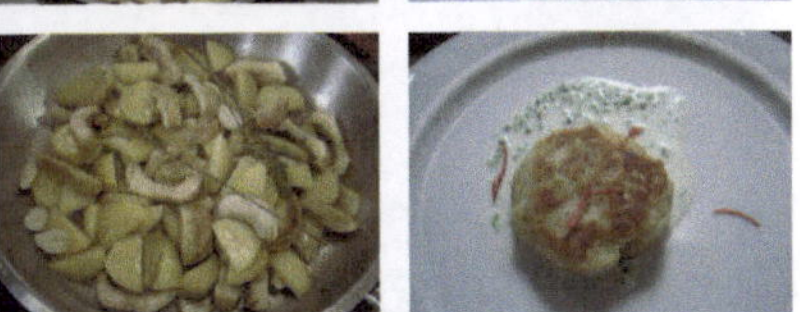

„Werbung, Werber und Marketingleiter sind unbeliebt, weil sie uns mit dem, was sie produzieren, für dumm verkaufen müssen. Das ist oft beleidigend für die Augen, oft für den Verstand, mal für beides. Doch die Einfachheit ist notwendig, denn Werbung muss Masse machen – und in der Masse wird der Mensch zum Schaf". Mit diesen Worten beschreibt der deutsche Wirtschaftsjournalist Ralf Grauel ein ziemlich neues Phänomen in der Werbung: Nicht mehr die Marke allein soll Masse machen, sondern auch der Preis; immer mehr Großkonzerne locken – mit mehr oder minder direkten Appellen an das Budget der Kunden – in ihre Sparoasen. Kaum eine Fachzeitschrift oder Marketingstudie hat sich in den vergangenen Jahren nicht mit dem Thema Preis auseinander gesetzt. „Im Geiz liegt das Heil oder wer mehr bezahlt, ist selber schuld: Deutschland im Schnäppchenrausch", lautet der Titel eines Artikels in der „Süddeutschen Zeitung", der den „Imperativ der virtuellen Sparwut" thematisiert. Motive für das radikale Preisbewusstsein sind zwar vor allem ökonomische Zwänge wie Wirtschaftsflaute, stagnierende Märkte, Abgabenlast und Rentendiskussionen, die Werbung suggeriert potentiellen Käufern jedoch auch, dass Sparen

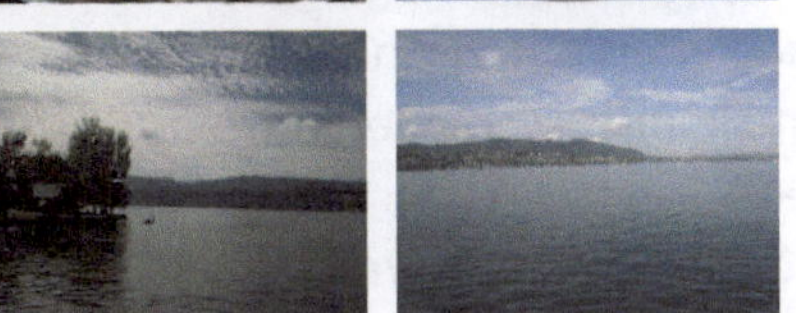

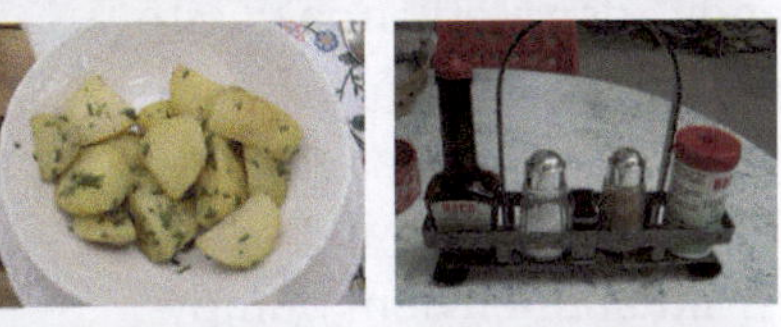

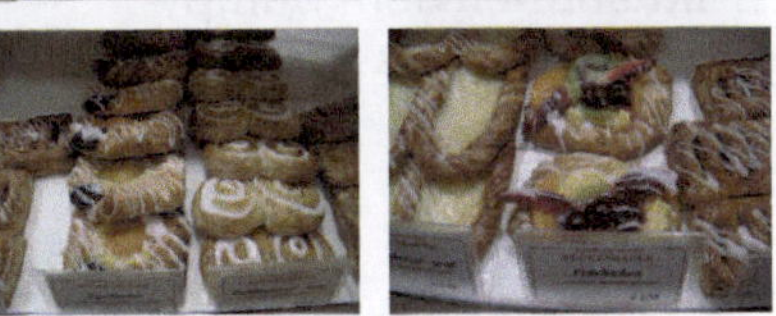

ohne Druck Sinn mache. Mit Aussagen wie „Alles hat seinen Preis, aber man kann es auch günstiger haben" wurde die Knauserei zum integralen Bestandteil im Advertising-Business. Damit hat in vielen Bereichen des Marketing der Preis die Marke abgelöst.

Hybride Sparwut

Dass Geiz beim Erwerb von Grundnahrungsmitteln „geil" geworden ist, spüren vor allem Discounter wie LIDL, ALDI, HOFER oder COOP. Sie konnten ihre Umsätze in den vergangenen Jahren um zweistellige Prozentsätze steigern. Wanderte im Lebensmittelhandel vor zehn Jahren umgerechnet noch jeder fünfte Euro in die Kassen der Discounter, so war es 2004 schon jeder dritte. Ausschlaggebend dafür ist nicht nur die mit der Konjunkturflaute einhergehende geringere Kaufkraft und die zunehmende Arbeitslosenrate. Auch gut und sehr gut Verdienende entdecken die Cheap Basics vom Discounter als Sparpotential. Tagsüber erwerben sie billiges Joghurt bei ALDI, abends kaufen sie dafür teure Produkte in Tankstellenshops. Marktpsychologen nennen diese Konsumenten „hybride Käufer". Sie sind in allen Schichten zu finden: heute geizig bei den „needs", den planbaren Käufen bei den Discountern (Milch, Brot, Käse, Reis, Kartoffeln und andere Grundnahrungsmittel), morgen verschwenderisch bei den „musts", den teureren Genuss- und Impulskäufen (Snacks beim Kiosk, Energydrinks in der Tankstelle, Wein oder Süßgebäck). Ihr Anteil an der Gesamtbevölkerung „klettert immer weiter", sagt Wolfgang Twardawa von der Gesellschaft für Konsumforschung (GfK) in Nürnberg. Von diesen so genannten Smart-Shoppern profitieren nicht nur die großen Billigläden, sondern auch Convenience-Shops wie Tankstellen, Kioske und Märkte an Bahnhöfen und Flughäfen. „Jeder fünfte Deutsche", bestätigt auch GfK-Konsumforscherin Claudia Gaspar, „nutzt nahezu jede Erleichterung, die ihm Nahrungsmittelindustrie und Schnellgastronomie bieten: fertige Dessertprodukte, Konserven, tief gekühlte und andere Fertiggerichte."

Sparen unabhängig vom Einkommen

Schnäppchenjagd hat nichts mit Einkommensverhältnissen zu tun. Europaweit beträgt der Anteil der Smart Shopper mit regionalen Unterschieden durchschnittlich 50 Prozent der Bevölkerung. Die Marktpsychologie unterteilt sie in verschiedene Typen: „Träumer", „Abenteurer" oder „weltoffene Konsumentenhedonisten". Werber haben für die verschiedenen Erscheinungsformen des Konsumenten klingende Namen parat: „Jumpy" ist der Impulskäufer, „Cheapy" der Geizhals, „Brandy" der Markenbewusste und „Watchy" oder „Planny" der Rationale. Werden sie richtig angesprochen, lässt sich – so die Frohbotschaft der deutschen GfK für den Handel – aus allen Typen „enormes wirtschaftliches Potential schöpfen", denn natürlich trägt der „Cheapy" oft auch Züge des „Brandys" in sich und der „Watchy" ähnelt in bestimmten Situationen dem „Jumpy". Wer beispielsweise bei der Wurst Preise vergleicht, zückt eine halbe Stunde später die Kreditkarte für ein Paar schicke und teure Schuhe.

Geschlossene Systeme wie das Möbelkaufhaus IKEA und die Modekette H&M entwerfen, kalkulieren und produzieren ihre eigene Ware, die sie ausschließlich in ihren eigenen Kaufhäusern anbieten. Damit können sie relativ rasch auf den wachsenden Preisdruck bei „musts", etwa Betten oder Sitzmöbeln im Fall von IKEA, reagieren und ihr Geschäft bei den sich rasant ändernden „needs", etwa Dessous oder Mode-Accessoirs im Fall von H&M, machen. Große Supermarktketten lösen das Problem des Preisdrucks, indem sie Standardprodukte, die bisher von Markenartiklern – also bekannten Lebensmittelproduzenten – hergestellt wurden, billiger produzieren lassen. Diese Waren stehen dann als so genannte Handelsmarken, zum Beispiel QUALITY LINE bei der Supermarktkette BILLA, in direkter Preiskonkurrenz zu den Markenartikeln.

Mit entsprechender Werbung werden die von den Konzernen in Auftrag gegebenen Handelsmarken in die Nähe der Originale gerückt. Diese Methode ist natürlich auch eine Manifestation der Macht des Lebensmittelhandels, denn viele Markenartikel-Vorbilder werden – sofern sie nicht außerordentlich erfolgreich sind – aussortiert, sobald die Billiglinie sich einigermaßen etabliert hat. In Großbritannien beträgt der Anteil dieser Handelsmarken laut Boston Consulting Group bereits rund 40 Prozent des Lebensmittel-Handelsvolumens, in Frankreich 21 und in den USA 16 Prozent. Dabei liegt es in der Natur der Sache, dass die einzige Existenzgrundlage dieser Handelseigenmarken ihr Preis ist. Die Folgen dieses Booms der Schnäppchen-Sortimente sind in jedem Ökonomielehrbuch nachzulesen: Der Druck auf kleinere Ketten und den traditionellen Einzelhandel wird ständig größer.

Veränderte Machtverhältnisse

Begrenzte Nachfrage und stagnierende Konsumentenzahlen führen dazu, dass die Preise im Lebensmittelhandel seit Jahren sinken, wie die jährlichen Untersuchungen des Österreichischen Statistischen Zentralamts belegen. Vor allem die Preise für Fleisch und Getreideprodukte reagieren sensibel auf marktwirtschaftliche Prozesse; sie sanken seit dem EU-Beitritt Österreichs im Jahr 1995 sogar überdurchschnittlich. Verantwortlich für den steten Wandel der Preisstrukturen im Handel sind fast ausschließlich die Supermarktketten. Durch ihre Größe können sie verstärkt in IT-Systeme investieren, dadurch ihre Logistik verbessern und in der Folge effizienter und kostengünstiger agieren – naturgemäß auch auf Kosten der Arbeitsplätze. Zudem steigt der Preisdruck auf die einzelnen Unternehmen durch die voranschreitende Konzentration auf wenige Ketten. In Großbritannien und Österreich ist die Handelskettenkonzentration so weit fortgeschritten, dass weitere Zukäufe von den Kartellbehörden streng kontrolliert werden. Die fortschreitende Reduktion auf wenige Konzerne im Lebensmittelhandel hat auch zu einem so genannten Power-Shift, einer Veränderung der Machtverhältnisse, in der Produktionskette der Lebensmittelindustrie – agrarische Urproduktion, Verarbeitung, Handel – geführt. Waren es früher die Eigentümer der großen Agrarflächen und dann die Lebensmittelverarbeiter, die bestimmten, was in welcher Menge auf welchem Qualitätslevel produziert wurde, so diktiert heute weitgehend der Handel Produktionsbedingungen und Preise. Erst jüngst, im Sommer 2004, beklagten mehrere Erzeuger in Österreich den zunehmenden Druck, den Handelskonzerne auf sie ausüben. Im konzentrierten Lebensmittelhandel aus dem Sortiment genommen zu werden, kann für Erzeuger, vor allem kleine und mittlere, schnell zur Existenzbedrohung werden.

Die Macht der Handelskonzerne hat indes auch zu einer Polarisierung der Produktpalette geführt. In den Regalen dominieren zunehmend Billigprodukte, denen qualitativ hochwertige Lebensmittel mit regionalen Qualitätssiegeln beziehungsweise solche mit hohem Convenience-Wert, also etwa Fertiggerichte, gegenüberstehen. Das breite Segment der klassischen Lebensmittel mittlerer Preis- und Qualitätsstufe, einst die „goldene Mitte" des Warenangebotes genannt, gerät immer mehr ins Hintertreffen. Noch in den siebziger Jahren machten diese Waren, zumeist Erzeugnisse nationaler oder regionaler Traditionsbetriebe, 50 Prozent des Angebotes aus; seit damals hat sich das mittlere Marktsegment halbiert und wird sich, laut Aussagen des Deutschen Zukunftsinstitutes, im Jahr 2010 bei 10 bis 20 Prozent bewegen. Dominant sind heute die so genannten Cheap Basics. Um diese beinhart kalkulierten Massenerzeugnisse ohne regionalen Bezug, deren Rohstoffe zu Weltmarktpreisen erworben und industriell verarbeitet werden, tobt der Preiskampf. Gespart wird bei diesem Angebot sowohl beim Frischegrad als auch bei der Verpackung. Die Folgen: Viele Billigprodukte sind durch Zusatzstoffe, vor allem Stabilisatoren, Farb- und Aromastoffe und schärfere Konservierungsmethoden weitgehend standardisiert und schmecken überall in Europa gleich. Dieser Boom der Cheap Basics hat auch Auswirkungen auf die klassischen Markenartikel am anderen Ende des Preisspektrums.

Die Magie des Brandzeichens

Die Annahme, dass sich der Markenaufpreis allein aus der Werbung rechtfertigt, ist nicht ganz falsch. In Unternehmensbilanzen und Lehrbüchern wird der Markenwert als Preisdifferenz bezeichnet, die jemand für ein bestimmtes Produkt im Vergleich zu einem ähnlichen mehr zu zahlen bereit ist. Die Marke ist also vor allem ein Image, ein in der Vorstellungswelt der Konsumenten fest verankertes Bild eines Produktes. Man könnte sogar sagen, sie ist ein ins Bewusstsein des Konsumenten gebranntes Bild. Tatsächlich stammt der heute so geläufige Begriff des „Brandings" aus der Viehzucht, wo Tiere mit einem glühenden Eisen gebrandmarkt wurden und so jederzeit eindeutig einem bestimmten Züchter zugeordnet werden konnten. Auch in der heutigen Marktwirtschaft dient das „Brandzeichen", die Marke, zur Identifikation und Differenzierung von Produkten, doch die Markenmanager stehen heute mehr denn je vor einem Dilemma: Auf der einen Seite müssen sie die von ihnen betreuten Marken profilieren und ein prägnantes Markenimage aufbauen. Auf der anderen Seite sehen sie sich nicht nur wegen der florierenden Billigkonkurrenz, sondern auch aufgrund stagnierender Märkte, hoher Investitionsrisiken, veränderter Konsumbedürfnisse und – nicht zuletzt – enormer Flopraten bei Produktneueinführungen zunehmend gezwungen, Wachstumsstrategien durch so genannte „Markendehnungen" zu verfolgen, um außerhalb des bisherigen Geschäftsfeldes Umsätze und Gewinne zu erzielen. Darunter versteht man die Erweiterung des angestammten Geschäftsfeldes, etwa wenn eine bekannte Molkerei neben ihren bisherigen Markenartikeln Convenience-Desserts, Milchmischgetränke oder ähnliche Produkte auf den Markt bringt. Heute gehen bereits mehr als 90 Prozent der erfolgreichen Produkteinführungen auf Markendehnungen zurück.

Drahtseilakt Markendehnung

Die Kapitalisierung von Marken durch Markendehnung steht dabei im Spannungsfeld zwischen kurzfristiger Abschöpfung von Cash Flow und langfristigem Markenmehrwertaufbau. Spielfilmmarken á la Hollywood werden durch die Produktion von Fortsetzungsfilmen, die Vermarktung von DVDs, Videos, Soundtracks und weiterer Produkte kurzfristig kapitalisiert. Im Lebensmittelbereich kann eine Markendehnungsstrategie für die Marke und das Unternehmen aber auch erhebliche Risiken bergen. Durch zu schnelle und zu viele Markenerweiterungen auf Produkte mit zu wenig Charisma besteht die Gefahr, das Image einer Marke zu verwässern oder gar nachhaltig zu beschädigen. Das kann durchaus auch Kernprodukte betreffen. Der strategische Gestaltungsspielraum von Markendehnungen für Unternehmungen ist damit begrenzt. Dazu kommt, dass sich viele Marken in Wirklichkeit selbst ausdünnen, indem die eigene Designabteilung Massenware auswirft, die eine Werbeagentur anschließend in Richtung Lifestyle differenzieren soll. Das geht nicht immer gut.

Company Brand

Manche Unternehmen setzen deshalb sogar Schritte in die entgegengesetzte Richtung. Der Konzern UNILEVER ist dabei, sein Markenportfolio drastisch einzuschränken: Von 1600 Einzelmarken sollen nur rund hundert überleben. So will der Nahrungsmittelriese mehr Kommunikationskraft pro Marke und eine engere Anbindung der verbleibenden Einzelmarken an den Konzern erreichen. Dieses Beispiel steht für einen Trend, der in der Markenwelt insgesamt zu verzeichnen ist: die Zusammenfassung von Produktfamilien unter eine Organisationsmarke, die so genannte Company Brand wie NESTLÉ oder DANONE. Ausschlaggebend für diesen Paradigmenwechsel ist, dass Company Brands das wichtigste Markenkriterium, nämlich die Nachhaltigkeit und damit die existenzielle Langfristigkeit, besser garantieren können als Produktmarken. Dennoch: In unseren Köpfen haben die klassischen Markenartikel einen fixen Platz eingenommen, und wer an diesen Marken fummelt oder allzu heftig an der Preisschraube dreht, kann dadurch sogar seine ökonomische Basis gefährden. Nudeln, Molkereiprodukte, Tiefkühlkost, Fruchtsäfte, Kaffee oder Fertigsuppen sind ohne ihr Markenimage kaum voneinander zu unterscheiden; trotz der neuen Devise „Geiz ist geil" besitzen Artikel mit renommiertem Logo nach wie vor eine große Anziehungskraft – und zwar schon bei den jüngsten Konsumenten, wie ein Malwettbewerb in bayrischen Grundschulen gezeigt hat. Von 30.000 Grundschülern malten 10.000 die Kühe auf den Almen, Wiesen und Berghängen lila. Fast 70 Prozent der Drei- bis Vierjährigen kennen das Markenlogo MILKA. Aber werden sie, sobald es ihnen das Taschengeld ermöglicht, auch zugreifen oder sich mit billigeren No-Name-Produkten zufrieden geben?

Die Billigwelle, so viel steht fest, wird von Dauer sein und einen großen Teil der Produktwelt nachhaltig in einen Trash-Sektor verwandeln. Für den Konsumenten ist der Billigtrend nicht nur mit möglichen Einsparungen und dem Gefühl, den Werbestrategen der Markenartikler ein Schnippchen geschlagen zu haben, verbunden. Er macht im Preisverfall auch negative Erfahrungen: den Verfall von Produktqualität und Service. Bei billigen Waren werden auch die begleitenden Serviceleistungen – fachlich fundierte Wareninformation etwa oder Rezeptservice – radikal ausgedünnt. Alles easy und billig? Ist Geiz wirklich so geil? Keineswegs, wenn man die langfristigen Folgen des Billigtrends betrachtet: Fehlender Service führt zu einem Informationsmanko und in der Konsequenz zu einem erheblichen Vertrauensverlust beim Konsumenten, der irgendwann genervt und schließlich aggressiv reagiert.

Würden die Konzerne diese Folgen in Erwägung ziehen, so eröffneten sich ihnen sogar neue Chancen. Mit „Deep Support", einer neuen Qualität der Dienstleistung, könnte dem Konsumenten das Gefühl vermittelt werden, er ginge bewusster mit seiner Ernährung um. Und wer will dieses Gefühl nicht haben? Es ist nur schwierig in den hektischen Alltag zu integrieren. Wir lesen uns mühsam durch Rezept- und Diät-Beiträge in Zeitschriften und schwanken zwischen Junk Food und Gesundheitswahn. Würden Supermarktketten uns mit all diesen Informationen versorgen, indem sie so etwas wie „Health Food Providing" anbieten, käme das irgendwann auch den Konzernen zugute. Doch wie könnte so etwas aussehen?

– Ausführliche Ernährungsberatung mit Rezepten oder gesundes Convenience Food, regelmäßig ins Haus oder an den Arbeitsplatz geliefert.
– Offene Information über Inhaltsstoffe und einzelne Produktphilosophien.
– Information über die Vorlieben von Kunden, mit dem Ziel, ihnen adäquate Einkaufslisten zur Verfügung zu stellen.
– Zusatz-Benefits wie Zusammenstellungen kulinarischer Reiserouten mit qualifizierten Restaurant- und Fast-Food-Tipps.

Gefragt wird in Zukunft beides sein: das klassische Schnäppchen und die intensivierte Dienstleistung, denn die sozialen Zeitläufte bringen auch neue Konsumtypen hervor, die sich das Leben nach ihren Erfordernissen erleichtern wollen.

Die neuen Konsumtypen

Auch in Bezug auf die Zeitwahrnehmung bilden sich in den nächsten Jahrzehnten zwei neue Konsumtypen heraus. Die Flexibilisierung der Arbeitszeiten und die kommenden Radikalreformen auf dem Arbeitsmarkt erzeugen zwei grundlegend unterschiedliche Typen von Konsumenten, die mit dem alten „Normalverbraucher" nur noch wenig zu tun haben:

Time-Rich/Money-Poor

Immer mehr Menschen fallen teilweise oder ganz aus dem Erwerbsleben heraus, leben von Ersparnissen, staatlichen Überbrückungen oder Schwarzarbeit. Immer mehr Angestellte erleben aber auch ein „downgrading" ihrer Einkünfte, indem sie Sicherheit gegen sinkende Einkommen tauschen. Sie sind gezwungenermaßen an Schnäppchen orientiert.

Time-Poor/Money-Rich

Gleichzeitig verbreitet sich die Schicht der „Hartarbeiter" mit ständig sinkenden Zeitreserven. Sie verfügen über finanzielle Mittel und sind an Dienstleistungen interessiert, die die Komplexität des Lebens erleichtern.

Quelle: Matthias Horx, Trendreport 2004

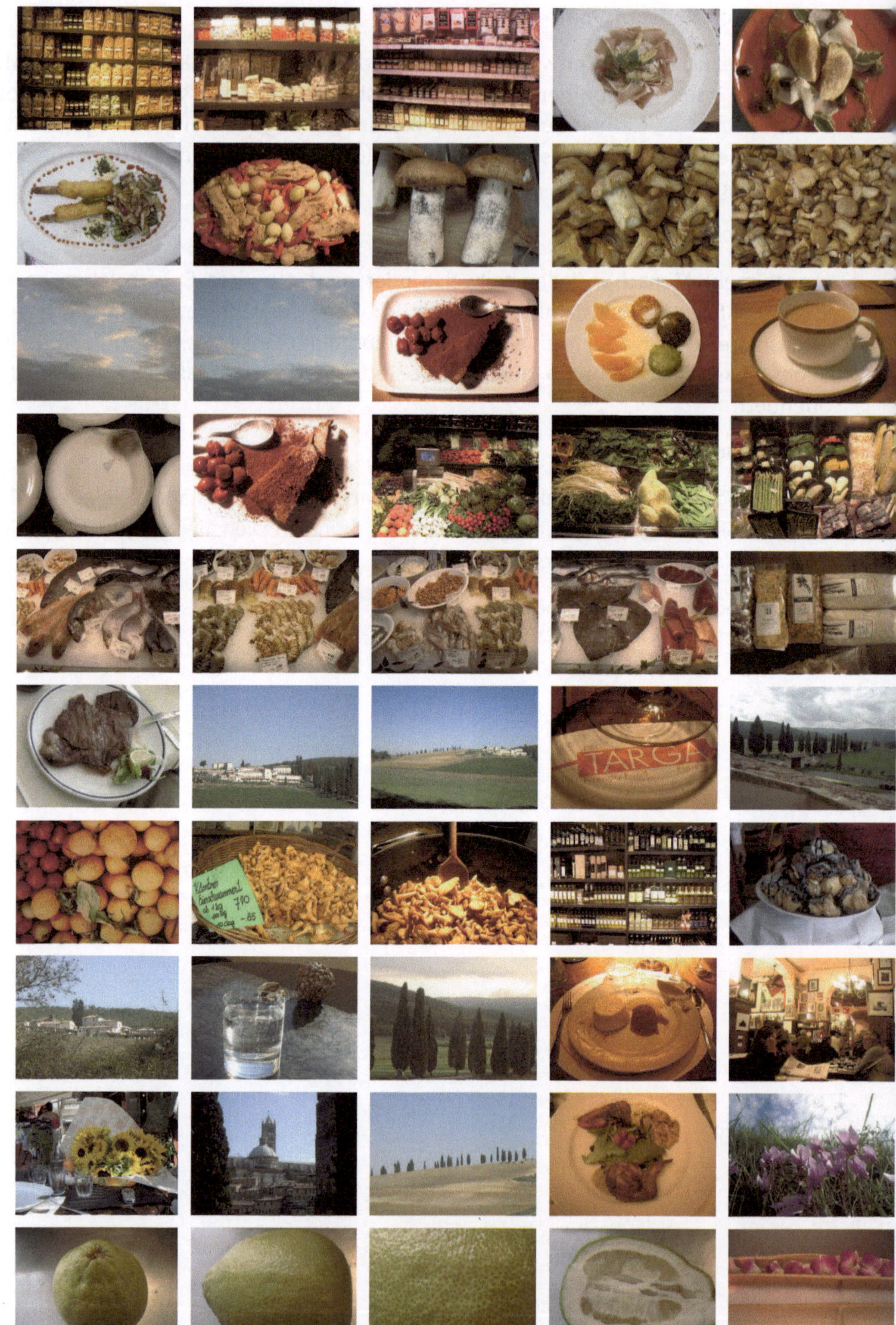

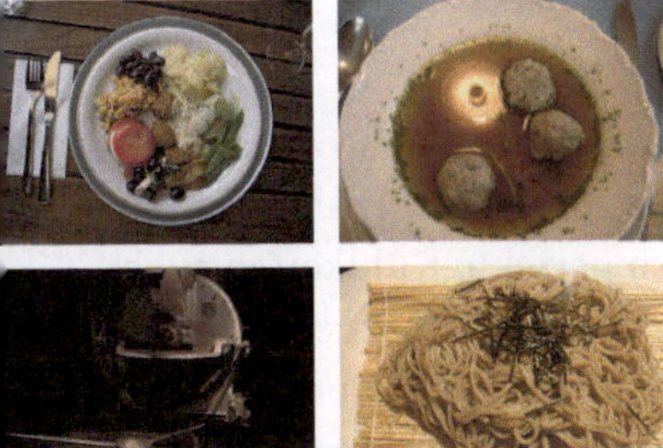

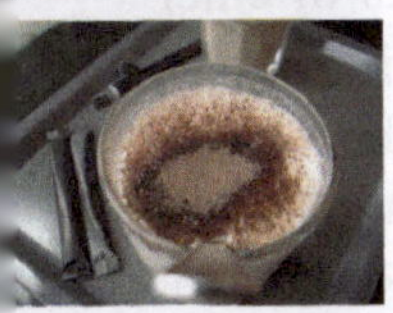

Lange Zeit wollten wir uns nicht mit den Schattenseiten der Lebensmittelproduktion befassen. Das hat sich geändert. Artgerechte Tierhaltung, nachhaltige Landwirtschaft und faire Behandlung der Produzenten in der Dritten Welt sind zu Kaufmotiven geworden. Der kritische Konsument von morgen hat mehr Macht über die Konzerne, als er glaubt.

Ethic Food – Essen mit gutem Gewissen

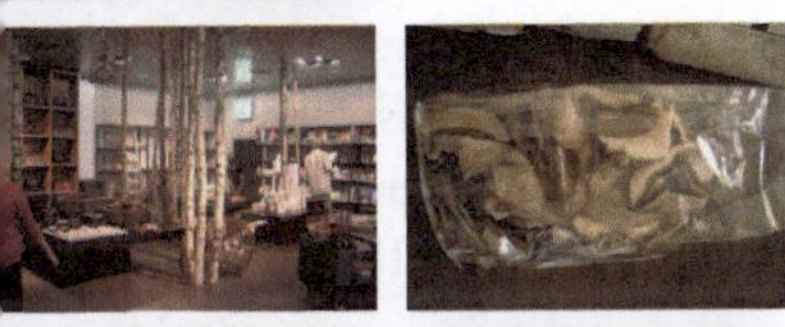

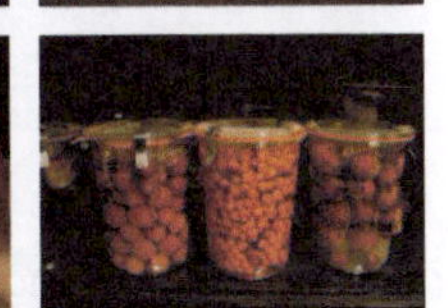

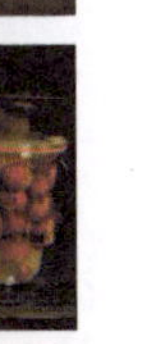

„Im letzten Jahrhundert haben wir, fast ohne einen Gedanken an die Folgen zu verschwenden, Milliarden Tonnen von Lebewesen aus dem Meer geholt und Milliarden Tonnen an giftigen Substanzen hineingekippt. Fische und Wale, Shrimps, Muscheln und andere Lebensmittel werden als Grundnahrungsmittel betrachtet und nicht als lebende Bestandteile eines vitalen Systems, von dem unser aller Leben abhängt."
Sylvia Earle, Meeresbiologin

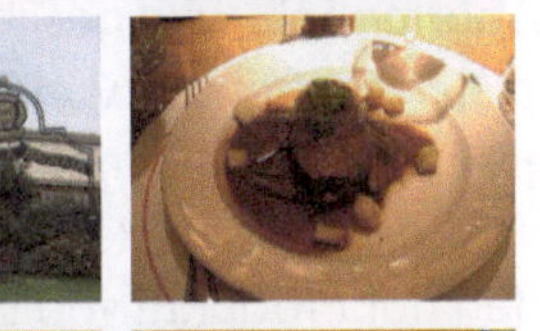

Wer heute die Gourmetabteilungen von Supermärkten und Kaufhäusern durchschreitet oder über bunte Lebensmittelmeilen wie den Münchner Viktualienmarkt oder den Wiener Naschmarkt schlendert, fühlt sich mitunter wie im Schlaraffenland. Doch zwischen Gänseleber und Belugakaviar, Lachssushi und Tunfischsashimi, zwischen den unzähligen röstfrischen Kaffeesorten und exotischen Früchten aus aller Welt, den dicken Rindersteaks aus Argentinien und den zarten Tauben aus Frankreich blinken vor dem geistigen Auge kritischer KonsumentInnen Warnungen – oft durchaus berechtigte. Wer sich bewusst ernähren will, sieht allenthalben auch die Gefahren des Genusses: Gesundheitsrisiken aller Art, die Endlichkeit der Ressourcen, Umweltverschmutzung, Lebensmittelskandale, Tierleid und Ausbeutung von Arbeitskraft vor allem in der Dritten Welt.

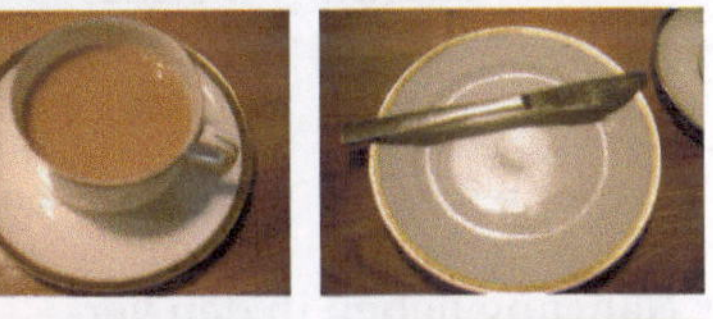

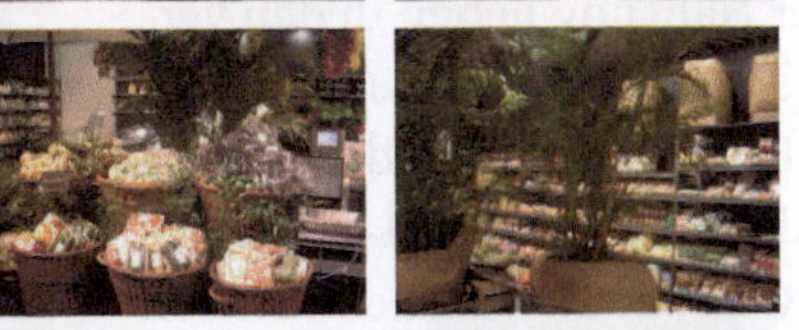

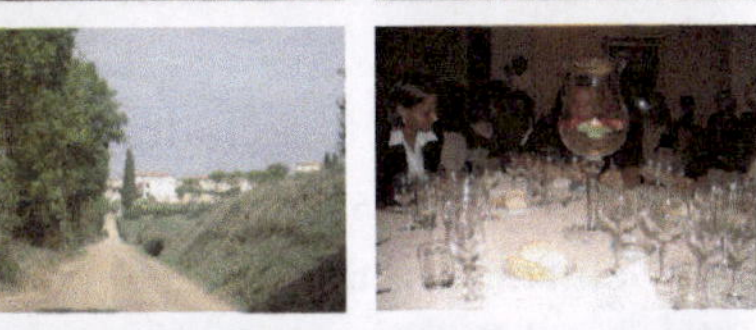

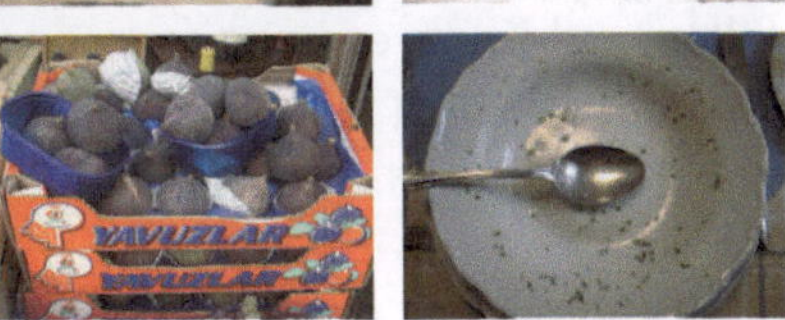

Welche Waren sind ethisch korrekt?

Was nützt es also dem Feinschmecker, fragt der bekannte österreichische Gourmetkritiker Christoph Wagner, wenn der Lebensmittelhandel seit gerade zwei Jahrzehnten in der Lage ist, Steinbutte, Goldbrassen und Seezungen durch perfekte Kühlketten auch ins tiefste Binnenland zu befördern, die dort an High-Tech-Herden perfekt zubereitet werden können, wenn Umweltorganisationen wie Greenpeace gleichzeitig überzeugend davor warnen, dass der industrielle Fischfang das Überleben der Arten kurz- bis mittelfristig gefährdet? Nur ein Beispiel: Von allen Wasserbewohnern, heißt es in einer aktuellen Studie, ist derzeit nur der Verzehr von Karpfen, Makrele und Hering ökologisch akzeptabel. Jener von Regenbogenforellen, Nordseekrabben, Wolfsbarschen, Miesmuscheln oder Tintenfischen ist demnach bereits als kritisch einzustufen und daher nicht zu empfehlen. Der Genuss von wild gefangenem Fisch wie Seelachs, Rotbarsch, Goldbrasse, Heilbutt, Scholle, Seezunge, Lachs, Tunfisch, Kabeljau oder Viktoriabarsch droht, den natürlichen Bestand radikal zu dezimieren. Zu allem Überfluss erweisen sich die von vielen als Rettung des Fischgenusses gepriesenen Aquakulturen durch Medikamentenzugaben bei der Fütterung nicht selten als weitere Umweltbelastung, die auch den Wildbestand gefährdet.

Die Selbstzweifel eines Gourmets

„In der besten aller Welten wäre es so: Die Tiere werden gerufen, kommen angewackelt, weil es wieder Futter gibt, und bevor sie sich quälen (Stresshormone!), wird geschlachtet. Damit könnte ich leben. Leider weiß ich, dass die meisten Fettlebern von Tieren stammen, die, zumal in Ungarn, mithilfe einer Pumpe geradezu zwangsernährt wurden. Ich behelfe mich damit, dass ich Gänsestopfleber nur in den besten Restaurants bestelle – in der Hoffnung, dass sie aus Geschmacksgründen nur Produkte von stressfrei gemästeten Gänsen verwenden. Aber sicher bin ich mir nicht."

Quelle: Gero von Randow: Genießen – eine Ausschweifung.

Zur Sensibilisierung für ethische Qualitätskriterien unserer Nahrung haben in den vergangenen Jahren vor allem in Zentraleuropa jedoch weniger die Warnrufe der Umweltorganisationen beigetragen. Vielmehr sorgten zahlreiche Lebensmittelskandale, durch die ein Großteil der Konsumenten auf ökologisch fragwürdige Zucht- und Haltungsbedingungen besonders bei Rindern, Schweinen, Geflügel, Garnelen und Zuchtlachsen aufmerksam wurde, für beginnendes Umdenken.
Der unappetitliche Nachgeschmack, den die Bilder BSE-kranker, verrückter, torkelnder Rinder und ihrer Massenentsorgung (BSE, umgangssprachlich „Rinderwahnsinn", steht für bovine spongiforme Enzephalopathie, eine schwammartige Gehirnerkrankung, ausgelöst durch das Verfüttern von Tiermehlen aus Schlachtabfällen und Kadavern von an Scarpie erkrankten Schafen) hinterlassen haben, ist bis heute nicht gänzlich abgeklungen. Der deutsche Ernährungssoziologe Thomas Kurtsch ist überzeugt, dass „MKS,

Futtermittel- und Mastskandale sowie Probleme mit genmanipulierten und bestrahlten Lebensmitteln ins Langzeitgedächtnis sickern und den Anteil der unbekümmerten Esser verringern". Auch wenn der Rindfleischkonsum bereits sechs Wochen nach dem BSE-Skandal wieder seinen ursprünglichen Wert erreicht hatte, haben diese Erfahrungen in gesundheitsbewussten Kreisen eine Sensibilisierung und in der Folge eine schleichende Meinungsbildung forciert. Nachhaltige Fragen wurden aufgeworfen: Wie sollen unsere Lebensmittel in Zukunft produziert werden? Welche Produktionsweisen sind auch gut für die Nachwelt? Gibt es alternative Zucht- und Haltungsbedingungen für die Tiere, die wir essen? Ist ein hoher Fleischkonsum ethisch gerechtfertigt?

Genuss ist Gefühlssache

Die unmittelbare Nachkriegsgeneration ließ sich den seltenen Genuss von Fleisch nicht gerne durch Gedanken an fragwürdige Haltungs- und Transportbedingungen der Tiere verderben. Heute aber, in Zeiten des Überflusses, wächst der Kreis der Konsumenten, die nicht mehr bereit sind, Lebensmittel zu genießen, bei deren Produktion Tierquälerei hingenommen wird. Genuss ist letztlich Gefühlssache, und deshalb spielt der Tierschutz in das Genießen unmittelbar hinein. Das gilt im besonderen Maß für Fleisch und für Luxusprodukte wie etwa Kaviar und Gänsestopfleber. Viele Gourmets wurden oft erst durch Informationskampagnen von Tierschützern auf die qualvollen Methoden aufmerksam, mit denen diese Produkte gewonnen werden: Bei Tiertransporten werden Schweine über tausende von Kilometern in Transportkäfigen ohne Nahrung und Flüssigkeit eng zusammengepfercht, Hühner vegetieren in unzumutbaren Legebatterien dahin, Störe werden bei lebendigem Leib aufgeschlitzt, um zu den begehrten Eiern zu kommen, Gänse zwangsernährt, um eine krankhafte Vergrößerung ihrer Lebern zu erzielen. Beim industriellen Tunfischfang wird das qualvolle Verenden von Delphinen in Kauf genommen, bei der industriellen Lachszucht, dem so genannten Aquafarming, kommen Hormone zum Einsatz, die die Wildpopulation gefährden. Die Liste ethisch unreflektierter und gesundheits- wie umweltgefährdender Produktionsmethoden ließe sich noch länger fortsetzen. Ihr beträchtlicher Umfang jedoch eröffnete Chancen für nachhaltige und ökologisch bewusste Herstellungsmethoden: Kritische Konsumenten haben die Nase voll von bedenklichen Lebensmitteln; eine neue Strömung gewinnt an Bedeutung: Ethic Food. Im weitesten Sinn geht es hier um ökologisch bewusste, politisch korrekte und oft biologisch produzierte Ernährung, die ihren zunehmenden Reiz jedoch nicht nur aus ethischen Richtlinien bezieht, sondern auch aus dem mit ihr zu verbindenden Genuss; Landschaften, Produzenten und wieder zu entdeckende Herstellungsverfahren und Geschmäcker spielen ebenfalls eine bedeutende Rolle.
Noch steckt etwa die biologische Fischzucht in den Anfängen, aber sie kann bereits auf ähnlich rasante Wachstumsraten verweisen wie die biologische Nutztierzucht. Bei Rindfleisch gibt es derzeit zwar noch Überproduktionen, während bei Bioschweinefleisch, Biolamm und Biogeflügel fast schon chronische Engpässe bestehen. Auch die Lebensbedingungen von Hühnern in Legebatterien scheinen sich mittelfristig verbessert zu

haben. Den Durchbruch brachte die Kennzeichnung der Haltungsbedingungen auf der Verpackung der Eier im Supermarkt: Bodenhaltung, Käfighaltung, Freilandhaltung. Anfangs geschah diese Kennzeichnung freiwillig, seit wenigen Jahren ist sie verpflichtend. Seit 2004 ist die Käfighaltung in Österreich, ab 2006 in Deutschland und ab 2012 in der ganzen EU verboten. Und nicht zuletzt setzen sich langsam auch alternative Fütterungsmethoden bei der Gewinnung von Gänsestopfleber durch. In Frankreich gibt es seit wenigen Jahren Versuche, Gänse durch entsprechende Futtermischungen zur freiwilligen Völlerei zu verführen. Erste Produkte aus nicht zwangsernährten Gänsen sind bereits auf dem Markt.

Doch Lösungen des ethischen Dilemmas im Nahrungsmittelbereich beschränken sich nicht auf einzelne Produkte. Umfassende Gastronomie- und Fremdenverkehrskonzepte erleichtern den Konsumenten die umweltpolitisch korrekte Wahl. So haben sich in den letzten Jahren die Tourismusbetriebe mit Umweltzeichen weiterentwickelt; die Synergieeffekte aus ökologischem, ökonomischem und qualitätsorientiertem Wirtschaften bringen erste Früchte: Maßnahmen wie abfallarme Beschaffung, effizienter Energie- und Wassereinsatz oder umweltfreundliche An- und Abreise der Gäste sind heute bereits in der Lage, Konsumenten zum Erwerb von Leistungen zu motivieren.

Auch Gastronomiekonzepte wie etwa jenes des Restaurants CHEZ PANISSE in der Nähe von San Francisco funktionieren besser denn je. CHEZ PANISSE wurde zwar bereits 1971 von Alice Waters und einer Gruppe von Idealisten gegründet, welche bereits damals das Thema Nachhaltigkeit in das Gastgewerbe einbrachten. Doch das Lokal, das die Idee der Mahlzeit als Mittelpunkt menschlicher Erfahrung ins Zentrum seiner Philosophie stellt, wird heute noch für seine Pioniertätigkeit gerühmt – und immer öfter kopiert. CHEZ PANISSE kauft seine Produkte nur von bekannten Bauern der Umgebung, denen die Einkäufer vertrauen und von denen sie wissen, dass sie der Nachhaltigkeit verpflichtet sind. Der Gedanke wird konsequent weitergesponnen: Neben der Natürlichkeit der Ausgangsprodukte wird auf aufwändige Verpackung und Vermarktung verzichtet.

Alte Sorten sichern die Zukunft

Nachhaltigkeit in der Lebensmittelproduktion bedeutet aber auch die langfristige Sicherung der Sortenvielfalt und eine Trendumkehr bei der Saatzucht, die sich in den vergangenen Jahrzehnten immer mehr professionalisiert, intensiviert und auf wenige Anbieter verdichtet hat. Noch vor wenigen Jahren wurden Pflanzenmutationen, um höhere Widerstandsfähigkeit und besseren Ertrag zu erzielen, hauptsächlich mit radioaktiven Methoden erzielt; mittlerweile gilt die Gentechnik als wesentlich effizienter. Gentechnik ist jedoch im Bereich des biologischen Anbaus ein absolutes Tabu. Auch deshalb kommt der Erhaltung der über Jahrtausende gewachsenen Vielfalt an Sorten und Arten eine besondere Bedeutung zu. Diese lässt sich besonders gut am Beispiel der Tomate zeigen. Von ihrer offiziellen Aufnahme in die europäische Botanik im Jahr 1544 bis zu ihrer weltweiten Verbreitung vergingen immerhin drei Jahrhunderte. 1789 gehörte die Tomate bereits zu den typischen Früchten der mediterranen Küche. Im Jahr 1823 wurde erstmals ein Ketchup-Rezept in der Zeitung „American Farmer" veröffentlicht. Ursprünglich stammt die Tomate aus Mittelamerika und gelangte erst mit der Rückkehr von Christoph Kolumbus von seiner zweiten Amerikareise nach Europa. Doch der Liebes- oder Paradiesapfel (österreichisch: Paradeiser) stand als Nachtschattengewächs lange Zeit im Ruf, eine Giftpflanze zu sein. Das lag wahrscheinlich daran, dass ahnungslose Esser die Blätter statt der Früchte verzehrten – ein Irrtum, der anfangs auch die aus Südamerika stammende Kartoffel als ungenießbar gelten ließ. Die Blätter, Stängel und unreifen Früchte beider Pflanzen enthalten nämlich ein Gift namens Solanin, das allerdings im Zuge des Reifungsprozesses vollständig abgebaut wird.
„Die schönste Art, Wasser zu verpacken", hieß es noch vor zwei Jahrzehnten über Tomaten aus holländischer Züchtung. Die haltbaren, saisonlosen, ewig gleichen roten Kugeln waren zwar hübsch anzusehen, geschmacklich und aromatisch hatten sie jedoch nichts zu bieten. Zehn Jahre später versuchte sich die Gentechnik an den Paradeisern. Das Ergebnis war die frische „Flavr Savr", die 1993 in den USA auf den Markt kam. Obwohl ihre Haltbarkeit durch das Ausschalten der natürlichen Alterungsprozesse auf acht Wochen erhöht wurde, blieb der erhoffte wirtschaftliche Erfolg aus. In Europa wurde die Züchtung nur als Dosentomate auf den britischen Inseln einige Zeit genutzt. Ihrem Namen als „Geschmacksretter" konnte sie nie gerecht werden.
Wirkliche Geschmacksrettung ist auch im Fall der Tomate nur über die Erhaltung der Sortenvielfalt möglich. Einer der Pioniere auf diesem Gebiet ist der burgenländische Gemüsebauer Erich Stekovics. In enger Zusammenarbeit mit ARCHE NOAH, einer niederösterreichischen „Gesellschaft zur Erhaltung und Verbreitung der Kulturpflanzenvielfalt", kultiviert er am Schäferhof in Frauenkirchen auf eineinhalb Hektar Land mehr als dreitausend verschiedene Tomatensorten. Bei einer jährlichen Publikumsverkostung im Rahmen des „Paradeiserfestes" können sich die Konsumenten unmittelbar, mit allen Sinnen, von den Stärken der natürlichen Sortenvielfalt überzeugen.

Paradeisische Vielfalt

Rot ist nicht alles. Die Farbenvielfalt der Tomaten reicht von cremeweiß über zarte Gelbtöne bis zu intensiven Orangetönen, von rosa bis dunkelrot, von gras- und giftgrün bis lila, von dunkelrot bis fast schwarz. Manche Sorten sind gestreift, andere marmoriert; die unterschiedlichen Farbtöne verlaufen ineinander, fransen aus oder verschwimmen. Auch die glatte, kugelige Form ist nur eine mögliche Variation. Es gibt längliche, birnenförmige oder ziemlich flache Paradeiser; einige entwickeln vielfältig geformte Ausbuchtungen. Die Schale ist entweder glänzend oder genoppt, matt oder warzig. Einigen Sorten lässt sich ganz leicht mit den Fingern die zarte Haut abziehen, anderen nur schwer. Die kleinsten Früchte sehen aus wie Johannisbeeren, die größten wiegen über ein Kilogramm. Jene Varietät unserer Gartentomate, die der Urform am nächsten kommt, ist die gelbe Kirschtomate, die unserer heutigen Cocktailtomate ähnelt. Von der südamerikanischen Urtomate stammt auch der heutige Name für die Tomate. In Nahuatl, der Sprache der Azteken, hießen die Früchte „tomatl".

Angriff der Biopiraten

Dass die vielfältigen, regionalen und damit auch traditionellen Sorten einen besonderen Reiz darstellen, wird zunehmend auch den regionalen Bauern bewusst. Mit Projekten wie „Parque de la Papa" wird im südamerikanischen Andengebiet versucht, die Vielfalt alter Kartoffelsorten zu erhalten und vor Biopiraterie zu schützen. Solche Projekte stellen oft eine wichtige Ressource dar. Es gibt einige Beispiele dafür, dass im Fall schwerwiegender Ernteeinbußen bei marktwirtschaftlich wichtigen Kulturpflanzen auf Ursprungssorten in den Herkunftsländern zurückgegriffen wird. Als in den siebziger Jahren ein Großteil der Maisfelder in den USA von einem Pilz befallen wurde, kam es aufgrund der riesigen Monokulturen und der genetischen Ähnlichkeit der Sorten zu massiven Ertragsverlusten. Daraufhin wurden die traditionellen Sorten aus Zentral-

Sorten- und Artenvielfalt: Altes Know-how neu vermittelt

Sorten- und Artenvielfalt sind auch in der europäischen Landwirtschaft ein wichtiges Zukunftsthema. Langsam werden daher auch öffentliche Stellen aktiv, um diese langfristig zu erhalten. Dazu gehört auch die Aus- und Fortbildung beziehungsweise Betreuung von Bauern und Bäuerinnen, um verloren gegangenes Know-how wieder zu vermitteln. BeraterInnen unterstützen die Agrarproduzenten in folgenden Bereichen:

- Verfügbarmachung von Lokalsorten, Sortenraritäten und Spezialitäten für bäuerliche Hausgärten
- On-Farm-Erhaltung von pflanzengenetischen Ressourcen
- Veredelung der selbst erzeugten Produkte aus dem Hausgarten zu qualitativ hochwertigen und regionaltypischen Lebensmitteln
- Entwicklung von Vermarktungsmöglichkeiten für Sortenspezialitäten

amerika hektisch auf Resistenzen untersucht. Oft bedeutet nämlich die Einkreuzung von Genen aus ursprünglichen Sorten die Rettung für künftige Ernten. Auf die Rechte der Personen und Gemeinschaften, die die jeweilige Kulturpflanze jahrhundertelang entwickelt und gepflegt haben, nimmt die Nahrungsmittelindustrie meist wenig Rücksicht. Immer öfter werden neue Sortenkombinationen von westlichen Firmen zur Patentierung angemeldet, die unter gewissen Bedingungen dann sogar ein Monopol auf Handel und Anbau dieser Pflanzen erhalten. Die Bauern, deren Pflanzen verwendet wurden, gehen nicht nur leer aus; sie machen sich sogar strafbar, wenn sie patentierte Sorten weiter verwenden.

Diese Praxis der so genannten Biopiraterie erschwert auch den Konsumenten das Essen mit gutem Gewissen, denn im konventionellen Lebensmittelhandel wird noch relativ wenig unternommen, um Solidarität und Menschenrechte zu fördern. Das wird sich in Zukunft verändern, denn menschenrechtlich bedenkliche Produktionsbedingungen vor allem in Ländern der Dritten Welt stehen mehr denn je zur Debatte. Zu kritischem Konsumentenbewusstsein hat vor allem die Produktion der so genannten „Kolonialwaren" wie Kaffee, Kakao, Tee oder Reis beigetragen – Produkte, die auf dem Weltmarkt zu Preisen gehandelt werden, die nur durch extreme Ausbeutung der Hersteller und der Arbeiter auf den Plantagen erzielt werden können. Da Gewinne nicht in der agrarischen Ausgangsproduktion, sondern meist erst in der Weiterverarbeitung erzielt werden, propagiert Ethic Food den Konsum von Produkten, die direkt in den Ursprungsländern hergestellt werden: Orangensäfte, die vor Ort, etwa in Brasilien, erzeugt und abgefüllt werden; Kaffee, der in Costa Rica nicht nur geerntet, sondern auch geröstet und verpackt wird. Längst haben sich eigene, kleine Marken etabliert, die zwar preislich etwas höher liegen, aber mit gutem Gewissen konsumiert werden.

Hungerlöhne für teuren Kaffee

„1985 hatten 92 Säcke Kaffee den Wert eines kleinen LKW. Ende 1989 mussten dafür mehr als 300 Sack exportiert werden. Hinter dem nüchternen Rechenbeispiel stehen wirtschaftliche Not und menschliches Leid. Oft beginnt der Aufbruch zur Arbeit in den Plantagen um drei Uhr morgens. [...] Kinderarbeit ist nach wie vor weit verbreitet. [...] Den größten Teil am Verkaufspreis verschlingen Transport, Kaffeesteuer, Rösten, Mahlen, Vertrieb, Werbung und Mehrwertsteuer. Bei einem Preis für ein Pfund Kaffee von 7 DM entfallen auf den Rohkaffee nur 1,5 DM. Der Kaffeebauer bekommt zwischen 50 Pfennig und 1 DM für das Pfund Kaffeebohnen. Für die Arbeiter bleibt oft nur ein Hungerlohn von manchmal nicht mehr als 25 Pfennigen pro Stunde."

Quelle: José Lutzenberger, Frankfurt 1999

Ethik im Konsumentenschutz

Rob Harrison, Herausgeber der Zeitschrift „Ethical Consumer", führt die Anfänge des Ethic-Food-Diskurses im Wesentlichen auf die Kampagnen gegen das Apartheid-

System in Südafrika, auf das wachsende generelle Umweltbewusstsein und das starke Interesse an Tierschutzfragen zurück. Als „Ethical Consumer" 1989 in Großbritannien gegründet wurde, war das Blatt die erste Zeitschrift in Europa, die Zahlen veröffentlichte, in denen Marken auf Grundlage einer Reihe von Kriterien der ethischen Unternehmenskultur bewertet wurden. Vorreiter für „Ethical Consumer" waren sehr erfolgreiche US-amerikanische Publikationen wie etwa „Shopping for a Better World". Diverse Publikationen schlossen sich auch in Deutschland dem Trend an. Bald darauf führten Konsumentenschutzorganisationen ethische Kriterien in die Beurteilung ihrer vergleichenden Waren- und Dienstleistungstests ein. Im Zentrum steht dabei die Frage, unter welchen Bedingungen für die beteiligten Menschen ein bestimmtes Produkt hergestellt wurde. Besondere Berücksichtigung finden Kriterien wie die Existenz freier Gewerkschaften, das Verbot von Kinderarbeit, Antidiskriminierungsgesetze und garantierte Mindestlöhne.

Fairer Handel mit der Dritten Welt

Seit 1993 steht politisch und sozial verantwortlich denkenden Konsumenten eine einfache Möglichkeit zur Verfügung. Seit damals werden, mit großen jährlichen Zuwachsraten, Kaffee- und Teesorten im Handel angeboten, die das Siegel des Vereins FAIR TRADE e.V. tragen. Das Siegel garantiert, dass die Produkte zu „fairen Bedingungen" aus der Dritten Welt importiert werden. Beim Tee bedeutet das zum Beispiel, dass den Kleinbauern und Genossenschaften – unabhängig von den Schwankungen des Weltmarktes – ein Mindestpreis garantiert wird.
Auf der internationalen Ebene arbeitet FAIR TRADE mit der IFAT (International Federation of Alternative Trade) zusammen. So können allein im Kaffeegeschäft 171 Produzentengruppen aus folgenden 24 Ländern kooperieren: Äthiopien, Bolivien, Brasilien, Costa Rica, Dominikanische Republik, Ecuador, El Salvador, Guatemala, Haiti, Honduras, Indonesien, Kamerun, Kolumbien, Kongo, Mexiko, Nicaragua, Ost-Timor, Papua Neuguinea, Peru, Ruanda, Tansania, Thailand, Uganda und Venezuela. In diesem FAIR TRADE-System erhalten die Produzenten, unabhängig von den Preisschwankungen der Weltmärkte, Mindestpreise für Ware und Verarbeitung. Im Gegenzug müssen sie eine Reihe von streng kontrollierten Kriterien im Sozial- und Umweltbereich erfüllen. Ein Teil der Mindestpreise versteht sich als zweckgebundene Prämie, die der Trinkwasserversorgung, dem Bau von Unterkünften, medizinischen Einrichtungen oder Schulen in den Produktionsländern dient.

Beispiel Schokolade

Über 90 Prozent der weltweit konsumierten Schokolade wird in den Industrieländern vernascht, obwohl die wichtigsten Zutaten wie Kakao und Zucker mehrheitlich aus wirtschaftlich benachteiligten Ländern des Südens stammen. Mehr als 50 Prozent der Kakao-Weltproduktion kommt aus Westafrika. Aber auch in Lateinamerika wird Kakao angebaut. Der Kakaomarkt ist einer der instabilsten Märkte der Welt. So fielen die Weltmarktpreise im Jahr 2000 auf einen historischen Tiefstand. Für eine Tonne konventionellen Kakao wurden damals nur durchschnittlich 800 US-Dollar bezahlt. Die Partnergenossenschaften von FAIR TRADE erhielten mit 1750 US-Dollar mehr als das Doppelte. Inzwischen hat sich die Situation geändert. Politische Unruhen, zum Beispiel in der Elfenbeinküste, haben zu einer Rohstoffverknappung geführt, was höhere Preise nach sich zog. Der faire Mindestpreis von 1750 US-Dollar pro Tonne Kakao wird derzeit vom Weltmarktpreis überschritten. Deshalb zahlt FAIR TRADE den Produzenten derzeit einen Aufschlag von 150 US-Dollar. Für Kakao und Zucker aus ökologischem Anbau gibt es darüber hinaus einen Bioaufschlag von 200 US-Dollar pro Tonne.

Quelle: www.fairtrade.de

Mit gewerkschaftlichen Aktivitäten wie der österreichischen „Fair Essen"-Kampagne soll in den kommenden Jahren auch im Bereich der Gemeinschaftsverpflegung, etwa in Kantinen, das Thema umwelt- und sozialverträgliches Essen bekannter gemacht werden. Dabei werden Kontakte zu großen Unternehmen, Behörden und kirchlichen Einrichtungen konsequent auf- und ausgebaut. Die Umstellung einer großen Kantine auf fair gehandelten Kaffee bringt oft viele Mitarbeiter des Unternehmens erstmals mit „fairem Handel" in Kontakt und kann so auch zur Umstellung des privaten Einkaufsverhaltens motivieren.

Konsumentendruck auf die Lebensmittelindustrie

Der Lebensmittelindustrie kommt in Zusammenhang mit der sozialen und ökologischen Nachhaltigkeit eine besondere Bedeutung innerhalb der Nahrungsmittelproduktionskette zu. Die großen Konzerne nehmen eine zentrale Position im Gefüge von Landwirtschaft, Handel und Konsument ein; und sie haben von allen Beteiligten in der Produktion den größten Einfluss auf die Arbeitsmarktsituation und somit sogar auf die Ökonomie eines Landes. Bei internationalen Konzernen, die über Produktionsstätten in Entwicklungsländern verfügen, spielt noch ein weiterer Aspekt eine besondere Rolle: ihre Vorbildwirkung und ihr soziales Engagement beim Zurückdrängen der Kinderarbeit, bei der Aus- und Fortbildung oder beim Umweltschutz. Gleichzeitig gilt es auch, im durch die Globalisierung weiter verschärften Wettbewerb der Nahrungsmittelindustrie zu überleben. Das wachsende Bewusstsein für Ethic Food lässt erstmals vermuten und hoffen, dass Nachhaltigkeit ein zu erfüllendes Kriterium für industriellen Erfolg sein wird. Die Konsumenten von Ethic Food wählen Lebensmittel nämlich nicht nur nach finanziellen, geschmacklichen, optischen oder gesundheitlichen Kriterien aus. Der kritische Kunde, das zeigen auch demoskopische Studien, weiß überdurchschnittlich viel über Produktionsbedingungen und Mechanismen des Welthandels und deren Auswirkungen auf die Ökonomie der Entwicklungsländer. Und er orientiert sein Handeln – für Industrie und Distribution: sein Kaufverhalten – an diesem Wissen.

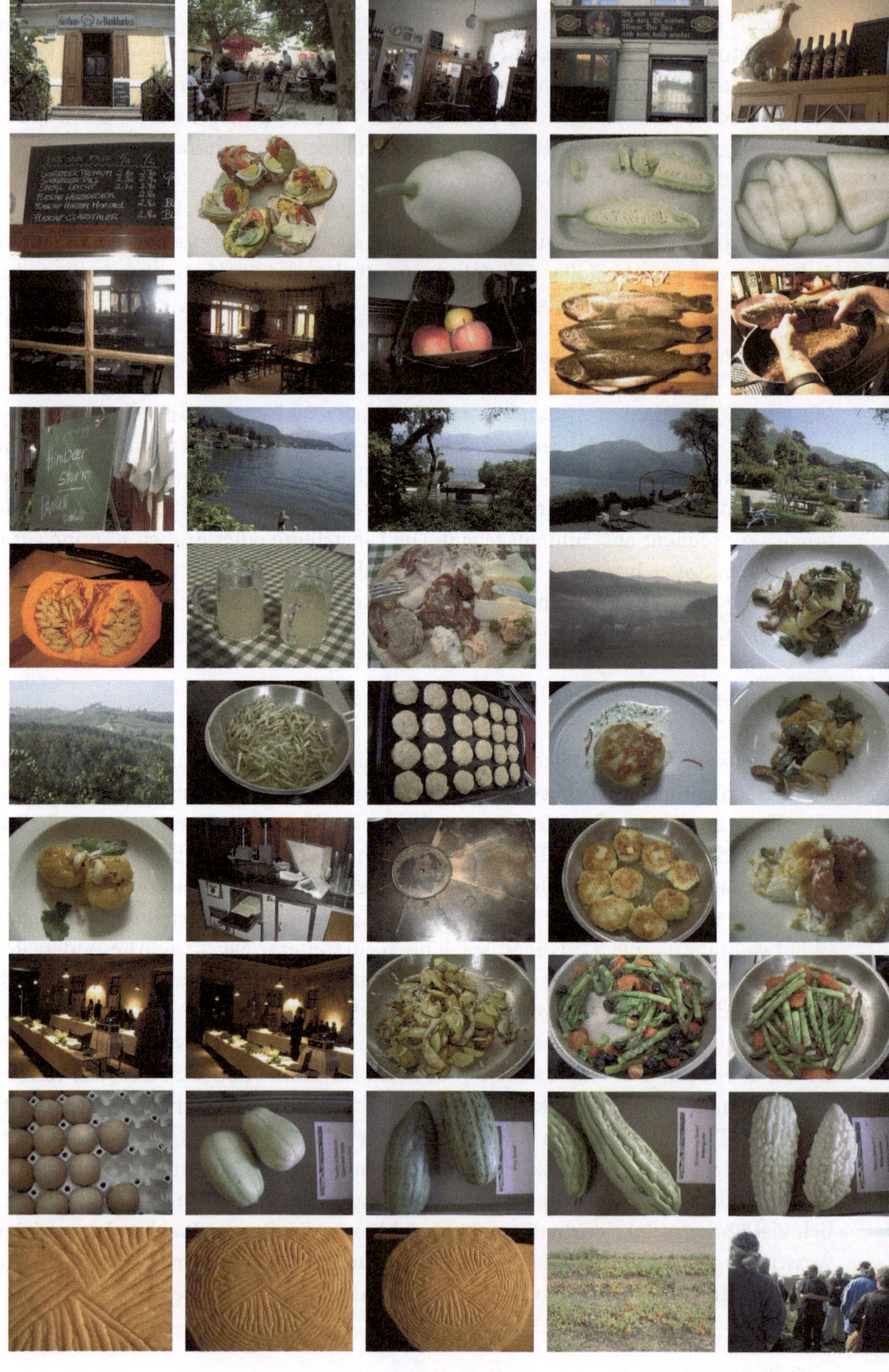

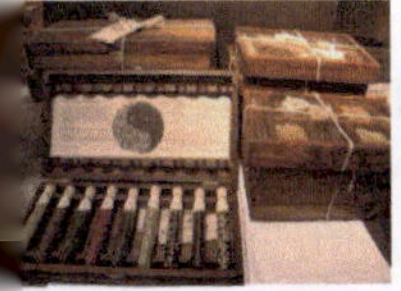
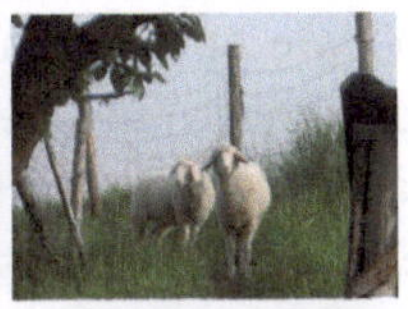
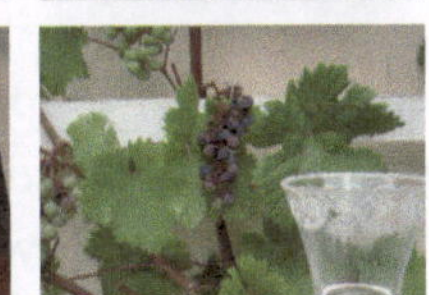

Mit einem paradox anmutenden Slogan ist eine Gruppe
italienischer Intellektueller angetreten, um die Welt vor
Fast Food zu retten: „Essen, was man retten will."
Heute hat die Bewegung Slow Food bereits 80.000
Mitglieder, die weder Kosten noch Mühen scheuen, um
weltweit nach unvergesslichen Geschmackserlebnissen
zu suchen.

Slow Food – Produkte mit authentischem Charakter

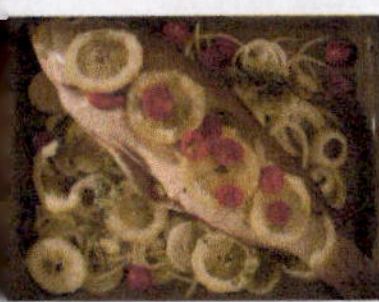

„Es gibt keine Identität ohne Austausch, und es gibt
keine gastronomische Kultur ohne Gemeinsamkeit."
Carlo Petrini, Vorsitzender von Slow Food

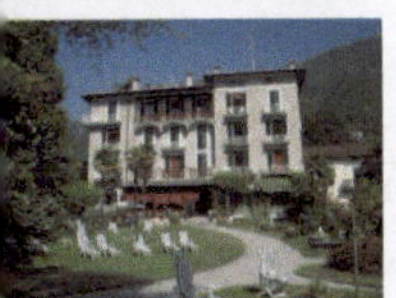
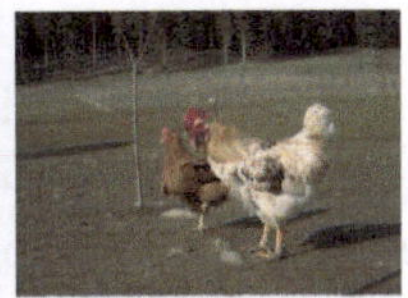

Lebensmittel werden nicht nur gegessen, sie erzählen
auch eine Geschichte. Meist ist es im modernen
Ernährungsalltag keine sonderlich anregende. Was haben
Fertiggerichte aus industrieller Erzeugung uns zu sagen?
Nicht viel Erbaulicheres als ein Schwein, das sein kurzes
Leben auf einem knappen Quadratmeter Gitterboden
verbracht hat oder ein zerrupftes Huhn aus der
Legebatterie. Es gibt aber eine florierende Bewegung,
die darauf aufmerksam machen will, dass es auch andere
Geschichten gibt: solche vom Leben auf dem Land, von
Lämmern auf Kräuterwiesen, Gemüse aus „echten"
Gärten und alchimistisch anmutenden traditionellen
Veredelungen simpler Rohstoffe wie etwa Milch und
Fleisch, aus denen genialer Käse und perfekter
Rohschinken entstehen können.

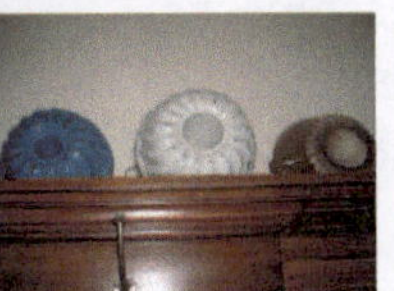
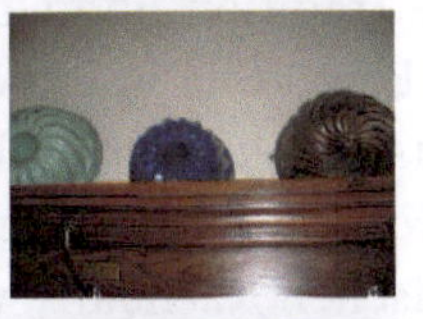
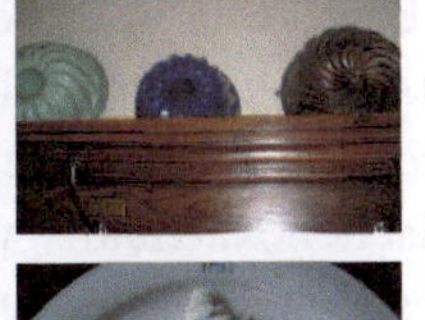
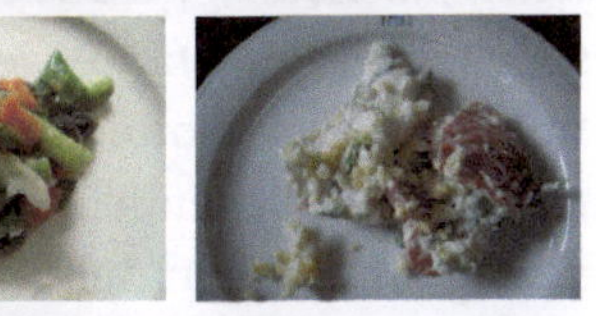
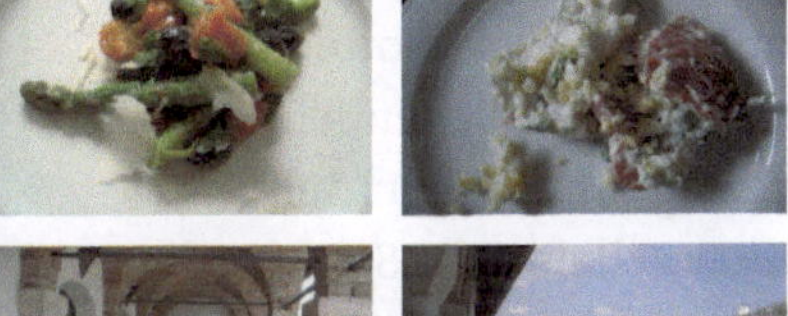
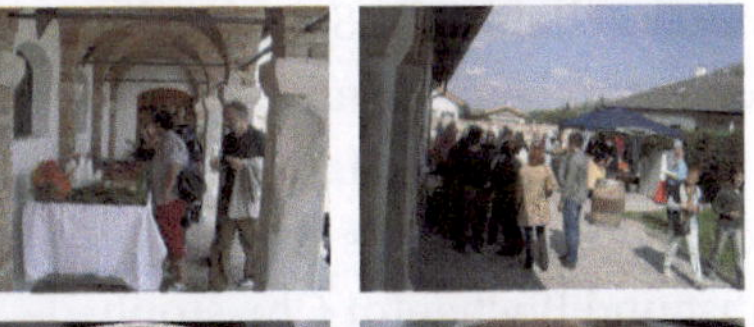

Diese Bewegung heißt Slow Food, und der Begriff steht
für einen Ernährungstrend, der mittlerweile europaweit
zu einer Vielzahl von regionalen Produktkonzepten
geführt hat. Bei Slow Food wird die Idee des Genusses in
die Geschichte der Reifung und Produktion gepackt.
Die Biographie der Hersteller und ihre identifizierbare,
mitunter auch skurrile Produktphilosophie verleihen den
Lebensmitteln einen authentischen Charakter, für den
Konsumenten mitunter hohe Preise zu zahlen bereit
sind. Mit Slow Food lässt sich die Kultivierung des guten

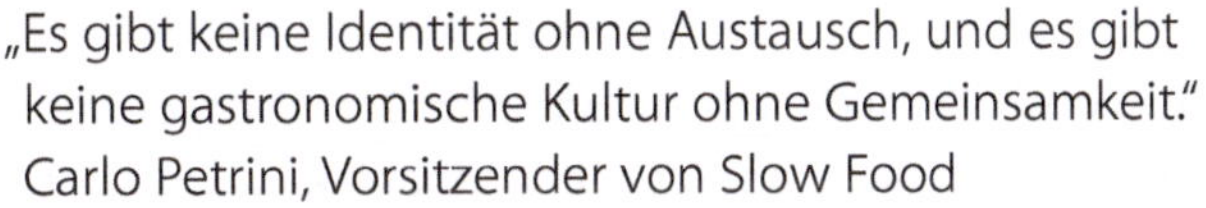
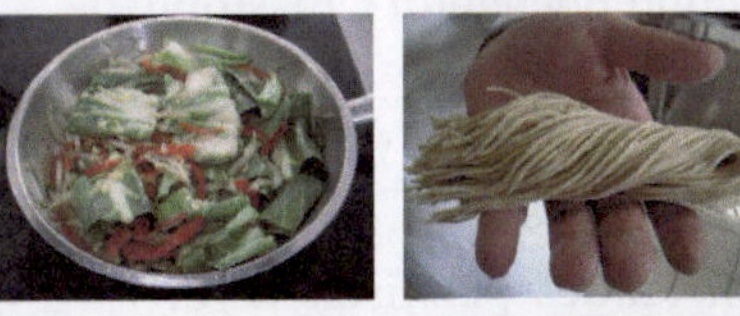
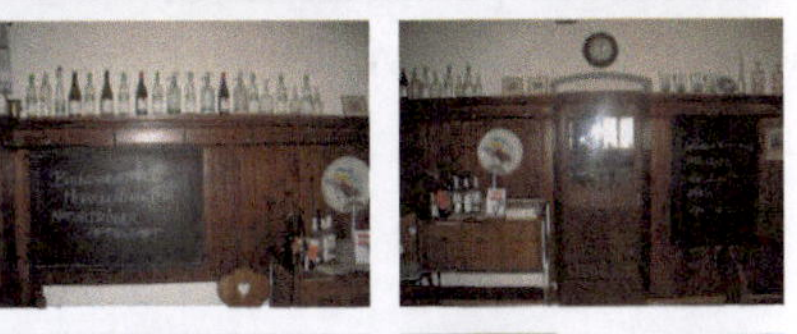
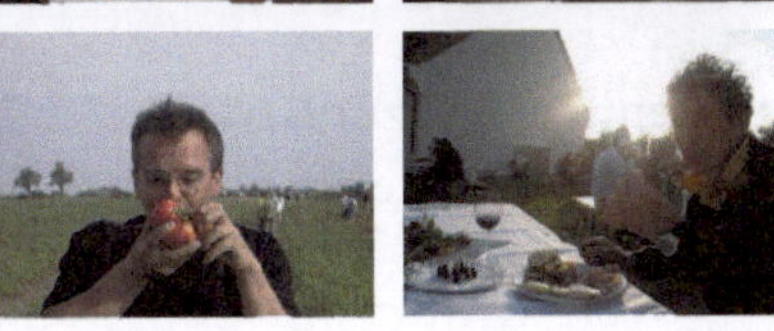

Geschmacks zelebrieren, die „Unsterblichkeit des Einfachen", wie Apologeten der Bewegung gerne philosophieren, gegen die „Flüchtigkeit des Vielschichtigen" ins Treffen führen und damit das Bedürfnis nach Authentizität in einer globalisierten und standardisierten Welt befriedigen, für die nicht zufällig besonders amerikanische Lebensmittelmarken wie COCA COLA oder MCDONALDS als Synonyme stehen.

Der Slow-Food-Trend hat sich – ausgehend von Italien – in bewusster Opposition zu Fast Food entwickelt. Mit letzterem werden nicht nur bestimmte Produkte, sondern vor allem auch der US-amerikanische Lebensstil assoziiert. Deshalb steht Slow Food für einen europäischen – vor allem den mediterranen – Lebensstil, der mit Essen mehr verbindet als die schnelle Beseitigung von Hunger, nämlich den zelebrierten Genuss verschiedener Lebensmittel und Speisen in einem kultivierten, geselligen Ambiente.

Italien – Heimat der hedonistischen Linken

Slow Food ist die Opposition zum Hamburger mit seinem weltweit gleichen, normierten Geschmack und darüber hinaus zu allen Lebensmittelstandardisierungen durch Industrialisierung der Produktion. Denken wir nur an Ketchup als Fast-Food-Gegensatz zu selbst gemachten Tomatensaucen, die eine große Tradition und Geschmacksvielfalt aufweisen. Es ist kein Zufall, dass die Slow-Food-Bewegung in Italien entstanden ist. Das Land ist eine Wiege des kulinarischen Genusses; aus den Schlössern des heutigen italienischen Nordens, vor allem des Piemonts, exportierten regionale Herrscher und ihr Gefolge kulinarische Traditionen zu den französischen Nachbarn, wo aus den italienischen Wurzeln eine eigenständige Hochkultur des Genießens entstand. „Jetzt herrschen sie in der Wissenschaft der Würzen von Norden bis Süden", spöttelte Graf Giovan Battista Roberti im 18. Jahrhundert über die kulinarisch längst führenden Franzosen. Italien hat aber noch eine weitere wichtige Voraussetzung für die Gründung von Slow Food: eine dem Essen und Trinken nicht abgeneigte linksintellektuelle Schicht, die gewillt war, ernährungsimperialistischen Tendenzen wie der Verbreitung von Fast Food über den Globus entschlossen und mit gesundem Appetit entgegenzutreten. In der Tat ist Slow Food eine aus der italienischen Linken entstandene Bewegung. Es war „eher programmatisch als zufällig", so schreibt der Gourmetjournalist und Buchautor Christoph Wagner, dass die Gründer im „Gambero Rosso", der kulinarischen Beilage der linken Tageszeitung „Il Manifesto", ein „mediales Podium" fanden. Von hier aus wuchs, mit zunehmender Globalisierung und angeregt durch italienische Intellektuelle, der Markt der regionalen Produkte, deren Herstellung mit traditionellen, landesspezifischen Verfahren assoziiert wird und deren Erwerb gerade auch deshalb attraktiv ist, weil er nicht überall möglich ist.

Die neue Öko-Gastronomie

Die Slow-Food-Bewegung, die zu Beginn einer Art Rousseau'schen „Zurück zur Natur"-Philosophie anhing und einfachen ruralen Genuss predigte, setzt sich heute vor allem für die Verbindung zwischen Ethik und Genuss ein, was auch die für den Begriff Slow Food ebenfalls verwendete Bezeichnung „Öko-Gastronomie" verdeutlicht. Das Konzept beruht auf der ethisch motivierten Zusammenführung zweier Grundpfeiler der Ernährungsphilosophie: Zum einen ist das die Erde im Sinne einer ökologischen Umwelt, aus der wir Nahrungsmittel beziehen, zum anderen ist es die Gemeinschaft der Menschen, die Nahrungsmittel anbauen, bearbeiten, verkaufen und kochen.

Die Arche des Geschmacks

Slow Food steht für den Schutz biologischer Diversität, für die Erhaltung, Wiederbelebung und Verbreitung der Arten- und Sortenvielfalt von pflanzlichen und tierischen Lebensmitteln sowie für die Erhaltung des tradierten, regionalen Lebensmittelhandwerks und der jeweils regional unterschiedlichen Produkte – und damit auch für die Erhaltung eines Lebensstils, der nicht stur auf lokalen und regionalen Traditionen beharrt, sich aber einer Vereinheitlichung nach US-Muster verweigert. Vom Aussterben bedrohte Tierrassen und Pflanzensorten werden metaphorisch in die „Arche des Geschmacks" aufgenommen. „Essen, was man retten will", lautet das paradox anmutende Motto einer internationalen Kampagne, mit deren Hilfe seit 1996 die Vielfalt auf Feldern und Weiden, in Ställen und schlussendlich auf dem Teller erhalten werden soll. Im Zentrum stehen handwerklich hergestellte Produkte aus aller Welt.

Die Zukunft der Wollschweine

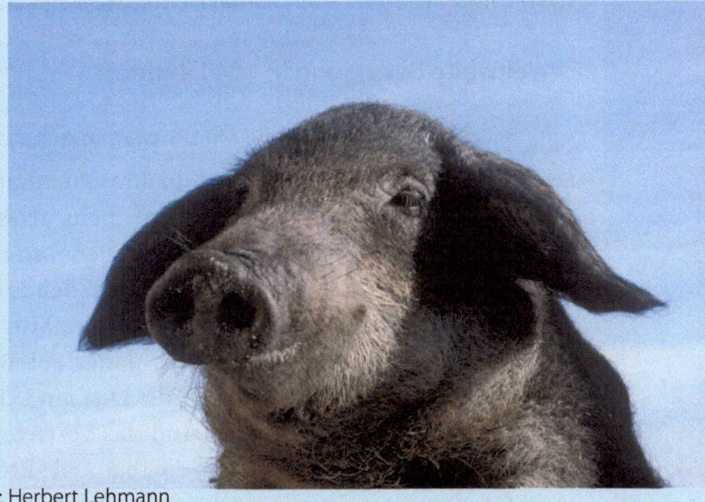

Das aus Ungarn stammende, früher fast in ganz Mitteleuropa verbreitete Wollschwein setzt weniger rasch Fleisch und mehr Fett an als kommerzielle Schweine, weshalb es zum Verschwinden verurteilt war. Die Robustheit, die Stärke der Beine und die hervorragende Fleischqualität sind aber Eigenschaften, die zumindest in der Zukunft von außerordentlicher Bedeutung sein können. Als ganzjähriges Freilandschwein in Familienhaltung, auf Almen oder in Naturschutzgebieten hat es wieder neue Liebhaber gefunden.

Foto: Herbert Lehmann

Der Slow-Food-Trend verfolgt allerdings keine rückwärtsgewandte Ideologie, die nur das „Heimatliche" schätzt. Slow Food ist international, forciert die Internationalisierung regionaler und lokaler – im Extremfall einzigartiger – Produkte wie etwa spezifische Reissorten aus dem Himalaja, Wildbienenhonig aus der Türkei oder Käseprodukte aus mauretanischer Kamelmilch. Slow Food betreibt die „Globalisierung des Spezifischen": Kleinen Produzenten bietet der Trend zu authentischen Lebensmitteln und Speisen die Chance, sich zu spezialisieren und so im globalen Konkurrenzkampf zu überleben. Und nicht nur das: Slow Food würdigt mit seinem jährlich vergebenen Slow-Food-Preis zum Schutz der biologischen Vielfalt nicht einzelne Produkte, Marken oder Konzepte, sondern Menschen und Erzeugergemeinschaften, die durch ihr Tun zum Schutz der Vielfalt beitragen. Einfache Bauern, kleine Lebensmittelhandwerker, Hirten und Fischer kommen ins Rampenlicht der Öffentlichkeit. Ihre Leistungen werden von Fachjournalisten – im Jahr 2002 waren 2.200 Medienvertreter auf der Turiner Messe akkreditiert – weltweit publiziert.

Eine Universität für Feinschmecker

Messen wie der „Salone del Gusto" in Turin, die „Cheese" in dem kleinen piemontesischen Ort Bra, „Slow Fish" in Genua, „Westward Slow" in Denver und „Käsemarkt" in Nieheim bieten vielfach Gelegenheit, Erzeuger aus aller Welt zu treffen und deren Lebensmittel zu verkosten und zu erwerben. Viermal jährlich erscheint außerdem die internationale Zeitschrift „Slow" in sechs verschiedenen Sprachen mit aktuellen Informationen über alle Aktivitäten, Kampagnen und Verkostungsnotizen. Und die weltweit erste gastronomische Universität, die 2004 in Betrieb geht, widmet sich intensiv den kulturellen Grundlagen unserer Ernährung: Mit einem internationalen Dozententeam werden Studenten in den italienischen Universitätsstädten Pollenza und Colorno zu Kennern und Förderern des kulinarischen Wissens ausgebildet.

Weltweite Bewegung in 104 Ländern

Slow Food ist seit seiner Gründung 1989 zu einer weltweiten Bewegung herangewachsen. Der Hauptsitz befindet sich in Bra, Piemont, in Norditalien. Als internationaler Non-Profit-Verein umfasst Slow Food mehr als 80.000 Mitglieder in 104 Staaten auf allen Kontinenten. Insgesamt 750 Convivien – so nennt man die regionalen Anlaufstellen der Bewegung – setzen bewusstseinsbildende Initiativen vor Ort und organisieren ökogastronomische Veranstaltungen für ihre Mitglieder.
Die wichtigste Zielgruppe setzt sich daher aus weltoffenen, reisefreudigen und neugierigen Konsumenten zusammen, die Lust am Leben und Freude an der kulinarischen Vielfalt haben. Im Wesentlichen sind das Vertreter urbaner Mittelschichten, aber zum Teil auch „Konsumenten vor Ort", die regionale Produkte wieder beleben wollen. Synergien für den Slow-Food-Trend ergeben sich aus der Kooperation von lokalen Produzenten mit der Gastronomie sowie dem „sanften Tourismus", der auf regionale Besonderheiten und Authentizität setzt.

Salone del Gusto

Im Oktober 2004 fand im Messezentrum Lingotto Fiere in Turin zum fünften Mal der „Salone del Gusto", ein Event mit internationaler Reichweite, statt. Im Zentrum dieser Veranstaltung steht das „globale Nahrungsmitteldorf", ein Markt der Superlative auf 25.000 Quadratmetern, aber auch ein Ort der Begegnung, des Austausches und des gesellschaftlichen Zusammenschlusses. Er bildet das pulsierende Herz des Salone, hier kann man eine Weltreise mit dem Gaumen unternehmen – ausgehend von der Wollschweinwurst aus Ungarn über Tortillas aus Mais Criollo aus Mexiko bis zu den Suovas, dem getrockneten Rentierfleisch aus Schweden. Die Verkostungen können beispielsweise mit einem sehr alten Gouda aus Holland oder einem Monte Veronese von den Monti Lessini fortgesetzt werden, um das Menü schließlich mit einem Vanilleeis aus Madagaskar zu krönen.

Darüber hinaus bietet die Messe ein breites Spektrum an Veranstaltungen, darunter 208 „Geschmackserlebnisse", also kommentierte Verkostungen mit insgesamt über 12.000 Sitzplätzen, 13 Veranstaltungen im „Theater des Geschmacks" mit italienischen und ausländischen Köchen auf der Bühne und 21 Slow-Touren zur Entdeckung der umliegenden Regionen. 2002 haben 21.000 Menschen, davon 11.000 aus dem Ausland, „Geschmackserlebnisse" besucht und dabei 218 Käsesorten, 1040 Weine und weitere 4714 verschiedene Lebensmittel verkostet.

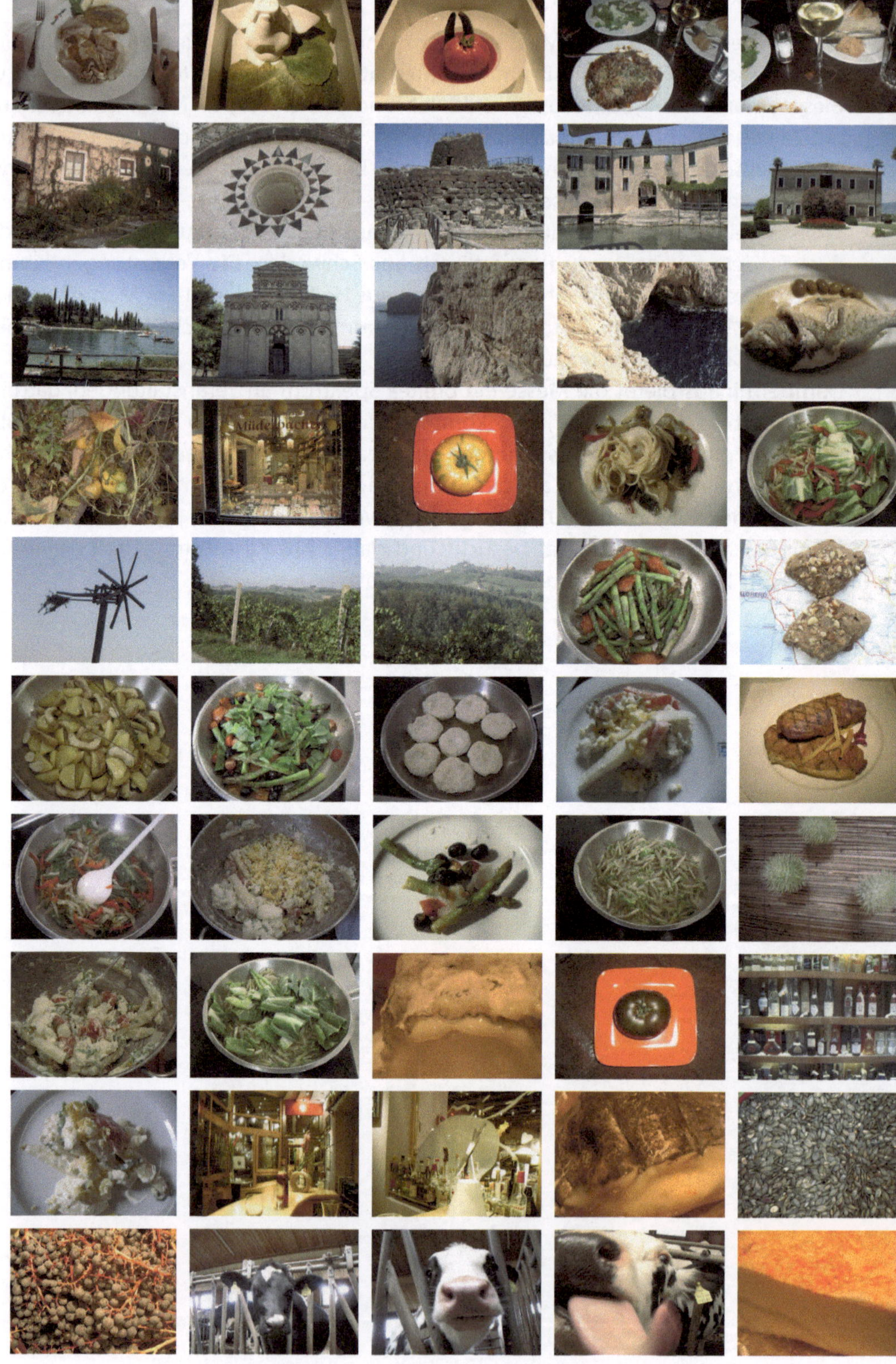

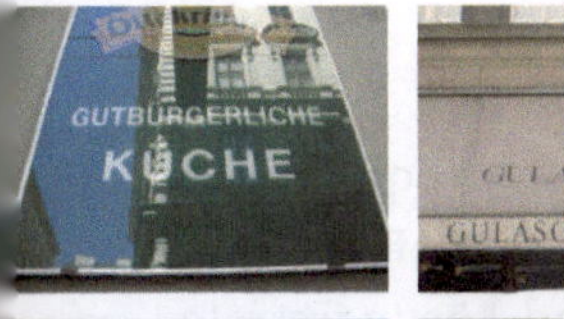
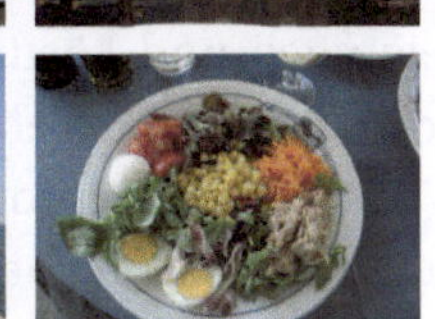
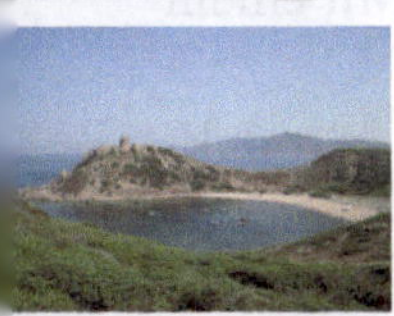

Unser wachsendes Interesse für die Herkunft von Lebensmitteln mit Charakter lässt die Liste von Produkten mit geschützter Herkunftsbezeichnung beständig wachsen. Warum Wachauer Marillen, Diepholzer Moorschnucken und toskanische Öle so unvergleichbar sind.

DOC Food – Produkte mit Herkunftsgarantie

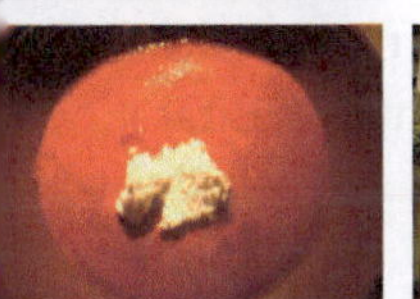
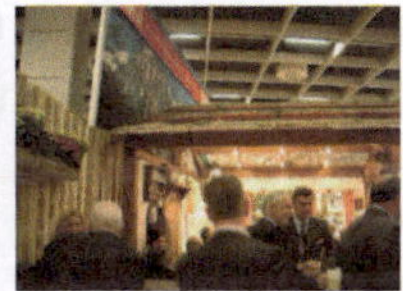
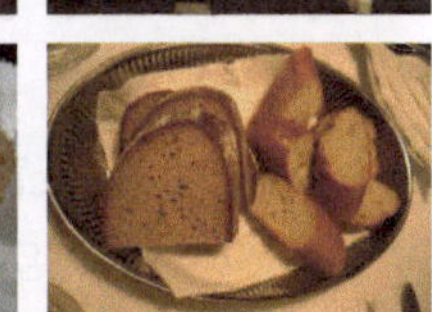

„Einige Reisen ins Ausland boten mir Gelegenheit, Geographien zu kosten, verschiedene Erden und Himmel zu schlürfen, von fernen Gegenden und Sitten geprägte Düfte und Würzen schätzen zu lernen. [...] Ein Land sehen genügt nicht; man muss es auch hören und schmecken, es durch alle Poren eindringen lassen. Der Körper ist der einzige Zugang zur Erkenntnis. Grimod de la Reynière hat sehr gut gezeigt, dass nur eine Geographie der Feinschmeckerei nicht langweilig ist."
Michael Onfray, Versuch einer alimentären Autobiographie

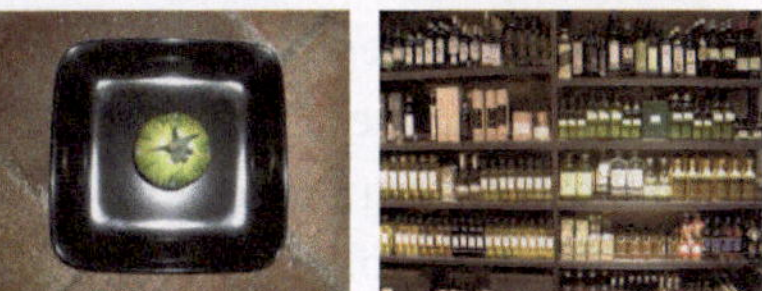
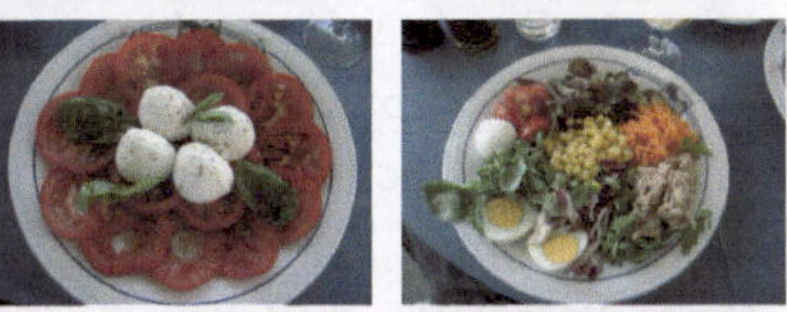

Der Luxus der Zukunft wird ein unsichtbarer Luxus sein: Zeit, Aufmerksamkeit, Sinn, Ruhe und Raum. Der deutsche Intellektuelle Hans Magnus Enzensberger hat diese Entwicklung so auf den Punkt gebracht: „Der Luxus der Zukunft verabschiedet sich vom Überflüssigen und strebt nach dem Notwendigen".

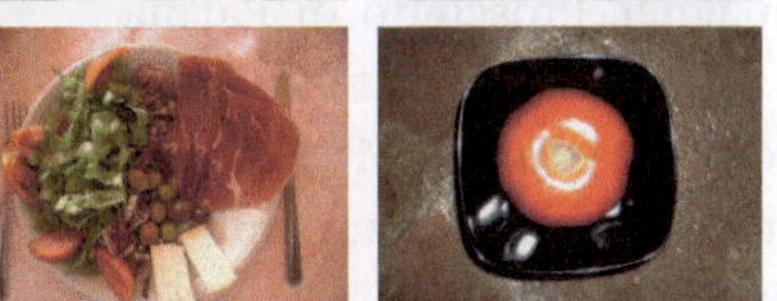
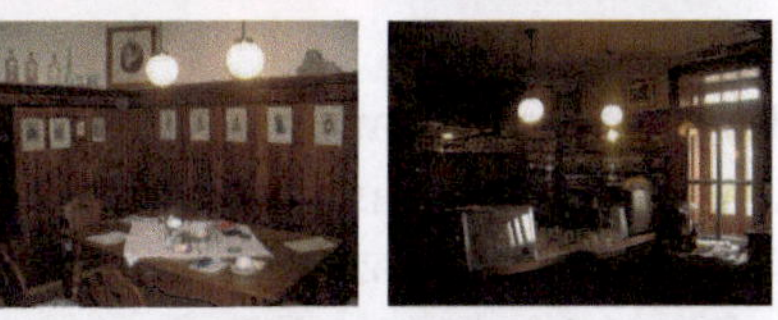

Noch Anfang der neunziger Jahre produzierte die europäische Landwirtschaft unter dem Motto: „Je mehr, desto besser". Die EU-Subventionspolitik war starr an der Quantität der Produktion orientiert, und so war es auch kein Wunder, dass die Landwirte verarbeiteten, was immer ihr düngetechnisch optimierter Boden hergab. Natürlich konnte das auf lange Sicht nicht gut gehen. Die Konsequenzen sind uns allen noch in lebhafter Erinnerung: Butterberge, Rindfleischberge, Getreideberge.

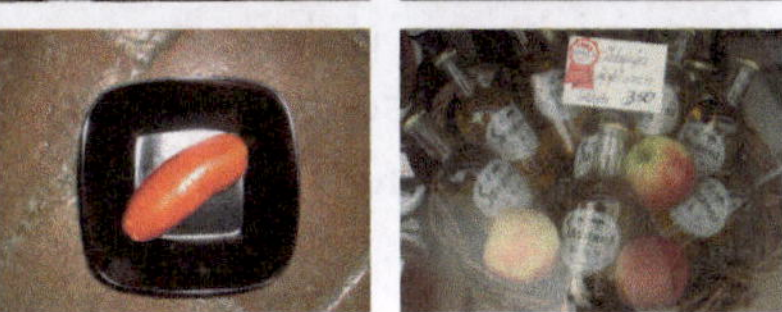

Landwirtschaft in der Sackgasse

Die Umweltschäden dieser Zeit sind längst noch nicht behoben. Die Konsequenz dieser Politik war ein schleichender Vertrauensverlust bei den Konsumenten. Die Globalisierung machte aber auch den Weg frei für neue Überlegungen und Lösungsstrategien. Denn fehlende Nachvollziehbarkeit der Herkunft, Produktion und Verarbeitung von Lebensmitteln, Lebensmittelskandale, die gesunkene Wertschätzung von Lebensmitteln durch den Verbraucher und die vielen ungedeckten Informationsbedürfnisse der Konsumenten hatten die Landwirtschaft in eine Sackgasse manövriert. Mit einem Mal dominierten wieder andere Fragestellungen.

Wie lässt sich das Vertrauen der EU-Bürger in europäische landwirtschaftliche Produkte wiederherstellen? Welche Qualitätskriterien sind für die KonsumentInnen besonders wichtig? Welche Produktgruppen sind am wenigsten vom Vertrauensverlust getroffen? Was unterscheidet sie von den anderen? Wie könnten kundenfreundliche Orientierungshilfen für den Einkauf aussehen? Welche Art der Lebensmittelqualität wollen wir in Zukunft fördern?

Produkte mit Herkunftsnachweis

Die Antwort lag auf der Hand. Die Attraktivität vieler Agrarerzeugnisse, Lebens- und Genussmittel hängt zu einem wesentlichen Teil von ihrer nachgewiesenen geographischen Herkunft ab. Beim Wein ist dies längst selbstverständlich: Die großen französischen Weine werden nach den Regionen benannt, in denen sie produziert werden (Bordeaux, Cahors, Loire, Madiran und so fort). Und dass der Chianti aus der Toskana und der Barolo aus dem Piemont kommen, wissen wir nicht erst nach einem Blick aufs Etikett, auf dem die Buchstabenkombination „AOC" oder „DOC" („kontrollierte Ursprungsbezeichnung") eine offizielle Herkunftsgarantie darstellen. In Frankreich wurde diese Garantie 1935 per Gesetz institutionalisiert, aber auch in Italien und Spanien gibt es eine lange Tradition der kontrollierten Ursprungsbezeichnung, die schließlich auf Käse und weitere Lebensmittel ausgedehnt wurde.

Unter Herkunftsschutz stehen seither Produkte wie Champagner, Prosciutto di Parma oder Roquefort. Diese Köstlichkeiten gelten nur dann als „echt", wenn sie tatsächlich aus der Region stammen, in der sie auch ursprünglich produziert wurden. Mittlerweile hat sich das Konzept der „Herkunftsgarantie" weit über den romanischen Raum hinaus durchgesetzt. Weitere Beispiele sind beispielsweise der Grüne Veltliner aus Niederösterreich oder holländischer Gouda.

DOC-Food-Produkte, also Lebensmittel mit garantierter Herkunftsbezeichnung, lösen bei KonsumentInnen Phantasien zu bestimmten Regionen, Traditionen, Menschen und Eigenheiten aus, die oft unabhängig von ihrem Geschmack mit Qualität assoziiert werden. Der dahinterstehende Qualitätsbegriff lässt sich allerdings nicht mit technisch-naturwissenschaftlichen Parametern bestimmen. Er folgt der französischen Idee des „Terroir", wonach die Qualität eines Lebensmittels zuallererst von seiner geographischen Herkunft bestimmt wird. Qualitätsbestimmend sind dabei vor allem die typische, unverwechselbare Kombination besonderer klimatischer und geologischer Eigenschaften einer Region, sowie die handwerklichen Fertigkeiten und Traditionen der dort lebenden Bauern und Verarbeiter. Dementsprechend können „Champagner" aus Chile, „Roquefort" aus Argentinien oder „Parmaschinken" aus Australien – unabhängig von anderen Qualitäten, die sie aufweisen – niemals die „originale Qualität" erreichen. Wobei hinzugefügt werden muss, dass diese Produkte abseits ihrer eigentlichen Ursprungsregion gar nicht unter den prestigeträchtigen Namen vermarktet werden dürfen. So haben etwa die ungarischen Tokaj-Produzenten durchgesetzt, dass der norditalienische Weißwein namens „Tocai friulano" nicht mehr unter dieser Bezeichnung vertrieben werden darf – obwohl er dort ebenfalls eine lange Tradition besitzt.

Schon vor mehr als zehn Jahren hat die Europäische Union den Schutz von Ursprungsbezeichnungen und geographischen Angaben für Lebensmittel eingeführt und das in den Mittelmeerländern lange praktizierte Konzept für die gesamte Gemeinschaft übernommen. In der EU-Verordnung 2081/92 sind die Kriterien für die Vergabe der Labels festgelegt. Die Voraussetzungen für „geschützte Ursprungsbezeichnungen" (g.U.) und „geschützte geographische Angabe" (g.g.A.) sind demnach folgende:

- Erzeugung und Verarbeitung müssen nachweislich traditionell in der ausgewiesenen Region erfolgen. Für Produkte mit g.g.A. dürfen Rohstoffe anderer Herkünfte verwendet werden.
- Zwischen Produkt und Herkunft muss hinsichtlich Charakteristik, Qualität oder Ruf eine nachweisbare Beziehung bestehen.
- Erzeugung und Verarbeitung müssen nach definierten und nachprüfbaren Richtlinien erfolgen und werden durch eine unabhängige Stelle kontrolliert.

Auch die Kleinen fusionieren

Mittlerweile sind in Europa mehr als 600 Produkte mit geschützter Ursprungsbezeichnung oder geschützter geographischer Angabe namentlich registriert. Mit nur wenigen registrierten Produkten hat sich die dritte Variante des EU-Schutzes – die „garantierte traditionelle Spezialität" (g.t.S.) – dagegen kaum durchsetzen können. Für sie ist, unabhängig vom Ort der Herstellung, zumindest die nachweislich traditionelle Zusammensetzung oder ein nachweislich traditionelles Herstellungsverfahren erforderlich.

Der Markt für DOC-Food wird aufgrund der zunehmenden Internationalisierung und der Ausweitung des Tourismus weiter an Bedeutung gewinnen. Chancen auf diesem Markt haben in Zukunft auch gut promotete Newcomer – vor allem, wenn sie Synergieeffekte mit dem Tourismus und der Gastronomie nutzen können. Es mangelt nicht an charaktervollen Spezialitäten und kulinarischen Traditionen. Doch bisher waren die Vorbehalte gegen DOC-Food groß; vor allem die Verarbeitungsindustrie schürte das Misstrauen gegen solche als „romantisch" verunglimpften Konzepte. Zahlreiche kleine Produzenten haben aber wirksame Strategien ersonnen, um den Vorbehalten der Massenproduzenten zu begegnen. Sie haben, ganz wie die „Großen", fusioniert und gemeinsame „Dachmarken" kreiert. Mit offensivem Marketing können sie andere regionale Produzenten ebenso wie Touristen und internationale Feinschmecker an ihr Produkt binden und, nicht zuletzt, auch höhere Preise durchsetzen.

DOC Food kann auch „Bio" sein

Andererseits können auf den DOC-Food-Trend nicht allzu viele Regionen aufspringen. In Landstrichen, die kaum klimatische oder geographische Standortvorteile aufweisen, müssen Produzenten auf alternative Vermarktungsstrategien, etwa biologische Lebensmittel, setzen. Ideale Voraussetzungen für ein DOC-Produkt aus Deutschland bietet etwa die Diepholzer Moorniederung im Süden der norddeutschen Tiefebene. Dort werden Diepholzer Moorschnucken gezüchtet. Auf diese kleinwüchsige Landschafrasse treffen alle Kriterien für eine geschützte Ursprungsbezeichnung zu. Die genügsame Rasse ist dort seit Jahrhunderten heimisch und hat sich von allen Schafrassen am besten an die feuchten Verhältnisse der Moorlandschaft angepasst. Ihr Futter besteht ausschließlich aus den regionaltypischen Wildpflanzen: Pfeiffengras, Seggen und Sauerampfer, Pilze, Moose, Flechten, krautige Pflanzen wie Besen- und Glockenheide, Heidelbeeren und Blaubeeren. Nur im Winter werden Heu und Kiefernadeln zugefüttert. Einzigartige klimatische Bedingungen, die Art der Aufzucht, die Fütterung und die Besonderheit der Rasse führen zu hochwertigen Fleisch- und Wurstwaren, deren Qualität nirgendwo anders kopiert werden kann.

Weniger UFOs

Für Verwirrung der Konsumenten, die sich langsam an DOC-Produkte gewöhnen, sorgen aber häufig Lebens- und Genussmittel, deren Namen traditionell eine bestimmte Herkunft suggerieren, ohne dass diese auch garantiert ist: „Kieler Sprotten" zum Beispiel dürfen statt aus den Kieler Fjorden auch aus ganz anderen Teilen des Nordatlantik stammen. „Westfälischer Knochenschinken" könnte aus Brandenburg oder Bayern kommen, auch wenn ein westfälisch anmutendes Fachwerkhaus oder gar ein Pfeife rauchender Kiepenkerl auf dem Etikett die Herkunft aus der Region vorgaukelt. Die Liste solcher Täuschungen ist lang. Wer tatsächlich DOC-Food-Produkte kaufen möchte, muss deshalb auf staatlich kontrollierte Labels oder die EU-Kennzeichnungen („g.U." und „g.g.A.") achten.
Betrachten wir verschiedene Lebensmittel und ihre ursprünglichen Herkunftsländer, so wird dabei deutlich, dass mit der Bezeichnung DOC-Food auch die spezifische Kulturleistung einer Region gemeint ist. Denn eigentlich stammt die Marille, für die die Wachau berühmt geworden ist, aus China und die Kartoffel aus Lateinamerika. Oft ist es erst die Region, die den Charakter eines Produktes prägt und damit aktiv zur Vielfalt der Esskulturen in Europa beiträgt. Im „Terroir" wird das Image eines Produktes kreiert – sei es durch Sortenselektion, Gestaltung der Kulturlandschaft oder profes-

sionellen Umgang mit klimatischen Besonderheiten und traditionellen Rezepturen. Eine Nebenwirkung der zunehmenden Industrialisierung der Lebensmittelproduktion ist die Entfremdung. Lebensmittel werden zunehmend als UFOs (Unidentified Food Objects) wahrgenommen. Immer mehr Konsumenten suchen daher nach neuen Orientierungshilfen. Dabei spielt die garantierte Herkunft von verarbeiteten Produkten, vereinzelt auch von unverarbeiteten Produkten wie Wasser, eine immer bedeutendere Rolle. Vom Trend zu DOC-Food werden in Zukunft vor allem jene Produkte profitieren, deren Ursprungsregion nicht nur über hervorragende handwerkliche Fertigkeiten und Traditionen verfügt, sondern auch als Urlaubsregion geeignet ist.

Übersicht der eingetragenen Produkte mit geschützter Ursprungsbezeichnung (g.U.) und geschützter geographischer Angabe (g.g.A.) im Ländervergleich

1. Käse

Belgien
Fromage de Herve
Dänemark
Danablu
Esrom
Deutschland
Allgäuer Bergkäse
Allgäuer Emmentaler
Altenburger Ziegenkäse
Odenwälder Frühstückskäse
Griechenland
Anevato
Batzos
Feta
Formaella Arachovas Parnassou
Galotyri
Graviera Agrafon
Graviera Kritis
Graviera Naxou
Kalathaki Limnou
Kasseri
Katiki Domokou
Kefalograviera
Kopanisti
Ladotyri Mytilinis
Manouri
Metsovone

Pichtogalo Chanion
San Michali
Sfela
Xynomyzithra Kritis
Spanien
Cabrales
Idiazábal
Mahón
Picón Bejes-Tresviso
Queso de Cantabria
Queso de l'Alt Urgell y la Cerdanya
Queso de La Serena
Queso de Murcia
Queso de Murcia al vinogy
Queso de Valdeón
Queso Majorero
Queso Manchego
Queso Palmero o Queso de la Palma
Queso Tetilla
Queso Zamorano
Quesucos de Liébana
Roncal
Torta del Casar
Frankreich
Abondance
Beaufort
Bleu d'Auvergne
Bleu des Causses
Bleu du Vercors

1. Käse

[**Frankreich**]
Bleu du Haut-Jura, de Gex,
   de Septmoncel
Brie de Meaux
Brie de Melun
Brocciu Corse ou brocciu
Cantal ou fourme de Cantal
   ou cantalet
Camembert de Normandie
Chabichou du Poitou
Chaource
Comté
Crottin de Chavignol ou Chavignol
Emmental de Savoie
Emmental français est-central
Epoisses de Bourgogne
Fourme d'Ambert ou fourme
   de Montbrison
Laguiole
Langres
Livarot
Maroilles ou Marolles
Mont d'or ou vacherin du
   Haut-Doubs
Morbier
Munster ou Munster-Géromé
Neufchâtel
Ossau-Iraty
Pélardon
Picodon de l'Ardèche ou picodon
   de la Drôme
Pont-l'Evêque
Pouligny-Saint-Pierre
Reblochon ou reblochon de Savoie
Rocamadour
Roquefort
Saint-Nectaire
Sainte-Maure de Touraine
Salers
Selles-sur-Cher
Tomme de Savoie
Tomme des Pyrénées

1. Käse

Irland
Imokilly Regato
Italien
Asiago
Bitto
Bra
Caciocavallo Silano
Canestrato Pugliese
Casciotta d'Urbino
Castelmagno
Fiore Sardo
Fontina
Formai de Mut Dell'alta Valle
   Brembana
Gorgonzola
Grana Padano
Montasio
Monte Veronese
Mozzarella di Bufala Campana
Murazzano
Parmigiano Reggiano
Pecorino Romano
Pecorino Sardo
Pecorino Siciliano
Pecorino Toscano
Provolone Valpadana
Quartirolo Lombardo
Ragusano
Raschera
Robiola di Roccaverano
Spressa delle Giudicarie
Taleggio
Toma Piemontese
Valle d'Aosta Fromadzo
Valtellina Casera
Niederlande
Boeren-Leidse met sleutels
Kanterkaas, Kanternagelkaas,
   Kanterkomijnekaas
Noord-Hollandse Edammer
Noord-Hollandse Gouda

1. Käse

Österreich
Gailtaler Almkäse
Tiroler Almkäse / Tiroler Alpkäse
Tiroler Bergkäse
Tiroler Graukäse
Vorarlberger Alpkäse
Vorarlberger Bergkäse

Portugal
Queijo de Azeitão
Queijo de Cabra Transmontano
Queijo de Évora
Queijo de Nisa
Queijo do Pico
Queijo Mestiço de Tolosa
Queijo Rabaçal
Queijo São Jorge
Queijo Serpa
Queijo Serra da Estrela
Queijo Terrincho
Queijos da Beira Baixa (Queijo de Castelo Branco, Queijo Amarelo da Beira Baixa, Queijo Picante da Beira Baixa)

Schweden
Svecia

Vereinigtes Königreich
Beacon Fell traditional Lancashire cheese
Bonchester cheese
Buxton Blue
Dorset Blue cheese
Dovedale cheese
Exmoor Blue cheese
Single Gloucester
Swaledale cheese, Swaledale ewes' cheese
Teviotdale cheese
West Country farmhouse Cheddar cheese
White Stilton cheese, Blue Stilton cheese

2. Fleischerzeugnisse

Belgien
Jambon d'Ardenne
Pâté gaumais

Deutschland
Ammerländer Dielenrauchschinken/ Ammerländer Katenschinken
Ammerländer Schinken/ Ammerländer Knochenschinken
Greußener Salami
Nürnberger Bratwürste/ Nürnberger Rostbratwürste
Schwarzwälder Schinken
Thüringer Leberwurst
Thüringer Rostbratwurst
Thüringer Rotwurst

Spanien
Botillo del Bierzo
Cecina de León
Dehesa de Extremadura
Guijuelo
Jamón de Huelva
Jamón de Teruel
Lacón Gallego
Salchichón de Vic/Llonganissa de Vic
Sobrasada de Mallorca

Frankreich
Boudin blanc de Rethel
Canard à foie gras du Sud-Ouest (Chalosse, Gascogne, Gers, Landes, Périgord, Quercy)
Jambon de Bayonne
Jambon sec et noix de jambon sec des Ardennes

Irland
Timoleague Brown Pudding

Italien
Bresaola della Valtellina
Capocollo di Calabria
Coppa Piacentina
Cotechino Modena

[**Italien**]
Culatello di Zibello
Mortadella Bologna
Pancetta di Calabria
Pancetta Piacentina
Prosciutto di Carpegna
Prosciutto di Modena
Prosciutto di Norcia
Prosciutto di Parma
Prosciutto di San Daniele
Prosciutto di Veneto Berico-Euganeo
Prosciutto Toscano
Salame Brianza
Salame di Varzi
Salame d'oca di Mortara
Salame Piacentino
Salamini italiani alla cacciatora
Salsiccia di Calabria
Soppressata di Calabria
Sopressa Vicentina
Speck dell'Alto Adige, Südtiroler
Speck
Valle d'Aosta Jambon de Bosses
Valle d'Aosta Lard d'Arnad
Zampone Modena
Luxemburg
Salaisons fumées marque nationale
Grand-Duché de Luxembourg
Österreich
Gailtaler Speck
Tiroler Speck
Portugal
Cacholeira branca de Portalegre
Chouriço de Carne de Estremoz e
Borba
Chouriço de Portalegre
Chouriço Grosso de Estremoz e
Borba
Chouriço Mouro de Portalegre
Chouriça de carne de Vinhais or
Linguiça de Vinhais
Farinheira de Portalegre

Lombo branco de Portalegre
Lombo enguitado de Portalegre
Linguiça de Portalegre
Morcela de assar de Portalegre
Morcela de cozer de Portalegre
Morcela de Estremoz e Borba
Paia de Lombo de Estremoz e Borba
Paia de Toucinho de Estremoz e
Borba
Paio de Estremoz e Borba
Painho de Portalegre
Presunto de Barrancos
Presunto de Barroso
Salpicão de Vinhais

3. Frisches Fleisch
(und Schlachtnebenergebnisse)

Deutschland
Diepholzer Moorschnucke
Lüneburger Heidschnucke
Schwäbisch-Hällisches
Qualitätsschweinefleisch
Spanien
Carne de Ávila
Carne de Morucha de Salamanca
Cordero Manchego
Lechazo de Castilla y León
Pollo y capón del Prat
Ternasco de Aragón
Ternera Gallega
Frankreich
Agneau de l'Aveyron
Agneau de Pauillac
Agneau du Bourbonnais
Agneau du Limousin
Agneau du Poitou-Charentes
Agneau du Quercy
Boeuf charolais du Bourbonnais
Boeuf de Chalosse
Boeuf du Maine
Dinde de Bresse

3. Frisches Fleisch

Canard à foie gras du Sud-Ouest
  (Chalosse, Gascogne, Gers, Landes,
  Périgord, Quercy)
Porc de la Sarthe
Porc de Normandie
Porc de Vendée
Porc du Limousin
Taureau de Camargue
Veau de l' Aveyron et du Ségala
Veau du Limousin
Volaille d'Ancenis
Volaille de Bresse
Volaille de Gascogne
Volaille de Houdan
Volaille de Janzé
Volaille de la Champagne
Volaille du Berry
Volaille du Gatinais
Volaille du Languedoc
Volaille du Lauragais
Volailles d'Alsace
Volailles d'Auvergne
Volailles de Bretagne
Volailles de Bourgogne
Volailles de Challans
Volailles de Cholet
Volailles de la Drôme
Volailles de l'Ain
Volailles de Licques
Volailles de l'Orléanais
Volailles de Loué
Volailles de Normandie
Volailles de Vendée
Volailles des Landes
Volailles du Béarn
Volailles du Charolais
Volailles du Forez
Volailles du Gers
Volailles du Maine
Volailles du plateau de Langres
Volailles du Val de Sèvres
Volailles du Velay

3. Frisches Fleisch

Italien
Agnello di Sardegna
Vitellone Bianco dell'Appennino
  Centrale
Luxemburg
Viande de porc marque nationale
  Grand-Duché de Luxembourg
Portugal
Borrego da Beira
Borrego de Montemor-O-Novo
Borrego do Baixo Alentejo
Borrego do Nordeste Alentejano
Borrego Serra da Estrela
Borrego Terrincho
Cabrito da Beira
Cabrito da Gralheira
Cabrito das Terras Altas do Minho
Cabrito de Barroso
Cabrito Transmontano
Carnalentejana
Carne Arouquesa
Carne Barrosã
Carne Cachena da Peneda
Carne da Charneca
Carne de Bovino Cruzado dos
  Lameiros do Barroso
Carne de Porco Alentejano
Carne dos Açores
Carne Marinhoa
Carne Maronesa
Carne Mertolenga
Carne Mirandesa
Cordeiro Bragançano
Vitela de Lafões
Vereinigtes Königreich
Orkney beef
Orkney lamb
Scotch beef
Scotch lamb
Shetland lamb
Welsh beef
Welsh lamb

4. Frische Fische, Weich- und Schalentiere sowie Erzeugnisse hieraus

Deutschland
Oberpfälzer Karpfen
Schwarzwaldforelle
Griechenland
Avgotaracho Messolonghiou
Frankreich
Anchois de Collioure
Coquille St. Jacques des Côtes
  d'Armor
Irland
Clare Island salmon
Vereinigtes Königreich
Arbroath Smokies
Whitstable oysters

5. Sonstige Erzeugnisse tierischen Ursprungs
(Eier, Honig, Milcherzeugnisse, verschiedene Milcherzeugnisse außer Butter usw.)

Griechenland
Meli Elatis Menalou Vanilia
Spanien
Miel de La Alcarria
Frankreich
Crème d'Isigny
Crème fraîche fluide d'Alsace
Miel de Corse – Miele di Corsica
Miel de Sapin des Vosges
Luxemburg
Miel luxembourgeois de marque
  nationale
Portugal
Mel da Serra da Lousã
Mel da Serra de Monchique
Mel da Terra Quente
Mel das Terras Altas do Minho

Mel de Barroso
Mel do Alentejo
Mel do Parque de Montezinho
Mel do Ribatejo Norte (Serra D'aire,
  Albufeira de Castelo de Bode,
  Bairro, Alto Nabão)
Mel dos Açores
Vereinigtes Königreich
Cornish Clotted Cream

6. Öle und andere Fette

Belgien
Beurre d'Ardenne
Deutschland
Lausitzer Leinöl
Griechenland
Apokoronas Hanion Kritis
Archanes Iraklio Kritis
Exeretiko partheno eleolado
  „Thrapsano"
Finiki Lakonias
Kalamata
Kefalonia
Kolymvari Hanion Kritis
Kranidi Argolidas
Krokees Lakonias
Hania Kritis
Lakonia
Lesbos
Lygourgio Asklipiou
Olympia
Petrina Lakonias
Peza Iraklio Kritis
Preveza
Rhodos
Samos
Sitia Lasithi Kritis
Thassos
Viannos Iraklio Kritis
Vorios Mylopotamos Rethymnis Kritis
Zakynthos

Spanien
Aceite del Bajo Aragón
Baena
Les Garrigues
Mantequilla de l'Alt Urgell y la
    Cerdanya o Mantega de l'Alt
    Urgell i la Cerdanya
Montes de Toledo
Priego de Córdoba
Sierra de Cazorla
Sierra de Segura
Sierra Mágina
Siurana

Frankreich
Beurre Charentes-Poitou – Beurre
    des Charentes – Beurre des
    Deux-Sèvres
Beurre d'Isigny
Huile d'olive d'Aix-en-Provence
Huile d'olive de Haute-Provence
Huile d'olive de la Vallée des
    Baux-de-Provence
Huile d'olive de Nyons

Italien
Alto Crotonese
Aprutino Pescarese
Brisighella
Bruzio
Canino
Cilento
Collina di Brindisi
Colline di Romagna
Colline Salernitane
Colline Teatine
Dauno
Garda
Laghi Lombardi
Lametia
Molise
Monte Etna
Monti Iblei
Penisola Sorrentina

Pretuziano delle Colline Teramane
Riviera Ligure
Sabina
Terra di Bari
Terra d'Otranto
Terre di Siena
Toscano
Umbria
Val di Mazara
Valli Trapanesi
„Veneto Valpolicella", „Veneto
    Euganei e Berici", „Veneto del
    Grappa"

Luxemburg
Beurre rose de la marque nationale
    Grand-Duché de Luxembourg

Österreich
Steirisches Kürbiskernöl

Portugal
Azeite de Moura
Azeite de Trás-os-Montes
Azeite do Ribatejo
Azeites da Beira Interior (Azeite da
    Beira Alta, Azeite da Beira Baixa)
Azeites do Norte Alentejano

7. Tafeloliven

Griechenland
Kalamata
Konservolia Amfissis
Konservolia Artas
Konservolia Atalantis
Konservolia Piliou Volou
Konservolia Rovion
Konservolia Stilidas
Trumba Quios
Trumba Thasu
Trumba-Ambadai Rethimno Crète

Frankreich
Olives cassées de la Vallée des
  Baux-de-Provence
Olives noires de la Vallée des
  Baux-de-Provence
Olives noires de Nyons
Italien
La Bella della Daunia
Nocellara del Belice
Portugal
Azeitona de conserva Negrinha de
  Freixo

8. Bier

Tschechische Republik
Budejovické pivo
Budejovický meštanský var
Ceskobudejovické pivo
Deuschland
Bayerisches Bier
Bremer Bier
Dortmunder Bier
Gögginger Bier
Hofer Bier
Kölsch
Kulmbacher Bier
Mainfranken Bier
Münchner Bier
Reuther Bier
Rieser Weizenbier
Wernesgrüner Bier
Vereinigtes Königreich
Kentish ale and Kentish strong ale
Newcastle brown ale
Rutland bitter

9. Obst, Gemüse und Getreide

Dänemark
Lammefjordsgulerod
Deutschland
Spreewälder Gurken
Spreewälder Meerrettich
Griechenland
Aktinidio Pierias
Aktinidio Sperchiou
Corinthiaki Stafida Vostitsa
Fasolia Gigantes-Elefantes Kastorias
Fasolia Gigantes Elefantes Kato
  Nevrokopiou
Fasolia Gigantes Elefantes Prespon
  Florinas
Fasolia Koina Mesosperma Kato
  Nevrokopiou
Fasolia Plake Megalosperma
  Prespon Florinas
Fistiki Aeginas
Fistiki Megaron
Kelifoto fistiki Phtiotidas
Kerasia Tragana Rodochoriou
Kumquat Kerkyras
Mila Delicious Pilafa Tripolos
Mila Zagora Piliou
Milo Kastorias
Patata Kato Nevrokopiou
Portokalia Maleme Hanion Kritis
Rodakina Naoussas
Syka Vravronas Markopoulou
  Mesogion
Tsakoniki Melintzana Leonidiou
Xera Syka Kymis
Spanien
Alcachofa de Benicarló o Carxofa
  de Benicarló
Alcachofa de Tudela
Arroz de Valencia o Arròs de València
Arroz del Delta del Ebro
Avellana de Reus

Berenjena de Almagro
Calasparra
Calçot de Valls
Cerezas de la Montaña de Alicante
Cítricos Valencianos o Cítrics
    Valencians
Chufa de Valencia
Clementinas de las Tierras del Ebro o
    Clementines de les Terres de l'Ebre
Espárrago de Huétor-Tájar
Espárrago de Navarra
Faba Asturiana
Judías de El Barco de Ávila
Kaki Ribera del Xuquer
Lenteja de La Armuña
Manzana de Girona o Poma de
    Girona
Manzana Reineta del Bierzo
Melocotón de Calanda
Nísperos Callosa d'En Sarriá
Peras de Rincón de Soto
Pimientos del Piquillo de Lodosa
Uva de mesa embolsada „Vinalopó"

Frankreich

Ail rose de Lautrec
Chasselas de Moissac
Coco de Paimpol
Fraise du Périgord
Haricot Tarbais
Lentille verte du Puy
Lentilles vertes du Berry
Mâche nantaise
Melon du Haut Poitou
Melon du Quercy
Mirabelles de Lorraine
Muscat du Ventoux
Noix de Grenoble
Piment d'Espelette ou Piment
    d'Espelette-Ezpeletako Biperra
Pomme de terre de l'Île de Ré
Pomme de terre de Merville
Pommes et poires de Savoie

Poireaux de Créances
Pruneaux d'Agen ou Pruneaux
    d'Agen mi-cuits
Riz de Camargue

Italien

Arancia rossa di Sicilia
Asparago bianco di Cimadolmo
Asparago verde di Altedo
Cappero di Pantelleria
Carciofo di Paestum
Carciofo Romanesco del Lazio
Castagna del Monte Amiata
Castagna di Montella
Ciliegia di Marostica
Clementine del Golfo di Taranto
Clementine di Calabria
Fagiolo di Lamon della Vallata
    Bellunese
Fagiolo di Sarconi
Fagiolo di Sorana
Farina di Neccio della Garfagnana
Farro della Garfagnana
Ficodindia dell'Etna
Fungo di Borgotaro
Lenticchia di Castelluccio di Norcia
Limone Costa d'Amalfi
Limone di Sorrento
Marrone del Mugello
Marrone di Castel del Rio
Marrone di San Zeno
Mela Val di Non
Nocciola del Piemonte
Nocciola di Giffoni
Peperone di Senise
Pera dell'Emilia Romagna
Pera mantovana
Pesca e nettarina di Romagna
Pomodoro di Pachino
Pomodoro S. Marzano dell'Agro
    Sarnese-Nocerino
Radicchio rosso di Treviso
Radicchio variegato di Castelfranco

9. Obst, Gemüse und Getreide

[Italien]
   Riso Nano Vialone Veronese
   Scalogno di Romagna
   Uva da tavola di Canicattì
   Uva da tavola di Mazzarrone
Niederlande
   Opperdoezer Ronde
   Westlandse druif
Österreich
   Marchfeldspargel
   Wachauer Marille
   Waldviertler Graumohn
Portugal
   Ameixa d'Elvas
   Amêndoa Douro
   Ananas dos Açores/São Miguel
   Anona da Madeira
   Castanha da Terra Fria
   Castanha de Marvão – Portalegre
   Castanha de Padrela
   Castanha dos Soutos da Lapa
   Citrinos do Algarve
   Cereja da Cova da Beira
   Cereja de São Julião - Portalegre
   Maçã Bravo de Esmolfe
   Maçã da Beira Alta
   Maçã da Cova da Beira
   Maçã de Alcobaça
   Maçã de Portalegre
   Maracuja dos Açores/S. Miguel
   Pêra Rocha do Oeste
   Pêssego da Cova da Beira
Finnland
   Lapin Puikula
Vereinigtes Königreich
   Jersey Royal potatoes

10. Backwaren, feine Backwaren, Süßwaren oder Kleingebäck

Deutschland
   Aachener Printen
   Lübecker Marzipan
   Meißner Fummel
   Nürnberger Lebkuchen
Griechenland
   Kritiko paximadi
Spanien
   Ensaimada de Mallorca o
      Ensaimada mallorquina
   Jijona
   Turrón de Agramunt o Torró
      d'Agramunt
   Turrón de Alicante
Frankreich
   Bergamote(s) de Nancy
   Brioche Vendéenne
Italien
   Coppia Ferrarese
   Pane casareccio di Genzano
   Pane di Altamur
Schweden
   Skånsk spettkaka

11. Sonstige Getränke

Deutschland
   Bad Hersfelder Naturquelle
   Bad Niedernauer Quelle
   Bad Pyrmonter
   Birresborner
   Bissinger Auerquelle
   Blankenburger Wiesenquelle
   Caldener Mineralbrunnen
   Ensinger Mineralquelle
   Felsenquelle Beiseförth
   Gemminger Mineralquelle
   Göppinger Quelle
   Graf Meinhard Quelle Giessen

11. Sonstige Getränke

Haaner Felsenquelle
Haltern Quelle
Höllen Sprudel
Katlenburger Burgbergquelle
Kißlegger Mineralquelle
Leisslinger Mineralbrunnen
Lieler Quelle
Löwensteiner Mineralquelle
Rhenser Mineralbrunnen
Rilchinger Armandus Quelle
Rilchinger Gräfin Mariannen-Quelle
Schwollener Sprudel
Siegsdorfer Petrusquelle
Steinsieker Mineralwasser
Teinacher Mineralquellen
Überkinger Mineralquellen
Vesalia Quelle
Wernigeröder Mineralbrunnen
Wildenrath Quelle

Frankreich
Cidre de Bretagne ou cidre breton
Cidre de Normandie ou cidre
  normand
Cornouaille
Pays d'Auge/Pays d'Auge-Cambremer

Vereinigtes Königreich
Gloucestershire cider/perry
Herefordshire cider/perry
Worcestershire cider/perry

12. Non-Food-Produkte und Verschiedenes

Griechenland
Krokos Kozanis
Mastiha Chiou
Mastihelaio Chiou
Tsikla Chiou

Frankreich
Foin de Crau
Huile essentielle de lavande de
  Haute-Provence

12. Non-Food-Produkte

Italien
Aceto balsamico tradizionale di
  Modena
Aceto balsamico tradizionale di
  Reggio Emilia
Bergamotto di Reggio Calabria

Andere Erzeugnisse (Gewürze usw.)

Spanien
Azafrán de La Mancha
Pimentón de Murcia

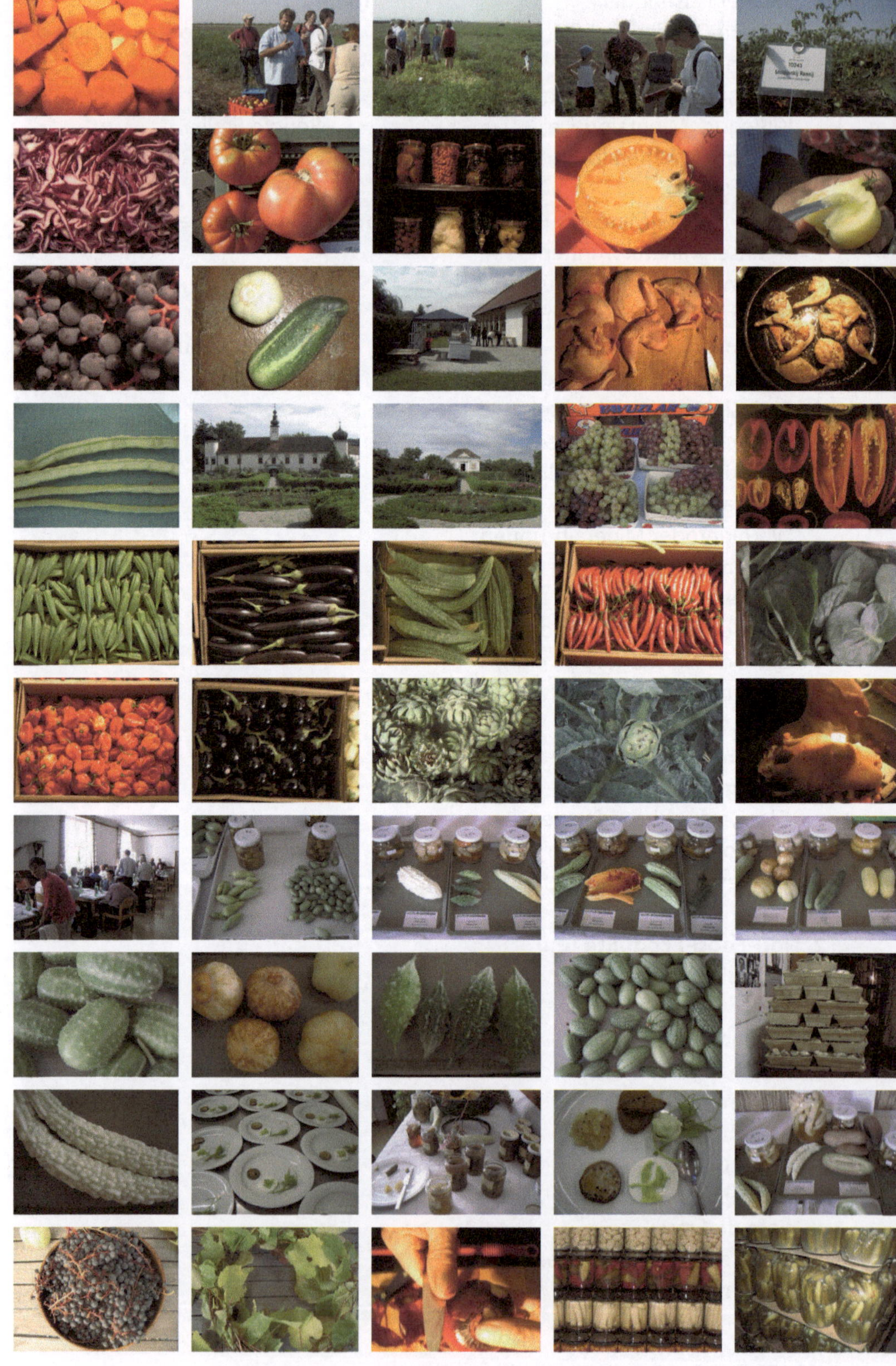

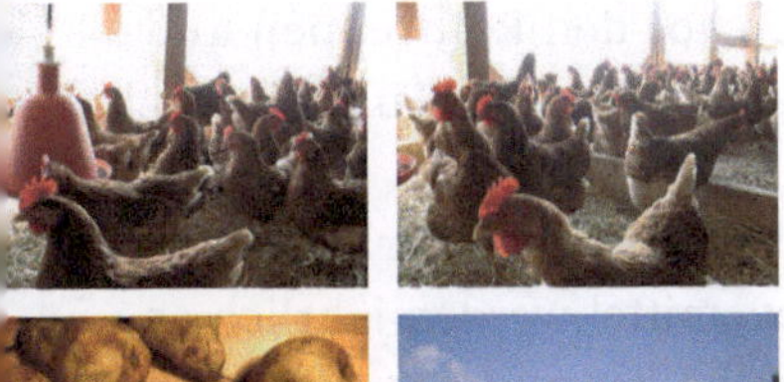

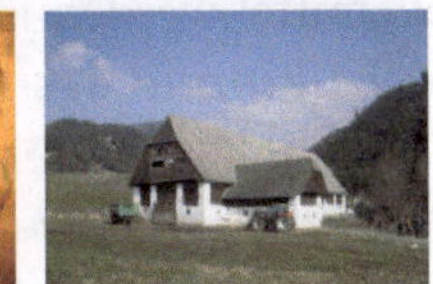

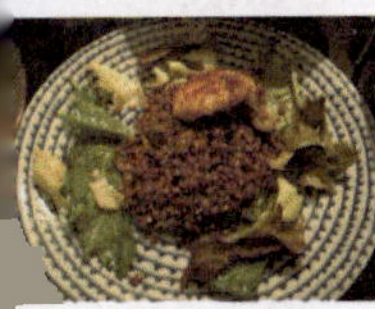

Aus der Bioszene, die sich einst in Reformhäusern und Öko-Bauernhöfen tummelte, ist ein florierender Weltmarkt geworden. Biologische Lebensmittel sind heute mehr als nur ein Rettungsanker in Zeiten von Lebensmittelskandalen. Ihr Konsum ist zur Lebenshaltung einer kritischen Konsumentenschicht geworden.

Nature Food – hedonistisch, frisch und politisch korrekt

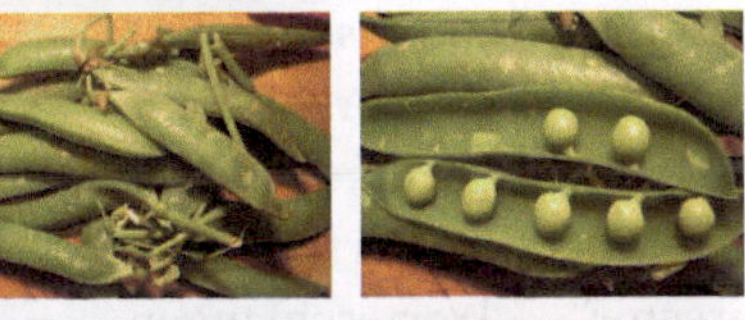

„Es ist nicht genug, dass man verstehe, der Natur Daumenschrauben anzulegen; man muss auch verstehen können, wenn sie aussagt".
Arthur Schopenhauer

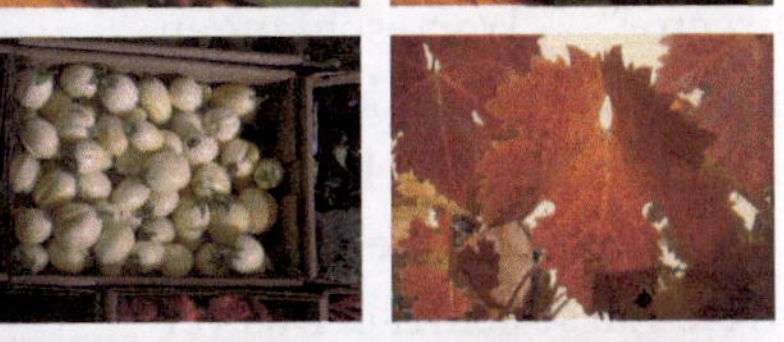

Das Bio-Paradies erstreckt sich auf 5500 Quadratmetern im Untergeschoss des neuen Hauptquartiers von TIME WARNER in Manhattan: Die Regalreihen sind in Erdfarben gehalten; meterhoch türmen sich Berge aus biodynamischen Früchten; daneben ist ein halbes Dutzend Sorten Biomilch eingekühlt; durch ein Spalier gestapelter Vollkornbrote gelangt der Kunde zu

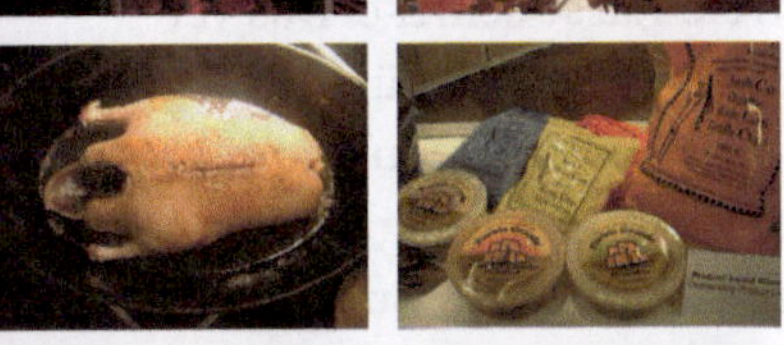

meterlangen Vitrinen, in denen delfin-freundlich gefangene Tunfische, Lachsfilets und Forellen aus umweltfreundlichen Aquafarmen auf Eis liegen; die Rinderfilets stammen selbstverständlich aus Freilandhaltung verschiedener Fleischrassen. Was verpackt werden muss, ist in Recyclingpapier gehüllt. Nur COCA COLA und Süßigkeiten sucht man vergebens. Die

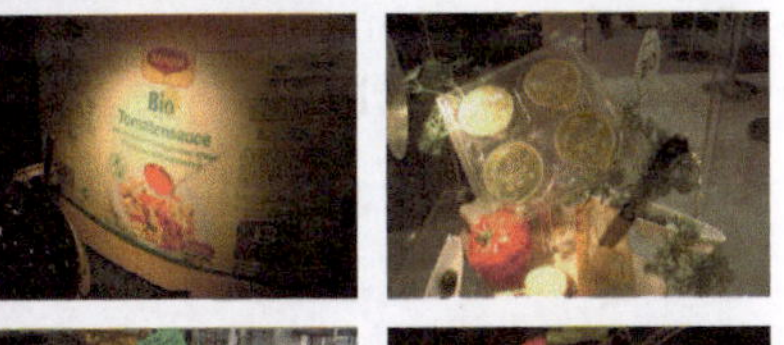

neue Filiale der US-Kette WHOLE FOODS, übrigens Manhattans größter Supermarkt, markiert die Zukunft ökologisch bewussten Einkaufens – der Megastore ist

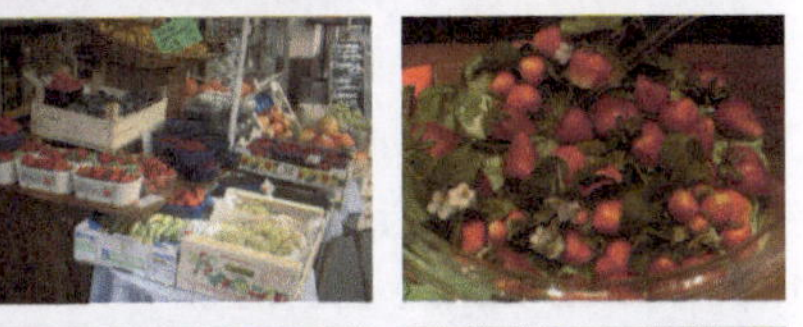

das Flaggschiff des Bio-Booms im Land des unbegrenzten Konsums. WHOLE FOODS zeigt, wie man mit

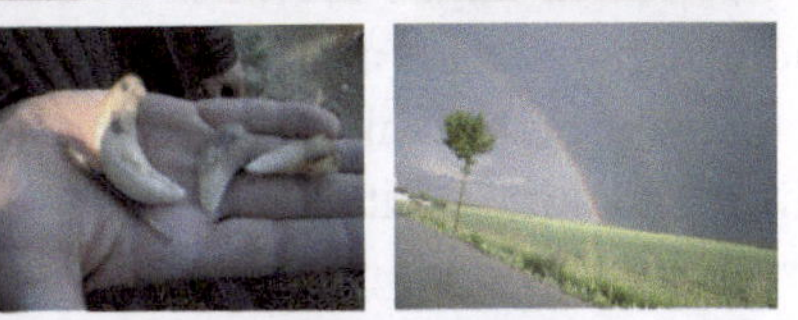

„zur Lebensart geläutertem Missionarseifer", so der deutsche Journalist Steffan Heuer in seinem Beitrag „Das Öko-Imperium" für das Wirtschaftsmagazin „Brand Eins", in der grünen Bewegung ganz vorne mitmarschieren kann. Zur Eröffnung des Ladens im

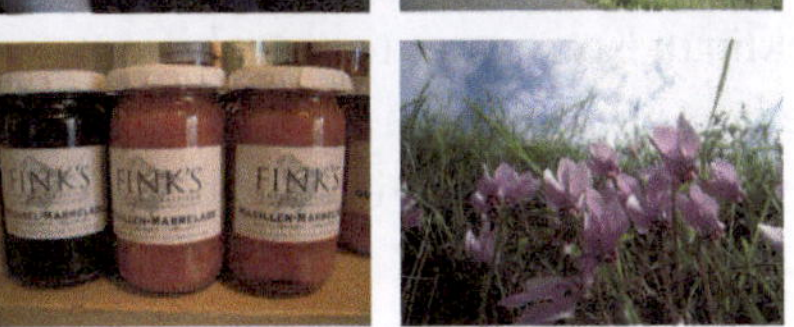

Februar 2004 stauten sich die Kunden in langen Schlangen vor den Rolltreppen und wurden, wie in einem exklusiven Nachtclub, von Sicherheitspersonal mit Funksprechgeräten eingelassen.

Das Segment des politisch-korrekten Schlemmens boomt wie kein anderer Zweig im Einzelhandel. Auf dem US-Markt für biodynamische Lebensmittel werden jährlich 25 bis 30 Milliarden Dollar umgesetzt. Das sind zwar nur sechs Prozent des gesamten Lebensmittelmarktes, aber die Teilmenge wächst fünfmal so schnell wie der Rest der Branche. Und so wie STARBUCKS teure Kaffeemixturen populär machte, ist WHOLE FOODS dabei, einen neuen Markt zu dominieren, dessen Appetit auf naturnahe Ware ungebremst scheint. Der Boom erlaubt es auch kleineren Konkurrenten wie WILD OATS oder PCC NATURAL MARKETS aus Seattle, im Schatten von WHOLE FOODS zu wachsen – wenn auch nur als Nischenkandidaten, die sich gegen den Branchenriesen auch irgendwie absetzen müssen. Als entscheidende Zutat in WHOLE FOODS' Erfolgsrezept sieht Steffan Heuer die 27.000 Angestellten, die die Vision des Gründers John Mackey pragmatisch umsetzen. Als beispielsweise der Rückstau vor den 42 Kassen im TIME WARNER-Center auch eine Woche nach der Eröffnung nicht abnahm, aktivierten die Ladenmanager eine Geheimwaffe: Bill Jones. Der ehemalige Radiosprecher mit der spiegelblank polierten Glatze weiß, wie man ökophile Shopper kanalisiert: als „Line Director" – Warteschlangenbetreuer – mit Entertainerqualitäten. Einen solchen Titel hatte bisher noch kein anderer Supermarkt vergeben. Der Job des „Line Directors" besteht im Wesentlichen darin, drei Reihen von Kunden auf 24 Kassen zu verteilen. „Ich lenke die Leute einfach ab, indem ich mit ihnen plaudere und sie dann an die nächste freie Kasse schicke. Das verringert die Wartezeit zwar nicht, aber den Kunden erscheint sie trotzdem kürzer", sagt Jones. Außerdem hat das Unternehmen die üblichen vier- bis fünfstelligen Produktcodes auf zwei- bis dreistellige umgestellt – auch so lässt sich Zeit und Ärger sparen. WHOLE FOODS hat in den vergangenen 24 Jahren ein Imperium von fast 150 Supermärkten aufgebaut und zusammengekauft. Im Geschäftsjahr 2003 überstieg der Umsatz erstmals drei Milliarden Dollar, ein Jahresplus von 17 Prozent – oder ein jährlicher Anstieg um 34 Prozent seit dem Börsengang 1992.

Moralischer Hedonismus

William Grimes, der Genuss-Papst der „New York Times", führt den Erfolg des Unternehmens nach einem Besuch der Filiale im TIME WARNER-Hochhaus auf einen Trend zurück, den er als „moralischen Hedonismus" bezeichnet. Er meint damit die wachsende Bereitschaft, für biodynamische oder weitgehend natürlich erzeugte und verarbeitete Lebensmittel und andere Dinge des täglichen Lebens mehr zu bezahlen. WHOLE FOODS weiß von dieser Bereitschaft zu profitieren. Wer hier einkauft, fühlt sich gut, nicht nur, weil die Waren entsprechend frisch und ansprechend präsentiert werden, sondern auch, weil aus jedem Regal stummes Lob für aufgeklärte Konsumenten strahlt. Kunden von WHOLE FOODS können genießen, ohne es bereuen zu müssen, und zwar vom Feinsten – ohne Tierleid, ohne Spritzmittel, ohne Konservierungsstoffe. Die meisten zahlen für ihr gutes Gewissen mit der goldenen Kreditkarte; WHOLE FOODS' Zielgruppe ist überdurchschnittlich gebildet und liegt im oberen Einkommensbereich.

Doch das wahre Erfolgsgeheimnis liegt wohl in der Zusammenstellung der Waren. WHOLE FOODS offeriert einen überdurchschnittlich hohen Anteil an leicht verderblicher Ware – Fleisch, Fisch, Salate, Gemüse, Backwaren und Fertiggerichte aus einer Deli-Abteilung. Die Qualitätsstandards sind hoch. Fisch beispielsweise wird im eigenen Fischereibetrieb – kaum angedockt – filetiert, verpackt und per Luftfracht oder Laster an die Läden im ganzen Land ausgeliefert. Maximal 30 Stunden vergehen vom Löschen der Ladung bis zum Einsortieren in die Regale. Mit diesem, für die Branche unüblich hohen Anteil an verderblicher Frischware, macht WHOLE FOODS mittlerweile rund zwei Drittel seines Umsatzes.

Die amerikanische Bio-Kette hat sich vorgenommen, bis 2010 mit 400 Läden die Zehn-Milliarden-Dollar-Umsatzschwelle zu durchbrechen, und ist auf dem besten Weg dorthin. Nun greift der Konzern auch nach Europas Biomarkt. Im Jänner 2004 kaufte die Firma für 38 Millionen Dollar die englische Mini-Kette FRESH & WILD HOLDINGS mit sieben Läden in London. England ist nach Kanada der zweite Auslandsmarkt, auf den sich die Amerikaner wagen.

Derweil ist das Öko-Imperium schon dabei, die eigene Zukunft zu gestalten. 2005 soll in Austin, Texas, der größte Öko-Supermarkt aller Zeiten eröffnet werden: ein 7500 Quadratmeter großes Schlemmerparadies für Genießer mit Gewissen. Für den Gründer John Mackey, einen 51jährigen Vegetarier aus Texas, stellt diese Öko-Gigantomanie keinen Widerspruch zum wenig expansiven Image der Bio-Szene dar. Als der Journalist Steffan Heuer ihn fragte, wer mehr Gutes für den Planeten getan habe – „Mutter Teresa oder Bill Gates?" – antwortete Mackey spontan: „Keine Frage – Gates. Er hat mehr Menschen geholfen."

Richtig gut Essen

Gutes Essen, meint der französische Kulturanthropologe Claude Lévi-Strauss, muss *richtig* in einem umfassenden Sinn sein. Denn Essen wird nur dann als befriedigend empfunden, wenn es innerhalb der Ordnung einer gesellschaftlichen Gruppe als angemessen gilt und sozial akzeptiert wird. Und immer mehr Konsumenten in Europa empfinden den Genuss von Lebensmitteln aus ökologischem beziehungsweise biologischem Landbau als *richtig* im Sinne von Lévi-Strauss. Der Nature-Food-Trend erfreut sich seit Jahren steigender Beliebtheit; vor allem bei deutschen und österreichischen Konsumenten hat die Akzeptanz von Bio-Produkten deutlich zugenommen.

Zahlreiche Studien bestätigen die Richtigkeit von biologischer Ernährung. Nach ihren ganz subjektiven Einschätzungen von „Produkten aus ökologischer Landwirtschaft" oder „Bioprodukten" befragt, zeichnen Konsumenten ein breit gefächertes, überwiegend positives Bild von Nature Food. Als richtig empfunden wird etwa, so die Ergebnisse einer repräsentativen österreichischen Studie (Lebensmittelbericht 2003), dass pflanzliche Nahrungsmittel „ohne Chemie", also ohne den Einsatz von Kunstdüngern

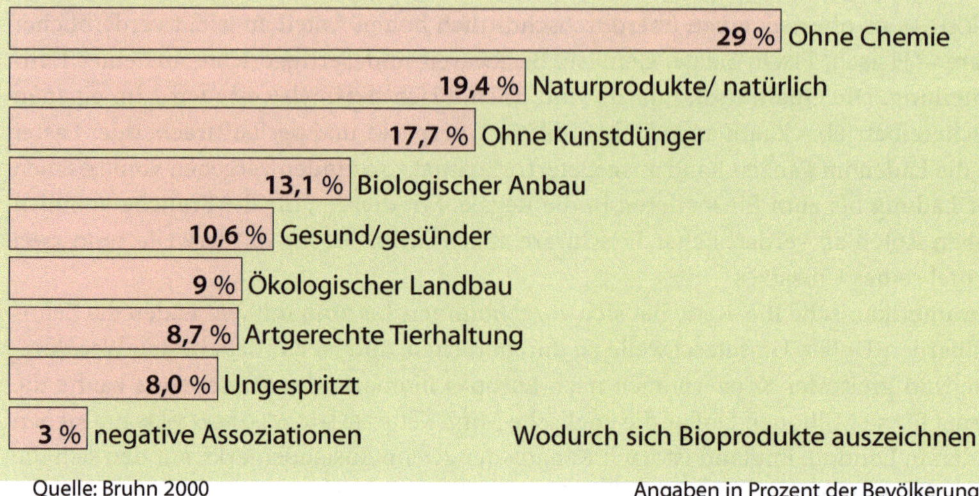

Quelle: Bruhn 2000 — Angaben in Prozent der Bevölkerung

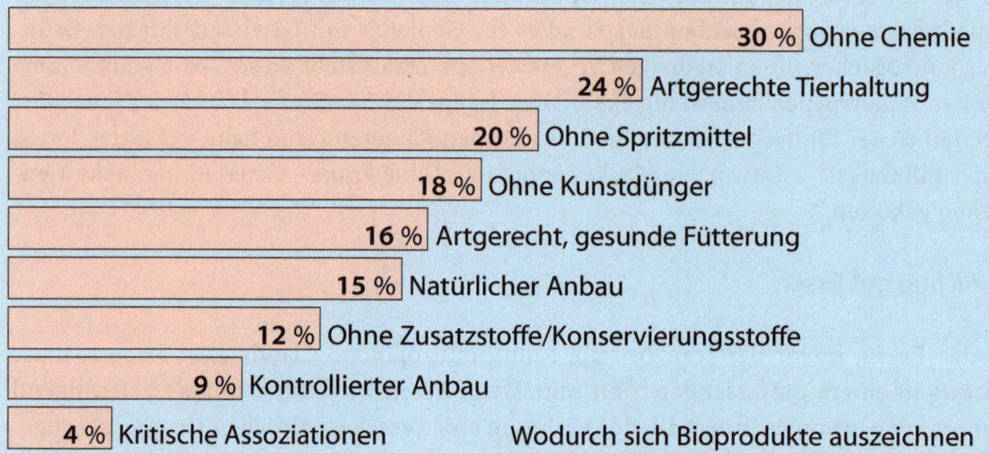

Quelle: Lebensmittelbericht 2003 — Angaben in Prozent der Bevölkerung

und chemischen Spritzmitteln gezogen werden. Große Bedeutung wird auch der artgerechten Tierhaltung und besonders der adäquaten Fütterung beigemessen.

Diese subjektive Wertschätzung, die Bioprodukten seit Jahren entgegengebracht wird, spiegelt sich auch immer öfter im objektiven Verhalten der Konsumenten. Bereits 1997 lag der Anteil ökologischer Erzeugnisse am Lebensmitteleinzelhandel in einigen Mitgliedsstaaten (Dänemark, Deutschland, den Niederlanden und Österreich) über einem Prozent. Doch die Vermarktungswege innerhalb der EU sind sehr unterschiedlich. In Italien, den Niederlanden, Belgien, Deutschland, Griechenland und Spanien werden

Ökoprodukte vorwiegend direkt oder über die Bioläden, in Schweden, Dänemark, Finnland, dem Vereinigten Königreich und Österreich vorwiegend über die Supermärkte und den allgemeinen Einzelhandel vermarktet. Die Autoren der Studie „Ökologischer Landbau in der EU – Fakten und Zahlen" gehen davon aus, „dass der Ökosektor in Ländern, in denen ökologische Erzeugnisse überwiegend in Supermärkten angeboten werden, schneller wächst und höhere Marktanteile verzeichnet (und auch in Zukunft verzeichnen wird) als in anderen Mitgliedsstaaten".

In Österreich werden Biolebensmittel in Supermärkten bereits seit Mitte der neunziger Jahre angeboten. 1994 bekannten sich knapp 40 Prozent der Österreicher dazu, ab und zu Bioprodukte zu verwenden. Zehn Jahre später sind es laut Erhebungen der Agrarmarkt Austria bereits 85 Prozent aller Haushalte. Insgesamt geben die österreichischen Privathaushalte rund 3,1 Prozent ihres Lebensmittelbudgets für Bionahrung aus. Auch in Deutschland boomen Bioprodukte. Der Anteil der ökologisch erzeugten Nahrungsmittel am gesamten deutschen Lebensmittelmarkt beträgt derzeit 2,3 Prozent. Laut AC Nielsen ist der Anteil der deutschen Haushalte, die zumindest gelegentlich Bioprodukte kaufen, im Jahr 2002 innerhalb eines Jahres von 6,5 auf 27,1 Prozent gestiegen. Diese rasante Entwicklung ist vor allem auf die Veränderung der Absatzwege zurückzuführen.

Absatzwege für Bioprodukte in Deutschland

	Umsatz in €	Marktanteil
Traditionelle Absatzwege	1,3 – 2 Mrd.	65 – 75 %
Naturkostläden u. Reformhäuser	0,9 – 1,2 Mrd.	35 – 40 %
Direktvermarkter	0,26 – 0,5 Mrd.	10 – 20 %
Fachgeschäfte	0,1 – 0,4 Mrd.	5 – 15 %
Lebensmitteleinzelhandel	0,6 – 0,9 Mrd.	25 – 35 %
Bio-Handelsmarken	0,3 – 0,5 Mrd.	10 – 20 %
Bio-Herstellermarken	0,3 – 0,4 Mrd.	10 – 15 %
Selbstständige Einzelhändler	0,2 – 0,3 Mrd.	5 – 10 %

Quelle: Ernährungsumschau, Juli 2003

Rettung durch Bioprodukte

Rund 30 Prozent der Haushalte zählen zu den Heavy Usern von Bioprodukten; sie kaufen in überdurchschnittlichem Ausmaß ökologisch bewusst und sind damit für 80 Prozent aller Bioeinkäufe verantwortlich. Dennoch ist der Bioanteil, gemessen an den gesamten Lebensmittelausgaben, noch vergleichsweise gering: Selbst bei den Heavy Usern beträgt er nur rund 7 Prozent.

Absolute Spitzenwerte erreichte der Bio-Boom in Europa im Jahr 2001. Die Ursachen dafür legen nahe, dass biologische Nahrungsmittel auch als Rettungsanker für verunsicherte und um ihre Gesundheit besorgte Konsumenten gesehen werden. Bedingt durch die BSE-Krise legte der Bioabsatz im klassischen Lebensmittelhandel zu Beginn des dritten Jahrtausends um stattliche 25 Prozent zu. Bemerkenswert dabei war, dass nicht nur Fleisch- und Wurstwaren, sondern auch alle anderen Bioprodukte davon profitierten. Nach Abklingen der BSE-Diskussion gingen die Bioanteile wieder zurück und stagnieren seither.

Sortimentspolitik schränkt Bioumsatz deutlich ein

60 Prozent der Bioprodukte gelangen nach wie vor über den Lebensmitteleinzelhandel an den Konsumenten. Damit stellen die Handelsketten die wichtigste Absatzschiene für Bioprodukte dar. Fast alle Supermärkte bieten inzwischen „Bio" an, wobei sich jedoch die Sortimentspolitik der einzelnen Konzerne kaum voneinander unterscheidet. Der Bioanteil im Regal ist immer noch relativ gering und liegt meist zwischen zwei und zehn Prozent aller Artikel einer Warengruppe. In der Regel werden überwiegend „schnell drehende" Produkte angeboten, das sind Waren, die rasch wieder verkauft werden. Das Standard-Biosortiment besteht vorwiegend aus Frischmilch, Butter, Fruchtjoghurt, Erdäpfeln und Karotten.

Bioprodukte in der Schweiz

Der Umsatz mit Bioprodukten wuchs im Jahr 2002 um 13 Prozent auf 1056 Mio. Franken (718 Mill. Euro). Pro Kopf gab jeder Schweizer im Jahr 2002 durchschnittlich 144 Franken (98 Euro) für Bioprodukte aus. Drei Viertel des Umsatzes laufen dabei über den Ladentisch der Supermarktketten COOP und MIGROS. Nur 16 Prozent des Bioabsatzes werden über Naturkost- und Reformhäuser getätigt. Mit einem Wachstum von 61 Prozent beim Rindfleischverkauf kommt eine deutliche Dynamik in den Markt. Für das Jahr 2003 ist ein Wachstum des Biofleischmarktes um insgesamt 20 Prozent prognostiziert.

(www.bio-suisse.ch)

Auffällig am europäischen Biomarkt ist vor allem das seit Jahren anhaltende Ungleichgewicht zwischen Nachfrage und Angebot bei bestimmten Öko-Produkten. Seit Ende der achtziger Jahre gibt es in den EU-Ländern eine nationale und von der EU mitfinanzierte Förderung zur Umstellung und Beibehaltung des ökologischen Landbaues. Dadurch wuchs das Angebot bei einigen Produkten schneller als die Nachfrage. Die Folgen: Ein zunehmender Anteil von Öko-Produkten muss auf dem konventionellen Markt zu konventionellen Preisen verkauft werden. Öko-Produkte mit Absatzproblemen sind etwa Rindfleisch und Milch oder Sonderkulturen wie Oliven, Wein und Obst. Andererseits kommt es immer wieder zu EU-weiten Versorgungsengpässen bei biologischem Geflügelfleisch und Gemüse, in einigen Ländern zeitweise auch bei Schweinefleisch und Eiern. Die Osterweiterung wird den Angebotsdruck bei leicht lagerfähigen und einfach zu transportierenden Produkten noch verschärfen, wobei es auch in den neuen

Ländern zu einer wachsenden Nachfrage vor allem bei verarbeiteten Bioprodukten wie Tiefkühlpizza oder Molkegetränken kommen wird.

Laut der Supermarktstudie des deutschen Forschungsinstituts für Biologischen Landbau aus dem Jahr 2002, die elf europäische Länder untersucht hat, sind Bioprodukte in fast allen EU-Supermärkten zu finden. Eine Sortimentsgröße von mehr als tausend Produkten ist zwar nicht Standard, aber zumindest in einigen Ländern der EU keine Seltenheit mehr. Dies ist nicht zuletzt ein deutliches Indiz für den radikalen Wandel des Biomarkts: Dieser Markt war in den Bio-Pioniertagen überwiegend ideologisch orientiert und blieb auf Reformhäuser und Naturkostläden beschränkt, in denen weitgehend unverarbeitete Lebensmittel wie Gemüse, Getreide, Reis oder Fleisch gehandelt wurden. Heute reüssieren Supermärkte mit eigenen biologischen Handelsmarken. Dabei erobern auch verarbeitete Produkte und Convenience-Nahrung immer größere Marktanteile. Nature Food ist längst nicht mehr auf einen Nachfragemarkt beschränkt, sondern wird zunehmend zu einem wichtigen Segment des Angebotmarkts.

Das Bewusstsein der Bevölkerung hat sich mittlerweile so gewandelt, dass es nicht mehr die höheren Preise sind, die signifikanten Umsatzsteigerungen von Nature Food im Wege stehen. Vielmehr bremst die saisonabhängige und – noch – nicht flächendeckende Versorgungslage, die der Einkaufslogik von Handelsketten oft entgegensteht, das Wachstum. Erst wenn diese Mängel in Zukunft durch eine reformierte Agrarpolitik behoben werden, haben Bioprodukte die Chance, zum Lebensmittel-Standard zu avancieren. Die Bereitschaft der Konsumenten ist vorhanden.

Das gilt nicht nur für Europa, die USA und Japan: Auch in Südamerika wächst die Nachfrage nach Erzeugnissen aus ökologischer und naturnaher Produktion. Global gesehen wächst der Biomarkt jährlich mit 15 bis 20 Prozent weit schneller als der konventionelle Lebensmittelmarkt mit 4 bis 5 Prozent. Damit wird Bio zunehmend auch für multinationale Konzerne interessant. Sie kaufen Biomarkenführer auf, gehen Partnerschaften ein und entwickeln ihre eigenen Bioproduktlinien.

Bioprodukte – ein weltweiter Überblick

Der Wert des weltweiten Biomarkts wurde 2004 von der deutsche Stiftung Ökologie und Landbau (Soel) auf 23 Millionen US-Dollar geschätzt. Obwohl die Produktion weltweit zunimmt, konzentrieren sich die Verkäufe auf die industrialisierte Welt, insbesondere Nordamerika und Westeuropa. Ausschlaggebend dafür sind die Bildung und die finanziellen Möglichkeiten der mittleren Gesellschaftsschichten. In Ländern wie China, Brasilien und Südafrika wächst der junge Markt aufgrund der steigenden Nachfrage innerhalb der höchsten sozialen Schichten.

Obwohl Ozeanien fast die Hälfte des weltweiten Farmlandes besitzt, ist die Biolebensmittelindustrie mit ihren Früchten, dem Gemüse und dem Biorind nach wie vor exportorientiert. Derzeit wächst allerdings auch der Inlandsmarkt um 15 bis 20 Prozent jährlich. Neuseeland exportiert vor allem Bio-Kiwi, Bio-Lamm und diverse Gemüse. Lateinamerika ist mit 5,8 Millionen Hektar der zweitgrößte Biolebensmittelproduzent, aber der eigene Biomarkt ist sehr beschränkt. Nur 10 Prozent der landesweiten Produktion werden in den großen Städten, vor allem Brasiliens und Argentiniens, verkauft. Hochqualitative Frischeprodukte werden in die USA, aber auch nach Europa, exportiert.

Europas Top Ten mit den höchsten Bioanteilen an der landwirtschaftlichen Fläche

1. Liechtenstein
2. Österreich
3. Schweiz
4. Italien
5. Finnland
6. Dänemark
7. Schweden
8. Tschechien
9. Großbritannien
10. Deutschland

Europa ist anders

In Europa wurde der Biotrend seit den Anfängen vor allem von weiblichen Konsumenten gestützt. Rückhalt erhielt er auch durch die 68er-Generation und deren Nachhut. In Deutschland und Österreich erfreuen sich Bioprodukte vor allem bei den 40- bis 50-Jährigen großer Beliebtheit. Doch neuerdings ist ein starker Anstieg des Biokonsums auch bei den 50- bis 70-Jährigen zu verzeichnen. Die Gründe dafür liegen im Wandel der Kaufmotive. Während in den neunziger Jahren „Umweltfreundlichkeit" im Vordergrund stand,

Weltweite Verteilung (Distribution) von Biolebensmitteln und Getränken

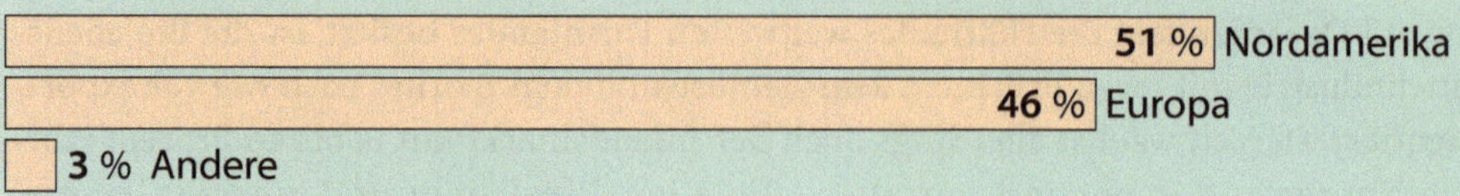

Quelle: Willer, Helga et al., IFOAM 2004

setzt heute das Argument „Gesundheit" entscheidende Kaufimpulse. Aufgrund ihrer unterschiedlichen Motive werden Bio-Intensivkäufer in drei Gruppen unterteilt. Eine deutliche Mehrheit stellen die „ganzheitlich Überzeugten" dar, das sind zu zwei Drittel Frauen zwischen 40 und 60 mit ausgeprägtem ökologischem und ethischem Bewusstsein. Als „arriviert und anspruchsvoll" gilt die zweite, etwas jüngere Gruppe von Biokäufern, die vor allem charaktervollen Geschmack sowie hohe Lebensmittelqualität und ansprechende Präsentation erwarten. Gesundheitsorientiert und über 50 Jahre alt ist die dritte Gruppe.

Die Bio-Biographie

1980er Jahre – steigendes Umweltbewusstsein, erste Gesundheitsargumente

1990er Jahre – Gesundheitsbewusstsein gewinnt an Bedeutung

2000er Jahre – Der Wellness-Gedanke – Lebensmittelqualität plus Gesundheit –
                    kommt auf

2010er Jahre – Individualisierte Gesundheitskonzepte und Genuss

Quelle: Zukunftsinstitut, H. Rützler 2003

Heilende Kräfte der Natur

Die Verknüpfung von Gesundheit und Lebensmittelqualität spielt in Zentraleuropa eine andere Rolle als in anderen westlichen Ländern. Vor allem deutsche und österreichische Konsumenten haben eine überhöhte Angst vor „Künstlichem" und ein überdurchschnittlich ausgeprägtes Misstrauen gegenüber der Qualität vieler Lebensmittel. Vor allem chemische Zusätze, Verunreinigungen sowie gentechnische Adaptionen verunsichern stark. Dass Essen krank machen kann, ist in Österreich nicht primär eine Frage des konkreten Essverhaltens, das sich in einseitiger Ernährung und fettreicher Zubereitung manifestieren kann, sondern der Produktqualität. Viele Konsumenten verbinden „Bio" in erster Linie mit „gesund", auch wenn es dafür noch wenige stichhaltige wissenschaftliche Argumente gibt. Im Gegensatz zu den Konsumenten von Functional-Food-Produkten, die die pharmazeutische Kompetenz der Nahrungsmitteltechnologen schätzen, setzen Nature-Food-Konsumenten auf die „heilenden Kräfte der Natur".

Wahrnehmung der Natürlichkeit von Lebensmitteln

< < < Natürlich	Künstlich > > >
Naturgarten/Kräuter Konventionelle Lebensmittel	GM* Food
Biolebensmittel	Functional Food

Quelle: Jonas und Beckmann; 1998   * genetisch verändert

Mittlerweile entwickeln immer mehr multinationale Konzerne wie NESTLÉ Nahrungs-mittelkonzepte „mit Wirkstoffen aus der Natur", besonders im Bereich Säuglingsnah-rung. Ferdinand Haschke, Geschäftsführer der NESTLÉ NUTRITION GMBH, ist sogar überzeugt, dass bei der Babynahrung Bioprodukte bald allgemeiner Standard sein werden.

Einzigartige Bioqualität

Biolebensmittel zeichnen sich aus durch

- umweltfreundliche Produktionsweise
- klare gesetzliche Auflagen bezüglich Erzeugung, Verarbeitung, Vermarktung, Etikettierung
- klare Definition der Produktqualität
- Einschränkungen bezüglich des Einsatzes von Zusatzstoffen (von insgesamt etwa 300 sind nur 36 erlaubt)
- natürliche Aromen
- keine gentechnische Veränderung

Doch um wie viel sind denn Bioprodukte nun gesünder als konventionelle? Wo liegen die Unterschiede in der Zusammensetzung? Fundierte Vergleiche mit herkömmlich produzierter pflanzlicher Nahrung sind schwierig und somit auch selten. Es gibt in der ernährungswissenschaftlichen Literatur immerhin Hinweise auf mögliche Unterschiede in der Zusammensetzung. Neben dem Fehlen von Pestiziden und Herbiziden, niedrige-rem Wassergehalt und vereinzelt besseren Vitaminwerten zeigen neuere Forschungen, dass Bioprodukte auch höhere Werte bei sekundären Pflanzeninhaltsstoffen, etwa bei Phenolverbindungen, aufweisen. Dies könnte auf den höheren oxidativen Stress der Pflan-zen zurückzuführen sein, der sie dazu anregt, verstärkt eigene Abwehrmechanismen zu entwickeln.

Abgesehen von den zahlreichen gesetzlichen Auflagen bei Anbau und Aufzucht von Lebensmitteln aus biologischer Landwirtschaft, sind die Einschränkungen bei der Ver-arbeitung erstaunlich gering. Neben der Kennzeichnungspflicht gibt es allenfalls Positiv-Listen erlaubter Zusatzstoffe. Als Aromastoffe sind nur natürliche Aromen oder Extrakte zugelassen; Mineralstoffe, Vitamine und Aminosäuren dürfen nur insoweit verwendet werden, als gesetzliche Vorschriften existieren. Das ist zum Beispiel bei Margarine und Babynahrung der Fall. Bei den Verarbeitungsverfahren gibt es, mit Ausnahme der im Biobereich verbotenen Behandlung mit ionisierten Strahlen, die häufig zur Konservie-rung von Gewürzen eingesetzt werden, keine weiteren Einschränkungen.

Umstritten ist allerdings der Bereich Convenience-Nahrung. Macht es Sinn, bei der Verarbeitung und Konservierung von biologischen Fertiggerichten nur sanfte Metho-den anzuwenden? Bieten biologische Verfahren überhaupt ausreichend Schutz gegen rasches Verderben der Ware? Und verwässern konventionelle Methoden am Ende gar den Charakter biologischer Ernährung? „Es wäre sinnvoll, bei der Weiterverarbeitung von ökologisch erzeugten Rohstoffen ebenfalls möglichst hohe ethische Richtlinien einzuhalten", findet der österreichische Lebensmitteltechnologe Emmerich Berghofer. Doch hier entsteht das Dilemma: Je höher der Verarbeitungsgrad von Rohstoffen wird, desto wirksamer müssen auch die Konservierungsmaßnahmen sein. Um die künstlichen Eingriffe in das biologisch gezogene Lebensmittel möglichst gering zu halten, bietet sich daher vor allem jene Strategie an, die WHOLE FOODS in den USA nahezu perfektioniert hat: Der Weg vom Produzenten zum Konsumenten muss wieder verkürzt werden.

Weitgehend unbeleckt von solchen ökophilosophischen Grundsatzdiskussionen und wesentlich unbefangener pflegen die nordeuropäischen Länder ihren Umgang mit Bioprodukten. Bioware wird in Skandinavien als „finest foods" verkauft: als das Feinste und Beste, als Premiumprodukt, das durch seine Entstehungsgeschichte und konsequente Qualitätsorientierung für sich spricht. Dieser Zugang wird in den nächsten Jahren auch im deutschsprachigen Raum Niederschlag finden. Aspekte wie Genuss und Freude am Essen werden auch beim Konsum von Nature Food in den Vordergrund rücken.

Es ist daher höchste Zeit, sich auch bei der Vermarktung von Nature Food von den romantischen Vorstellungen vorindustrieller Produktionsweisen zu verabschieden, die von den Werbebildern im Fernsehen, wo Butter nur von Hand gemacht wird und Gemüse aus dem überschaubaren Bauerngarten stammt, immer noch unterstützt werden. Denn damit läuft der Biomarkt nicht nur Gefahr, an Glaubwürdigkeit zu verlieren, sondern verspielt auch die Chance, am rasant wachsenden Convenience-Markt zu bestehen.

Walk your Talk

Ausgerechnet WHOLE FOODS, der Biokonzern aus dem Land des Fast Food, zeigt mit seinem durchschlagenden Erfolg deutlich, wie groß die Sehnsucht nach klaren, einfachen und authentischen Konzepten ist. Der US-Soziologe Paul H. Ray nennt die Zielgruppe der Biokette die „kulturell Kreativen". Damit beschreibt er eine neue, viel versprechende Schicht, zu der er heute bereits ein knappes Drittel der amerikanischen Bevölkerung zählt.

„Der Schlüssel zum Verständnis der kulturell Kreativen ist Authentizität", sagt Ray in einem Interview mit der Zeitschrift „Psychologie heute". „Das bedeutet, dass das eigene Handeln mit den eigenen Überzeugungen, Ideen und Werten übereinstimmt". Walk your Talk – handle, wie du sprichst. So könnte das Motto der kulturell Kreativen lauten, die sich mit Ökologie und nachhaltiger Wirtschaft auseinander setzen und im Gleichgewicht mit ihrer Umwelt leben wollen – ohne deshalb freilich schlechter essen zu wollen. Für Nature Food sind sie das Potential der Zukunft: Hedonisten mit menschlichem Antlitz.

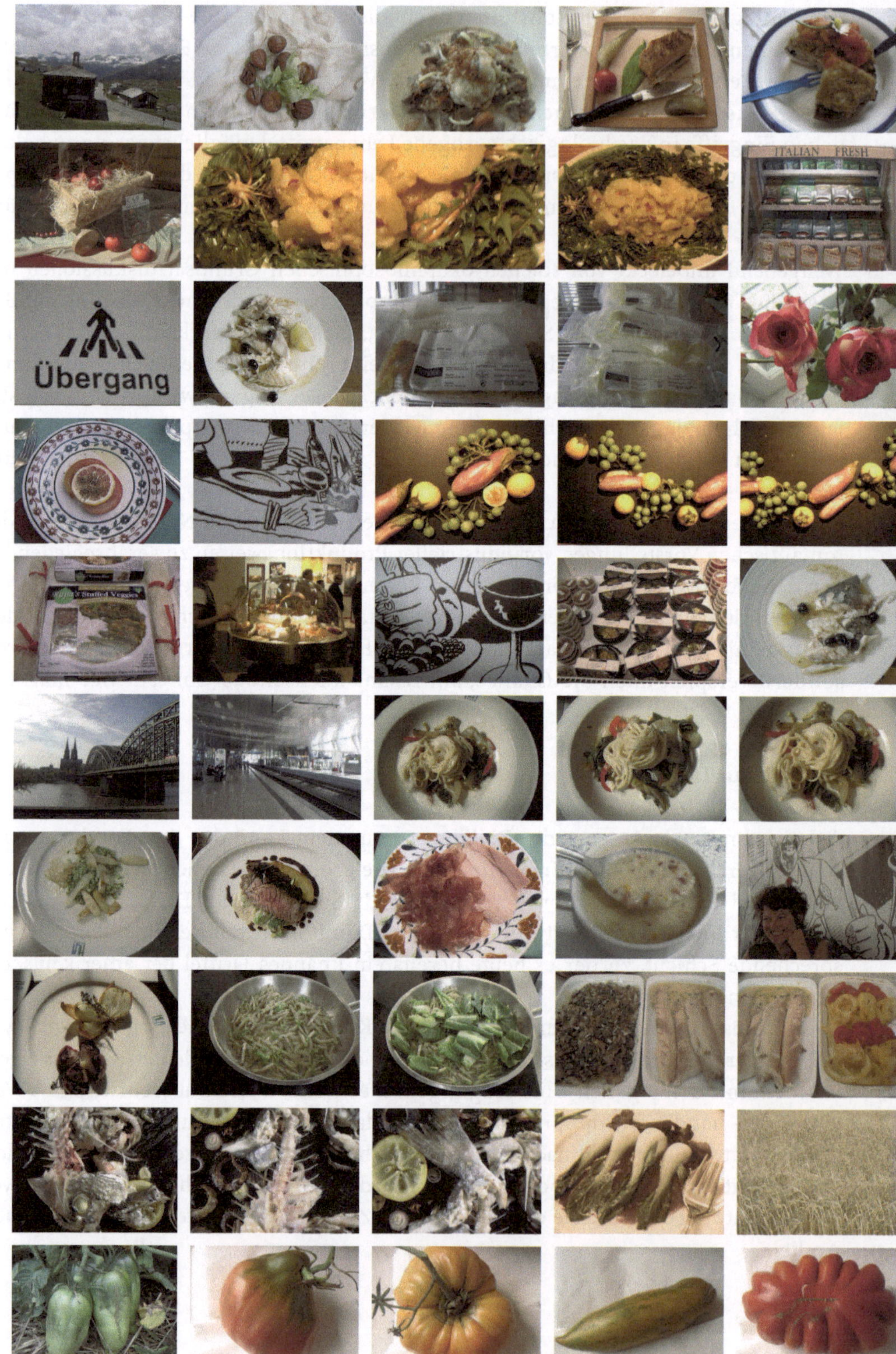

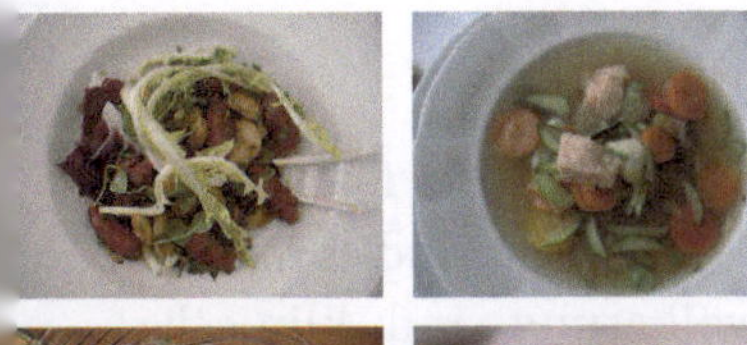
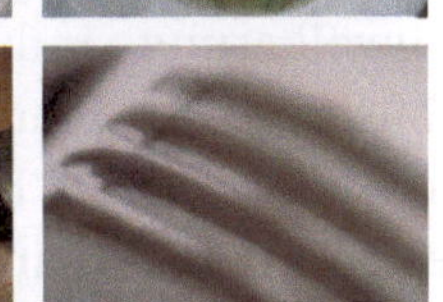
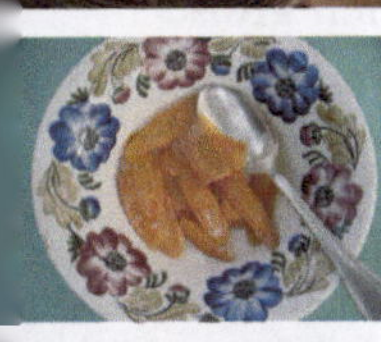

Lebensmittelallergien sind moderne Zivilisationskrankheiten. Und vielleicht sind sie auch Ausdruck unserer Suche nach der richtigen Ernährung in Zeiten des Umbruchs der Esskultur. Natürliche allergenfreie Nahrung wird in Zukunft in vielen Konsumentenschichten eine größere Rolle spielen – nicht nur bei Allergikern.

Clean Food – Purismus nicht nur für Allergiker

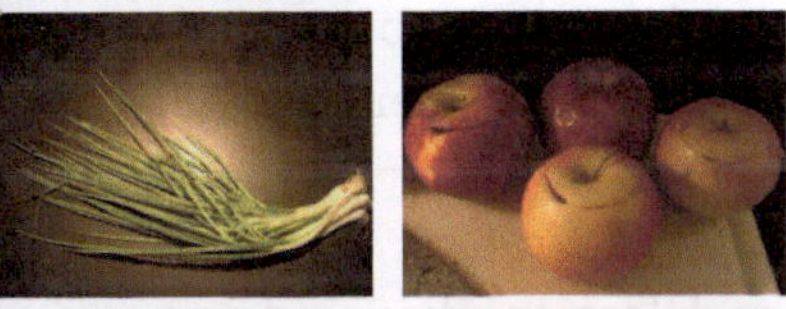
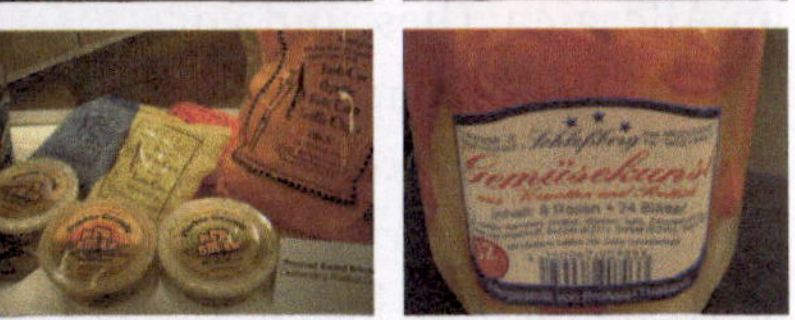

„Essen müssen wir alle. Müssen? Nein, dürfen! Kaum eine andere Tätigkeit verbindet Zwang und Freiheit in so doppelseitiger Weise".
Roman Hess
Ngo Van Dá

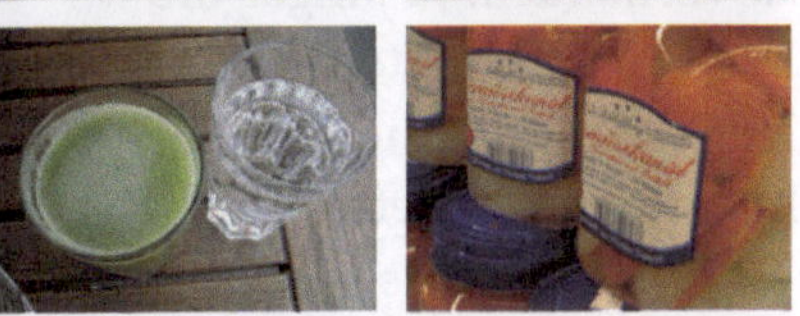
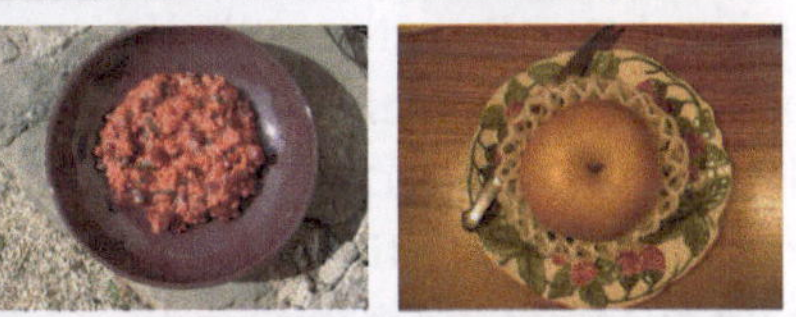

Lebensmittelallergien boomen. Wir kennen mittlerweile alle irgendjemanden mit einem interessanten Ess-Problem; vielleicht haben wir auch selber eines. Wir reagieren mit Kopfweh auf Rotwein und mit Blähungen auf Weizen; Tomaten verursachen uns Bauchweh, Nüsse häufig Hautausschläge. Viele Menschen kennen die Ursache für ihre Verdauungsprobleme, rinnenden Nasen oder Juckattacken noch gar nicht. Freilich, Lebensmittel können in seltenen Fällen tödliche Folgen haben oder schwere Gesundheitsschäden auslösen. Doch auf den ersten Blick entsteht bisweilen der Eindruck, die Zunahme all dieser Unverträglichkeiten könnte mehr mit dem Zeitgeist als mit der Medizin zu tun haben. In diesem Sinne sind Unverträglichkeiten auch Ausdruck einer intensiven Suche nach der passenden Ernährungsweise in Zeiten des Umbruchs alter Esskulturen. Fest steht jedoch nur eines: Lebensmittelallergien nehmen zu; und die Suche nach den genauen Ursachen dieser Entwicklung gestaltet sich schwierig. Wie Allergien in unserem Körper plötzlich aktiviert werden, warum wir gerade auf bestimmte Nahrungsmittel mit besonderen Symptomen reagieren – darüber wird durchaus auch kontrovers diskutiert.

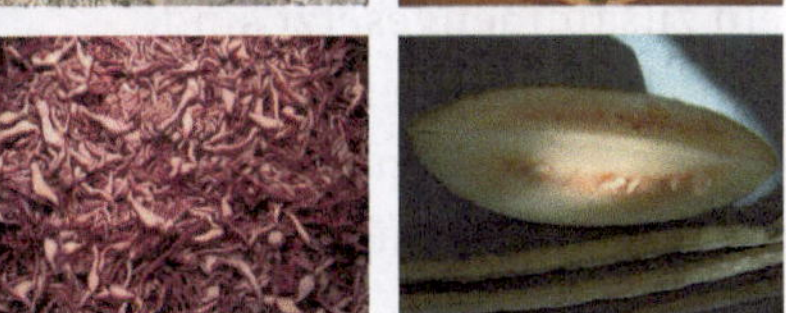
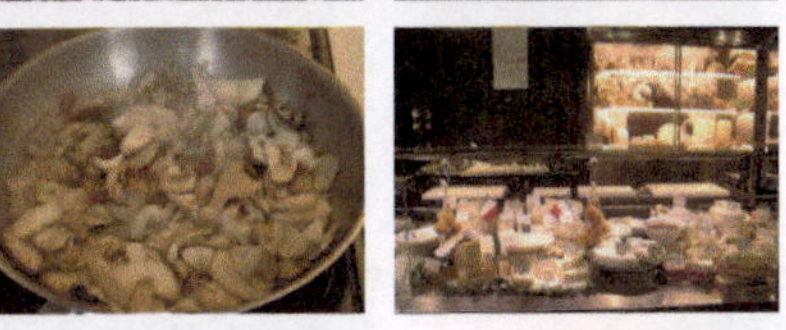
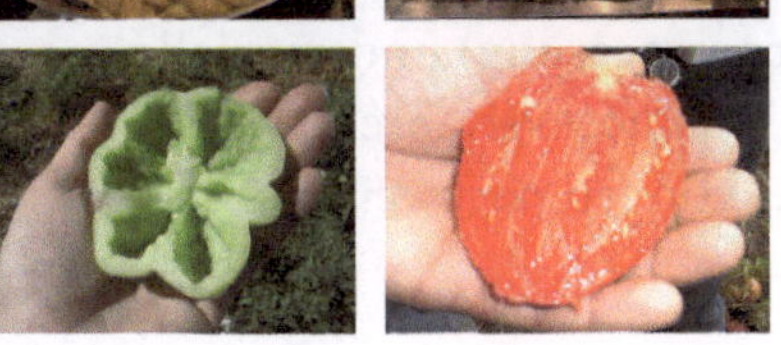

Diskrepanz zwischen Wahrnehmung und Messbarkeit

Laut der Britischen Nutrition Foundation, bezeichnen sich rund 20 Prozent der Engländer als allergisch oder intolerant gegenüber einigen Lebensmitteln, 1,4 Prozent sind es naturwissenschaftlich betrachtet wirklich. In der Schweizer Bevölkerung sind, klinisch gesehen, zwischen zwei und vier Prozent betroffen; die subjektive Wahrnehmung vergrößert den Kreis der Allergiker allerdings signifikant. Ein ganz ähnliches Bild bietet Deutschland: Zwischen 1,4 und 2,4 Prozent der Erwachsenen sind laut DGE info 2/2004 tatsächlich Lebensmittelallergiker, und auch hier zeigen epidemiologische Studien große Diskrepanzen zwischen den von Patienten empfundenen Lebensmittelunverträglichkeiten und den Resultaten der verschiedenen Diagnoseverfahren.

Auch Gastronomen werden mit dem Allergie-Boom immer häufiger konfrontiert. „Es gibt keinen Tisch mehr, an dem nicht Beilagen umbestellt oder ganze Gerichte umgekrempelt werden", erzählen Spitzenköche. „Der eine verträgt keinen Knoblauch, die anderen keinen Paprika, eine ist allergisch auf Zwiebel, irgendjemand anderer wieder auf Nüsse."

Alarmierend ist aber vor allem die steigende Allergieneigung bei Kindern: 0,3 bis 7,5 Prozent leiden an einer Hypersensibilität, 1 bis 2,5 Prozent an Allergien. Dies sind vorsichtige Schätzungen, räumt William F. Jackson vom internationalen Life-Science-Institut ein, „wahrscheinlich liegt die Prävalenz höher, vor allem in spezifischen Bevölkerungsgruppen". Bei bis zu 70 Prozent der Kinder mit atopischen Ekzemen, einer schweren Hautkrankheit, ist auch eine Lebensmittel-Hypersensibilität vorhanden. Je jünger die Kinder allerdings zum Zeitpunkt des ersten Auftretens allergischer Symptome sind, desto größer ist die Chance, dass sich diese bis zum Schulalter wieder verlieren. Dies gilt besonders für Symptome, die durch Kuhmilch und Hühnereiweiß auftreten.

Prinzipiell kann jedes Lebensmittel eine Allergie auslösen. Was die Diagnose aber oft schwer macht, ist das Faktum, dass die meisten Lebensmittel mehrere Proteine enthalten, die als Allergene – Substanzen, die vom Körper als „nicht eigen" erkannt werden und daher eine entsprechende Immunantwort, also die Bildung von Antikörpern, auslösen – in Frage kommen. Noch komplexer werden die Herausforderungen für die Medizin, weil die meisten Speisen aus mehreren Lebensmitteln zusammengesetzt sind. Außerdem muss zwischen Sofortreaktionen und verzögerten unterschieden werden. Rasch auftretende Symptome können viel einfacher diagnostiziert und zugeordnet werden; je später der Körper reagiert, desto schwieriger ist eine Verbindung mit den verantwortlichen Allergenen herzustellen.

Tückische Pseudoallergien

Besteht der Verdacht auf Vorliegen einer Lebensmittelallergie, erfolgen meist als erste Diagnoseschritte eine Messung des IgE-Spiegels (Antikörpermessung) und spezielle Blut- und Hauttests. Lassen sich durch die verschiedenen Diagnoseverfahren wie Eliminationsdiät oder Provokationstest keine allergischen Reaktionen nachweisen, kommen Lebensmittel aber trotzdem als Auslöser von spezifischen Allergien oder Verstärker eines Ekzems in Frage. Nahrungsmittel können nämlich auch allergieähnliche Symptome, so genannte „Pseudoallergien", auslösen. Besonders bei Reaktionen auf Tomaten, Zitrusfrüchte, Zusatzstoffe und Süßigkeiten handelt es sich meist nicht um echte Allergien, sondern um Pseudoallergien. Darüber hinaus konnten in gut kontrollierten Studien neben Zusatzstoffen auch natürlich in Lebensmitteln vorkommende Bestandteile als Auslöser identifiziert werden. Dabei handelt es sich unter anderem um Histamine, welche in großen Mengen in Rotwein, Bier, Sekt, Tunfisch, Tomaten, Ketchup, Hartkäse, Rohwürsten und Sauerkraut vorkommen. Pseudoallergien treten etwa bei 2 bis 7 Prozent der Neurodermatiker auf, von denen knapp ein Prozent auf Konservierungsmittel mit einem Ekzemschub reagiert.

Die neuen Hypersensibilitäten

Wie die Bezeichnung „Pseudo" schon anklingen lässt, wurden die nicht echten Allergien anfangs nur wenig ernst genommen. Doch die anhaltende Diskussion, die nachhaltige Verunsicherung der Patienten und ihre daraus resultierende Abwanderung zur Alternativmedizin haben ein Umdenken bewirkt, das sich auch in einer neuen Sprachregelung äußert. Im Jahr 2001 wurde die Definition für Lebensmittelunverträglichkeit (LMU) von der Europäischen Akademie für Allergologie und Klinische Immunologie (EAACI) neu spezifiziert. Jetzt wird statt dem bisherigen Begriff „nicht-toxische Reaktionen" der Terminus „Hypersensibilität" verwendet. Auf einer zweiten Ebene wird nun zwischen allergischer Lebensmittel-Hypersensibilität (Lebensmittelallergien) und nicht-allergischer Lebensmittel-Hypersensibilität (Lebensmittelintoleranz) unterschieden. Bei den Intoleranzen wurden folgende drei Auslösergruppen definiert:

– Zusatzstoffe
– Salicylate und Aromastoffe
– biogene Amine und Enzymdefekte.

Essgewohnheiten, Alter und allergene Potenziale

Die Häufigkeit des Vorkommens bestimmter Lebensmittelunverträglichkeiten hängt im Wesentlichen von den Essgewohnheiten der jeweiligen Altersgruppe und dem allergenen Potenzial der auslösenden Stoffe ab: Im Kindesalter treten zu 90 Prozent Allergien gegen Grundnahrungsmittel auf. An erster Stelle stehen dabei Kuhmilch und Hühnereiweiß, gefolgt von Erdnuss, Soja und Weizen. Mit zunehmendem Alter überwiegen die pollenassoziierten Lebensmittelallergien. Die dabei am häufigsten nachgewiesenen Lebensmittelallergene sind Haselnuss, Sellerie, Apfel und Soja.
Aber auch die Essgewohnheiten einzelner Länder beeinflussen die Häufigkeit von Lebensmittelallergien. Die Anzahl neuer Allergien hat auch in Europa mit der Einführung neuer Lebensmittel zugenommen. Allergien gegen Kiwi und Sesam treten in Großbri-

tannien seit wenigen Jahren signifikant häufiger auf. Neu sind auch Allergien gegen Papaya, Mango und Pinien. Kulturell spezifische Ernährungsgewohnheiten führen dazu, dass in den USA und in Großbritannien Erdnussallergien viel öfter festzustellen sind als in Kontinentaleuropa. In Spanien und Portugal kommen verstärkt Fischallergien vor, in Mitteleuropa hingegen häufiger Weizenallergien.

Die häufigsten Allergene im Überblick

Kinder	Kuhmilch, Hühnereier, Erdnüsse, Soja, Weizen
Erwachsene	Haselnüsse, Sellerie, Apfel, Karotte, Erdnüsse, Soja

Quelle: DGE info 2/2004

Die Hauptverursacher von Lebensmittelallergien

	Lebensmittel	Tödliche Reaktionen möglich	Anaphylaktische Reaktion möglich
1	Weizen	Nein	Ja
	Andere Getreidearten	Nein	Nein
2	Krustentiere	Ja	Ja
	Muscheln	Nein	Ja
3	Eier	Ja	Ja
4	Fisch	Ja	Ja
5	Erdnüsse	Ja	Ja
	Sojabohnen	Ja	Ja
	Andere Gemüse	Nein	Ja
6	Milch	Ja	Ja
7	Baumnüsse	Ja	Ja
8	Sesam	Ja	Ja
	Andere Samen	Nein	Ja
9	Holz-Stein-Nüsse (ohne Mandeln)	Nein	Ja
	Sellerie	Nein	Ja
	Reis	Nein	Nein
	Buchweizen	Nein	Ja

Quelle: ILSI Europe concise monograph series, Food Allergy 2003

Fallen für Allergiker

Hypothesen über die Ursachen des steigenden Risikos, Allergien oder Unverträglichkeiten zu entwickeln, gibt es zuhauf. Doch weil deren Bestätigung wohl noch einige Zeit auf sich warten lassen wird und gezielte therapeutische oder medikamentöse Behandlungsmethoden daher noch fehlen, sind die Betroffenen derzeit vor allem darauf angewiesen, allergenen Nahrungsmitteln auszuweichen. Das ist nicht so einfach angesichts der zahlreichen gut versteckten Allergene. Wer vermutet schließlich Surimi, ein Krabbenfleischimitat, in Fleischgerichten oder Milch in Wurstwaren? Bislang durften in der Lebensmittelproduktion aufgrund der so genannten „25-Prozent-Regel" zum Beispiel in einem Eintopf milchhaltige Würstchen „versteckt" werden. Die Milch als Zutat musste nur aufgelistet werden, wenn die Würstchen mehr als 25 Prozent aller Zutaten ausmachen – eine heimtückische Falle für Milchallergiker.

Nun wird diese Regel von der EU-Kommission abgeschafft. Eine neue Kennzeichnungspflicht von Zutaten mit allergenem Potential soll geplagten Konsumenten die Allergenkarenz – also das konsequente Vermeiden des Auslösers – erleichtern. Nach den neuen Vorschriften müssen alle Einzelzutaten auf der Etikettierung aufgeführt werden, damit Allergene nicht mehr „versteckt" werden können. Die einzige Ausnahme: Bei zusammengesetzten Zutaten, die weniger als zwei Prozent im Endprodukt ausmachen und deren Zusammensetzung in einer geltenden Gemeinschaftsregel festgelegt ist, kann die Aufzählung entfallen. Die Richtlinie wird mit einer Übergangsfrist wirksam; ab 2005 können die Verbraucher die konkreten Ergebnisse auf den Etiketten finden. Immerhin, einzelne Hersteller weisen schon jetzt freiwillig auf den Allergengehalt ihrer Produkte hin, beispielsweise durch einen Warnhinweis auf Schokoladepackungen: „Kann Spuren von Erdnussprotein beinhalten."

Die neue Kennzeichnungspflicht

Folgende Zutaten, die für ihre allergieauslösende Wirkung bekannt sind, müssen in Zukunft gekennzeichnet werden:

Glutenhaltiges Getreide und glutenhaltige Getreideerzeugnisse
Krebstiere und Krebstiererzeugnisse
Eier und Eiererzeugnisse
Fische und Fischerzeugnisse
Erdnüsse, Sojabohnen sowie Erzeugnisse daraus
Milch und Milchprodukte (inklusive Laktose)
Nüsse und Nusserzeugnisse
Sulfite in einer Konzentration von über 10 mg/kg

Reine Lebensmittel, klare Produktphilosophien

Was wir in Zukunft immer mehr brauchen, ist also Clean Food – Nahrung, die grundsätzlich frei von Allergenen ist oder die wir mit Hilfe verbraucherfreundlicher Etikettierung je nach Allergengehalt auswählen können. Der Trend zu Clean Food erfordert deshalb eine neue Qualität von Lebensmittelsicherheit. Vor allem jene Produkte, die „frei von Allergenen" sind, werden in Zukunft auf dem Markt punkten. Clean Food hat aber auch das Potenzial, die typischen Konsumenten von Slow- und Nature Food zu überzeugen, die reine Lebensmittel und klare Produktphilosophien schätzen. Der Clean-Food-Trend gewinnt also nicht nur durch den wachsenden Anteil von Allergikern an Bedeutung, sondern auch durch Debatten über die häufig allergenen Zusatzstoffe und Konservierungsmittel in konventionellen Lebensmitteln, hormonbelastetes Fleisch und unhygienische Verarbeitung.

Ein weiterer Effekt dieses Trends ist – besonders in den USA – der steigende Konsum von koscheren Lebensmitteln; der Markt wird derzeit auf etwa 150 Milliarden Dollar geschätzt. Die aktuellen Zuwachsraten machen allerdings deutlich, dass nicht nur jüdische Verbraucher auf diese Lebensmittel zurückgreifen; viele Produkte werden ohne religiöse Motive konsumiert. Nach aktuellen Schätzungen beträgt der Konsum koscherer Lebensmittel auf Basis der religiösen Speisevorschriften nur 25 Prozent; der überwiegende Anteil wird dagegen von Vegetariern, Allergikern und solchen Konsumenten verzehrt, welche in den strengen Regeln des Judentums eine Gewähr für die Sicherheit von Lebensmitteln sehen, die ihnen der traditionelle Lebensmittelmarkt derzeit nicht zu bieten vermag.

Da alle Prognosen, besonders bei Kindern und Jugendlichen, von einem weiteren Anstieg der Lebensmittelunverträglichkeiten ausgehen, liegt nur ein Schluss nahe: Clean Food steht erst am Anfang seiner Entwicklung. Potenzielle Allergene werden immer öfter aus den Zutatenlisten einzelner Produkte verschwinden; Clean Food wird sich von seinem therapeutischen Ansatz immer mehr entfernen und zur Marke für Qualität und Lebensmittelsicherheit mutieren. Einige Nahrungsmittelriesen haben diese Möglichkeiten bereits erkannt. Der britische Konzern TESCO bietet in seiner Produktlinie TESCO'S FREE FROM bereits 100 gluten- und lactosefreie Erzeugnisse an. Der Umsatz mit diesem Angebot ist, so „The Economist", seit 2000 um 165 Prozent gestiegen.

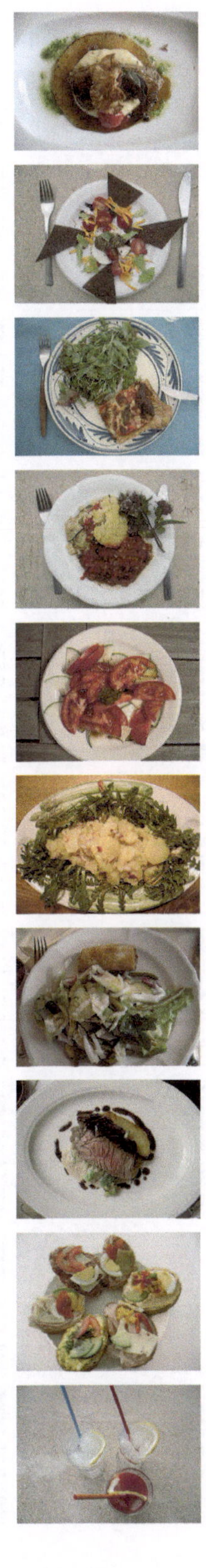

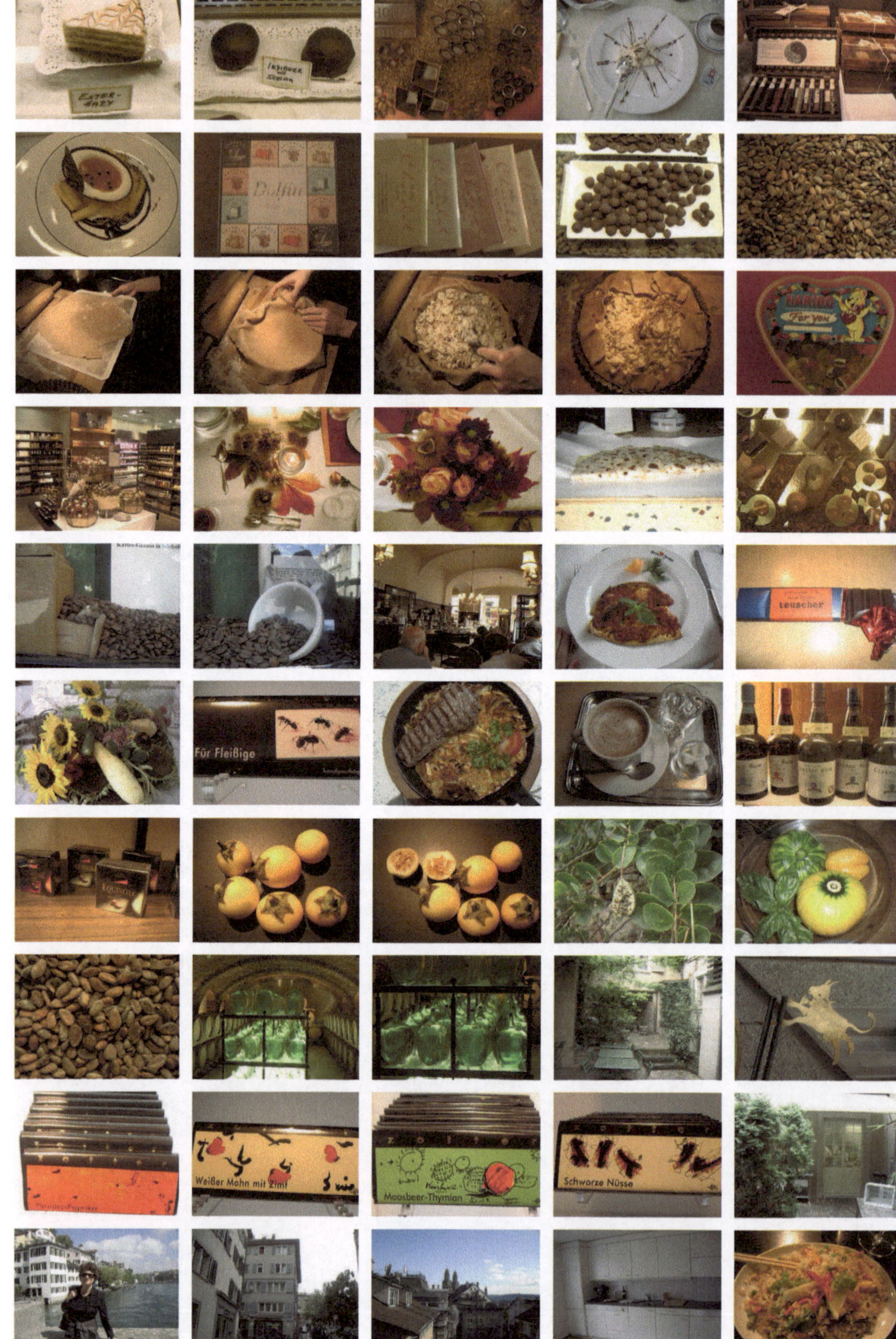

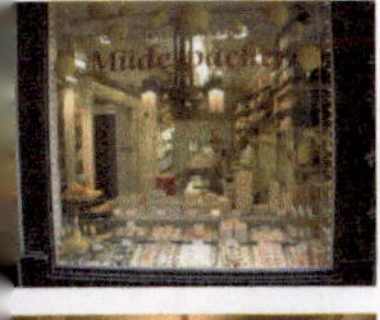
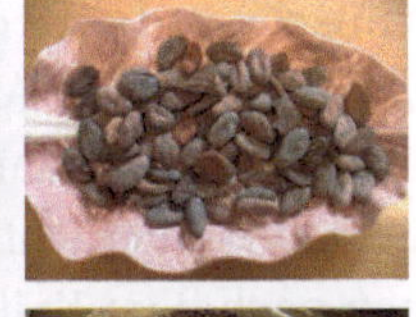
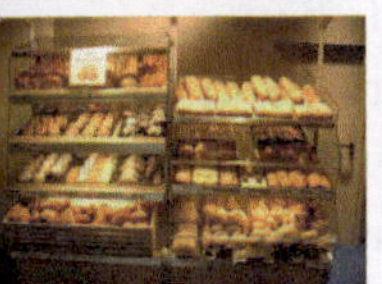
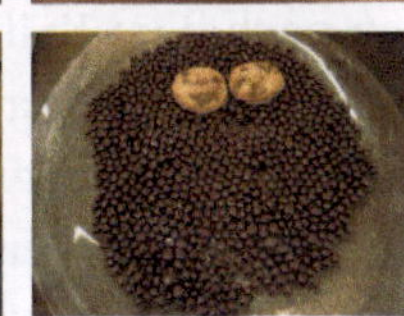
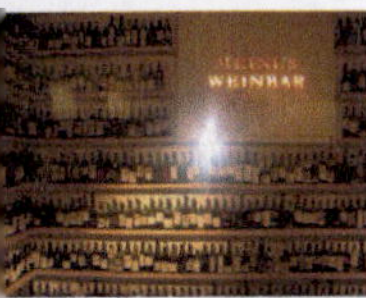

Mit vielen Nahrungsmitteln verbinden wir bestimmte Stimmungen. Ihr Konsum belebt, tröstet und kann sogar zur Heilung beitragen. Dafür sorgen Mythen, die sich um die Produkte ranken, aber auch chemische Substanzen. Die Lebensmittelindustrie arbeitet heftig an viel versprechenden Mood-Food-Produkten.

Mood Food – Essen als Emotionsmanagement

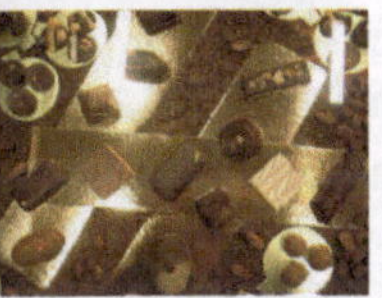
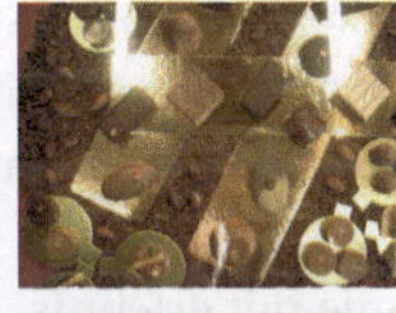
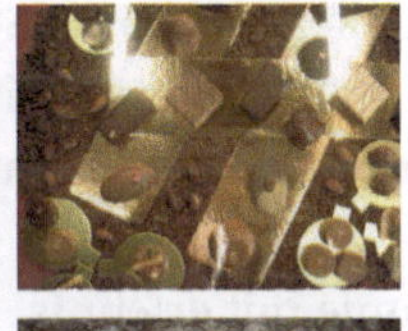
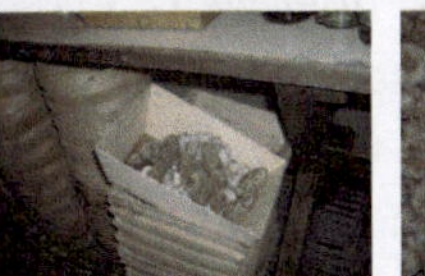
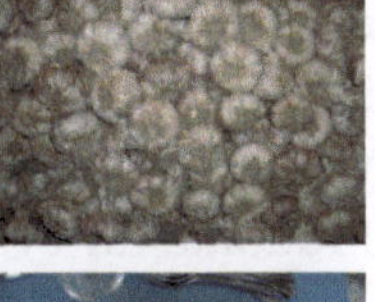
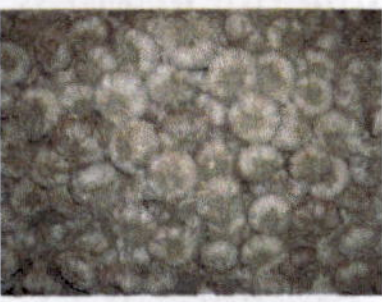

„Wir belohnen uns mit Schokolade an guten Tagen und trösten uns mit ihr an schlechten, oder wir genießen sie einfach so, wegen ihres einzigartigen Geschmacks. Die Köstlichkeit des Aromas, der Reichtum der Konsistenz passen sich an jede Wendung unserer Launen an. Um zu werben, zu schmeicheln oder zu gratulieren, wir verwenden fast immer Schokolade. Geburtstage sind glücklicher, Beamte werden freundlicher und Job-Aufsteiger jubilieren lauter, wenn eine Gabe von Schokolade die Gelegenheit feiert."
Marcia und Frederic Morton,
Schokolade – Kakao, Praline, Trüffel & Co.

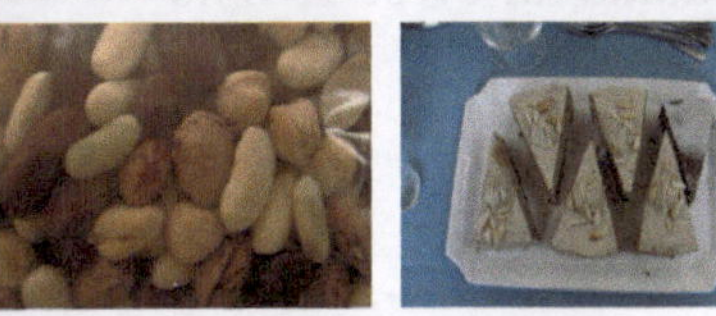
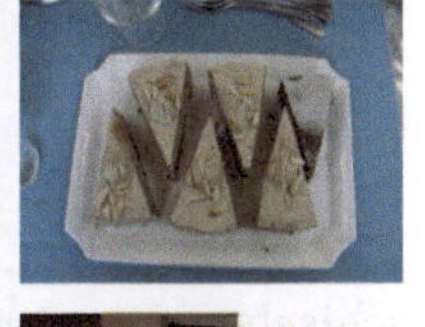
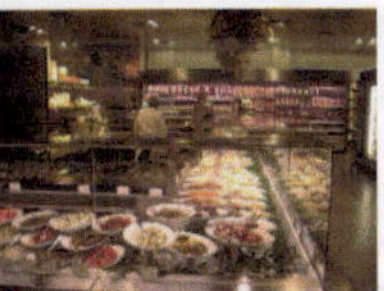
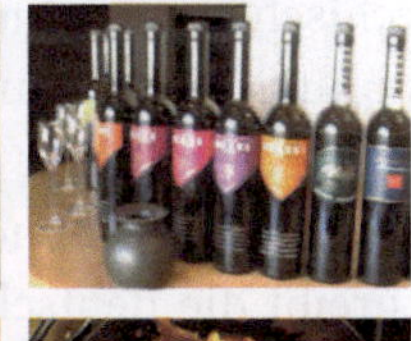
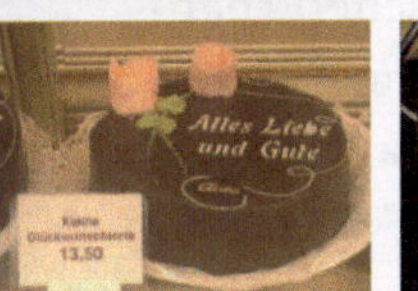
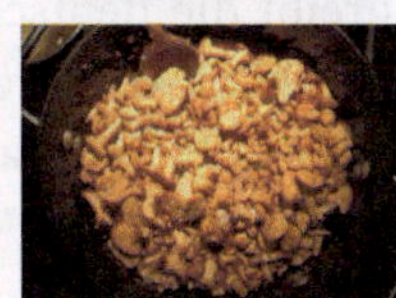

Um unserem oft gleichförmigen Alltag zu entrinnen oder ihn zu kompensieren, suchen wir Herausforderungen; wir nennen sie heute Thrill oder Kick. Wir können gar nicht anders, denn so sind wir programmiert. „Schon rein neurologisch gilt: Langeweile ist der Feind des Gehirns", sagt Norbert Bolz, Professor für Kommunikationswissenschaften an der Universität Essen. „Deshalb brauchen wir Sport, Hobbys, Sex, Drogen und Musik." In seiner Aufzählung hat Bolz allerdings einen der wichtigsten Stimuli im Alltag übersehen: das Essen.

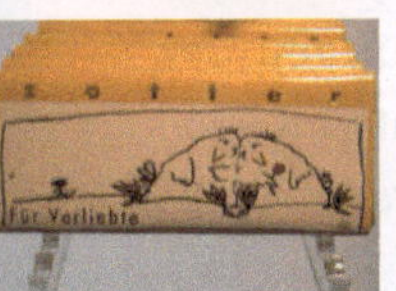
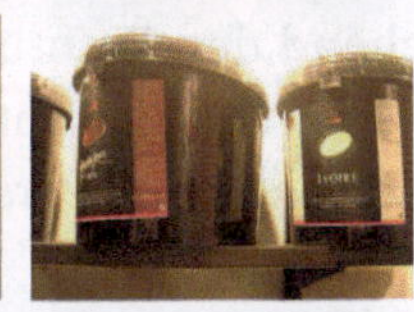
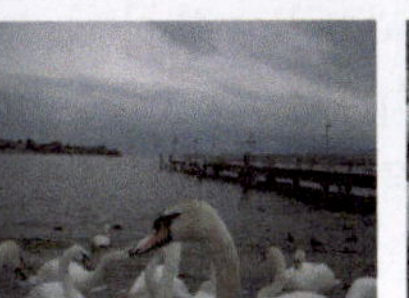
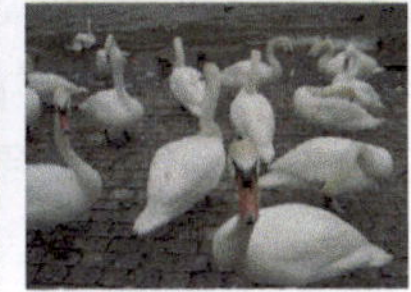

Unsere Chancen, ein gutes Leben zu leben und glücklich zu sein, haben sich vervielfacht. Wir leben in relativer Sicherheit und, im Vergleich zu früheren Zeiten, vergleichsweise großem Wohlstand. Wir können genügend Zeit, Energie und Geld aufwenden, um unsere Wünsche zu befriedigen. Wir sind frei, die Chancen auf unterschiedliche Art zu nutzen: Traditionen und Autoritäten haben nicht mehr die Macht, uns zu sagen, wie wir zu leben haben. Den Gedanken, dass wir tatsächlich „unseres Glückes Schmied" sind, haben wir längst verinnerlicht. So sucht, wählt und gestaltet der Mensch heute nahezu alle Situationen nach dem Kriterium, ob sie ihm lustvolle Erfahrungen verschaffen. Das hedonistische Situationsmanagement ist am einfachsten, wenn man sich in die bereitgestellten Konsumwelten begibt: Fernsehprogramme, Erlebnisgastronomie, Wellness-Hotels, Urlaubszentren, Themenparks, Kulturevents, Abenteuer- und Extremsport, virtuelle und reale Partnermärkte.

Aber auch das Essen bietet fast unbeschränkte Möglichkeiten, denn nicht nur beißender Hunger und wohlige Sättigung bestimmen unsere Gefühlslage. Essen wird zunehmend als Regulativ für die eigenen Stimmungslagen eingesetzt: Ist uns langweilig, greifen wir zu Snacks, die einen knackigen, akustischen Stimulus versprechen; sie bringen Knistern ins Leben. Fühlen wir uns ausgelaugt, so brauchen wir etwas Stärkendes, Weiches, Einlullendes. Mit kleinen Häppchen zwischendurch motivieren wir uns, und exotische und luxuriöse Speisen dienen als Belohnung für erbrachte Leistungen oder Waffe gegen die eigene Frustration.

Auf den Mood-Food-Trend reagiert nicht nur die Gastronomie mit erlebnis- oder wellnessorientierten Restaurationskonzepten sowie der boomende Kochbuchmarkt. Auch die Nahrungsmittelindustrie will profitieren. Sie lässt bereits – vorerst noch unter großer Geheimhaltung – körpereigene psychoaktive Substanzen wie das Hormon Serotonin oder den Botenstoff Dopamin erforschen, um spezifische Produkte für besseres Emotionsmanagement zu entwickeln.

Mediterrane Kost gegen Depression

Aktuelle Studien sind den Zusammenhängen zwischen psychischen Stimmungen und dem Konsum bestimmter Lebensmittel beziehungsweise dem Einfluss bestimmter Nahrungsmittelinhaltsstoffe auf Stimmungsveränderungen auf der Spur. Vor allem bei stressanfälligen oder depressiven Personen konnten stimmungsstabilisierende Ernährungsfaktoren festgestellt werden. „Es ist anzunehmen", schreibt die deutsche Ernährungsphysiologin Alexandra Schek, „dass eine Erhöhung der Kohlenhydrat- auf Kosten der Proteinzufuhr die Synthese des bei Depressiven defizitären Neurotransmitters Serotonin steigert." Die Erhöhung der Omega-3- zu Lasten der Omega-6-Fettsäuren-Zufuhr würde hingegen die Synthese depressionsfördernder Zytokine vermindern, so Schek und folgert daraus: „Eine Kostform, die weitestgehend den Richtungen der mediterranen Ernährung entspricht, ist besonders unter präventiven Gesichtspunkten sowohl Personen mit Neigung zu depressiven Verstimmungen als auch Personen mit geringer Stresstoleranz zu empfehlen."

Betroffen von depressiver Verstimmung sind heute bereits 5 bis 10 Prozent der Bevölkerung, wie eine große deutsche Studie an 20.000 Patienten in Allgemeinarztpraxen ergab. Eine prospektive Studie mit einer Laufzeit von 5 Jahren an über 3.000 Jugendlichen hat zudem gezeigt, dass bis zum 22. Lebensjahr annähernd jeder Fünfte eine depressive Episode erlebt, wobei Frauen davon häufiger betroffen sind als Männer. So ist es kein Wunder, dass intensiv an der spezifischen alimentären Beeinflussung der Neurotransmittersynthese gearbeitet wird. Die direkte Zufuhr von Neurotransmittern – chemischen Überträgerstoffen – ist bislang erfolglos geblieben. Es gibt jedoch einen Transporter für die als Vorstufen fungierenden Aminosäuren Tryptophan und Tyrosin. Deren Konzentrationen, so wurde nachgewiesen, können durch die Nahrung verändert werden. Spezielle Mood-Food-Produkte werden in Zukunft auf Basis dieser Forschungen entwickelt werden. Die immer größer werdende Zielgruppe stress- und depressionsanfälliger Personen wird dann mit Lebensmitteln versorgt werden können, die positive therapeutische Wirkungen erzielen.

Die Macht des Craving

Auch viele Menschen ohne psychische Probleme sind schon heute in der Lage, Lebensmittel mit hohen Kohlenhydratanteilen quasi als Selbstmedikation zur Aufhellung eines Stimmungstiefs einzusetzen. Bei gesunden, jungen Erwachsenen beiderlei Geschlechts ergab eine Befragung einen statistisch signifikanten Zusammenhang zwischen Stimmungstief und dem Verlangen nach süß schmeckenden, kohlenhydratreichen Lebensmitteln. Wird diesem Verlangen nachgegeben, hellt sich die Stimmung meist auf. Der in der angelsächsischen Literatur verbreitete Begriff *craving* für das starke Verlangen nach einer bestimmten Substanz wurde ursprünglich für die Abhängigkeit von Alkohol, Drogen und Tabak geprägt: In den letzten Jahren bezeichnet man damit vermehrt auch das intensive Verlangen besonders nach süß schmeckenden, kohlenhydratreichen Lebensmitteln, die oft auch im Zuge von Heißhungerattacken konsumiert werden. Nach Befragungen ist dieses Verlangen bis zu 97 Prozent aller Frauen und 68 Prozent aller Männer zumindest vertraut.
Dabei wird in einer US-Studie deutlich, dass Kohlenhydrate vor allem gegessen werden, wenn man sich ängstlich (27 Prozent), müde (26 Prozent), hungrig (14 Prozent), deprimiert (14 Prozent) und unglücklich (11 Prozent) fühlt. Nach dem Konsum fühlen sich die meisten befriedigt (25 Prozent), glücklich (21 Prozent), entspannt (20 Prozent) und energiegeladen (13 Prozent), aber bisweilen auch müde (9 Prozent) und schuldig (5 Prozent). Es kann also ein signifikanter Zusammenhang zwischen negativen Stimmungslagen und dem Verlangen nach Kohlenhydraten festgestellt werden; evident wurde auch, dass nach Befriedigung dieses Verlangens eine deutliche Stimmungsaufhellung eintritt. Doch wie findet man die richtige Dosis? Gilt hier auch: Mehr ist besser?

Wir haben nie genug

Die Evolution hat uns besondere Verhaltensweisen eingeprägt, die wir zunächst zu unserem Vorteil, später aber oft auch zu unserem Nachteil ausgelebt und weiterentwickelt haben. Eine evolutionäre Mitgift wirkt sich heute besonders nachhaltig auf unseren

Mood Food im Alltag

Wonach Menschen in bestimmten Situationen gelüstet

Gelegentliches Verlangen nach bestimmten Lebensmitteln	**91 %**
Verlangen nach Kohlenhydraten	**72 %**

26 % Verlangen nach Eiweiß

2 % Verlangen nach Fett

Weiblich

Verlangen nach Kohlenhydraten	**90 %**

10 % Verlangen nach Eiweiß

Männlich

Verlangen nach Kohlenhydraten	**53 %**
Verlangen nach Eiweiß	**47 %**

Angaben in Prozent der US-Bevölkerung

Die häufigsten Nennungen bei den Kohlenhydraten:

Schokolade, Teigwaren, Desserts, Süßigkeiten, Kartoffeln, Eiscreme, Brot

Die häufigsten Nennungen bei Eiweiß:

Steak, Hähnchen, Fisch, Käse, Pizza, Gemüse, Milch

Quelle: Pettijohn 2001

Lebensstil aus: das programmierte Verlangen, immer etwas mehr haben zu wollen als man gerade hat. In seinem Buch „How to want what you have" schreibt Timothy Miller: „Die Menschen leben ein Leben lang in dem ehrlichen Glauben, dass sie fast genug von dem haben, was sie gerne hätten. Nur ein klein wenig mehr würde sie auf den Gipfel der Zufriedenheit bringen." Diese tief in der Psyche verankerte Illusion des „Mehr ist besser" ist also ein Trick der Natur, um die Art zu immer neuen Anstrengungen und Verbesserungen zu motivieren. So konnte schließlich immer wieder das Überleben der Gene in der nächsten Generation gesichert werden. Dieses Verbesserungs- und Steigerungsmotiv klingt beispielsweise auch in dem Satz nach, dass es „unsere Kinder einmal besser haben sollen". Und es setzt sich heute, so meint der Anthropologe Hans-Peter Dürr, im kapitalistischen „Steigerungsimperialismus" fort, dem „Grundprinzip der Moderne".

Auch für den Soziologen Gerhard Schulze ist Steigerung das „anthropologische Basisprogramm" des Menschen, dem sich dieser nicht entziehen kann. Allerdings verfügen wir spätestens seit Mitte des 20. Jahrhunderts in den westlichen Industriestaaten über genügend materielle Ressourcen, um die jahrhundertealte Überlebensorientierung in eine völlig andere – eine Erlebnisorientierung – zu verwandeln. Es scheint, als ob die Menschen der reichen Industrieländer vor einem tief greifenden Mentalitätswandel stünden. Trotz wiederkehrender Wirtschaftskrisen verändern sich die zentralen Lebensmotive: Nicht mehr Kampf, Leistung, Wettbewerb stehen auf der Werteskala ganz oben, sondern „sinnvolles Sein". Diesen Wandel sieht Gerhard Schulze so: „Im alten Paradigma war die Welt das Gegebene, an das sich das Ich anzupassen hatte. Im neuen Paradigma hat sich das Verhältnis um 180 Grad gedreht – wenn überhaupt noch etwas als gegeben betrachtet wird, dann das Ich". Und das will bei Laune gehalten oder zumindest ab und zu in den siebten Himmel gehoben werden.

Kann denn Essen Sünde sein?

Die wohl ältesten Mood-Food-Produkte der Menschheitsgeschichte sind die so genannten Aphrodisiaka, die ganz besondere Erwartungen wecken. Doch zwischen Mythos und Wahrheit kann, was die Wirkung der natürlichen Liebesanreger betrifft, oft nur schwer unterschieden werden. Der Vorteil klassischer Aphrodisiaka ist, dass man sie beiläufig und ganz unauffällig am Markt einkaufen kann. Der Nachteil: Ihre belebende Wirkung kann nicht unmittelbar garantiert werden. Auch wenn der aktuelle Forschungsstand zu den Aphrodisiaka noch sehr dünn ist, kann ihre Wirkung nicht ganz ausgeschlossen werden. Sicher ist, dass sie in praktisch allen Kulturkreisen dieser Welt und zu allen Zeiten der Geschichte eine wichtige Rolle in der Volksmedizin spielten. Und sie haben viel mit Phantasie und Mythos, Tradition und Geschichte zu tun – Kräfte, die nicht unterschätzt werden dürfen. Zu den Klassikern der kulinarischen Aphrodisiaka

Mood Food

Mood Food heute:

Reichlicher Verzehr von Getreideerzeugnissen – Brot, Nudeln, Reis, Polenta, Bulgur, Couscous, Kartoffeln, Gemüse, Salat und Obst, Joghurt, Käse und Hülsenfrüchte sowie Nüsse, Kerne oder Samen.

Mood Food morgen:

Produkte mit spezifischen Zusätzen zur Erhaltung der mentalen Performance oder mit stimmungsaufhellender Wirkung.

zählen Spargel, Feigen, Granatäpfel, Venusmuscheln, Austern, Trüffel, Sellerie, Chili, Kakao, Vanille und Zimt. Doch wichtiger als die tatsächliche Wirkung ist wohl noch immer die rituelle Inszenierung rund um den Konsum all dieser Nahrungsmittel. Mood Food hat viele Seiten. Während erlebnis- oder wellnessorientierte Restaurantkonzepte sowie der boomende Kochbuchmarkt bereits mit spezifischen Farb-, Geruchs-, Geschmackselementen oder anderen sinnlichen Stimulanzien arbeiten, stehen die entsprechenden Produkte aus der Lebensmittelindustrie erst am Anfang. Nur der Getränkebranche ist es bisher gelungen, in diesem Bereich zu punkten. Mood Food zum Reinbeißen wird folgen; es ist nur noch eine Frage der Zeit.

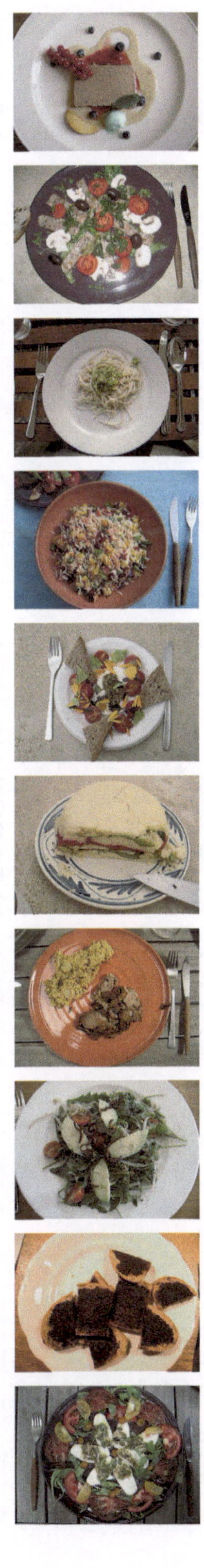

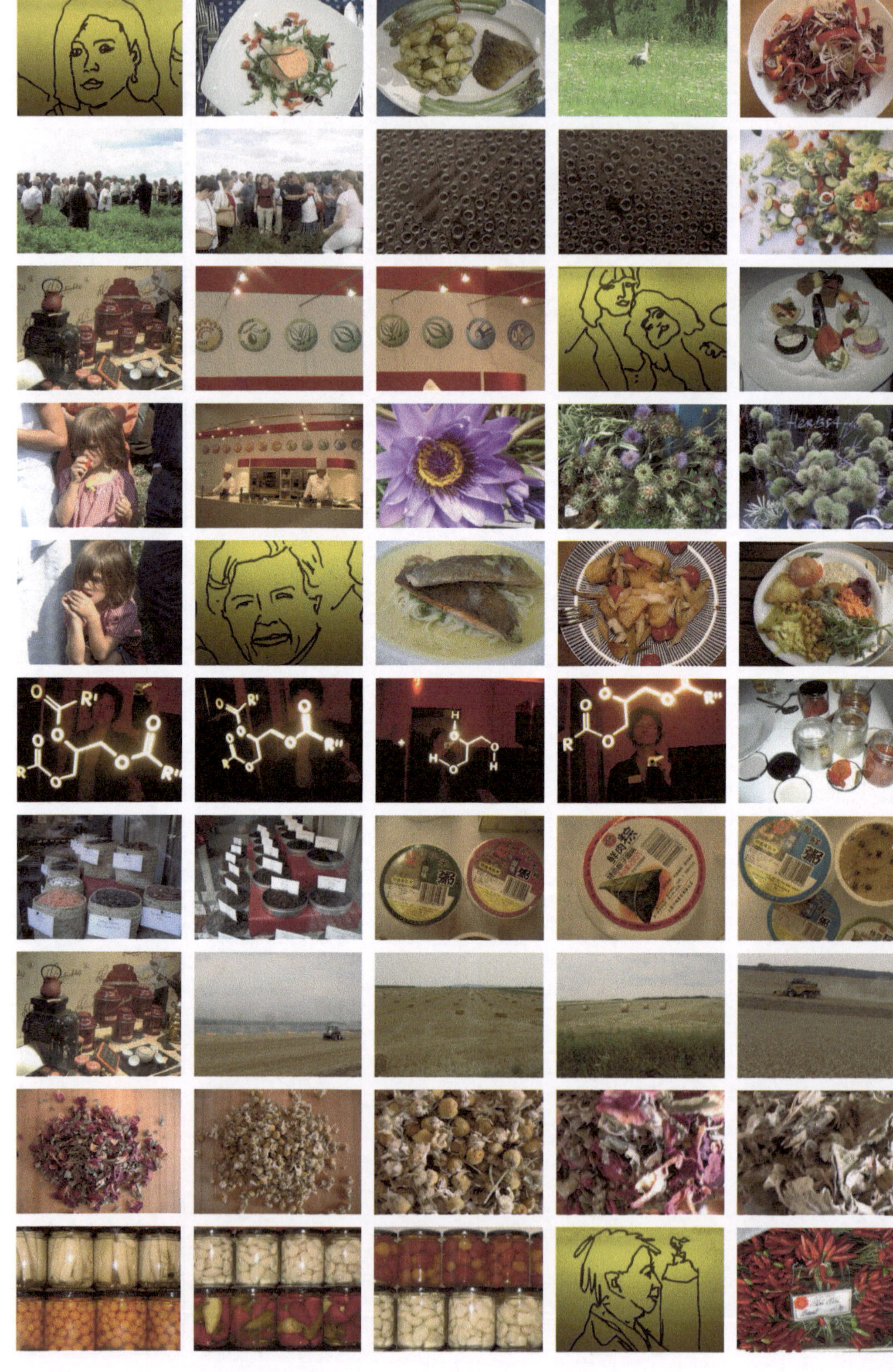

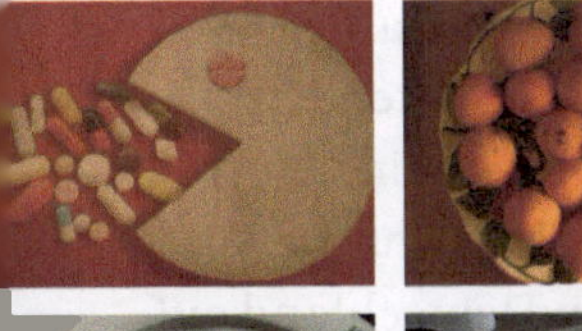
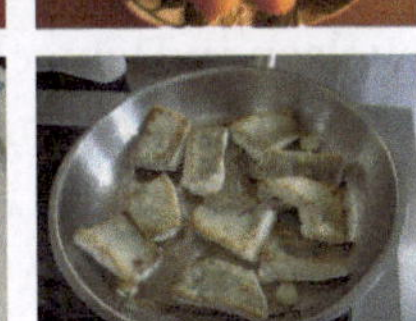
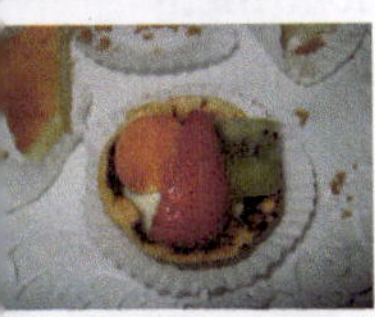

Nur allzu gern verspricht uns die Werbung gesundheitlichen Nutzen, wenn wir bestimmte Lebensmittel konsumieren. Doch Substanzen, die tatsächlich Wirkung zeigen, in ein Nahrungsmittel zu integrieren, ist leichter gesagt als getan. In Zukunft jedenfalls sollen uns nicht nur Pillen und Cremen heilen und verschönern, sondern auch Bestandteile von Speisen.

Functional Food – Essen als Therapie

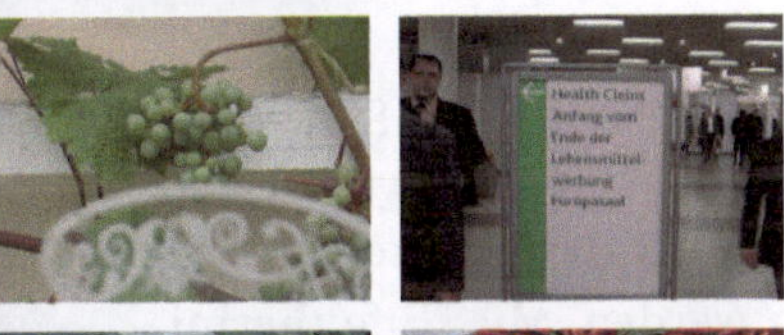
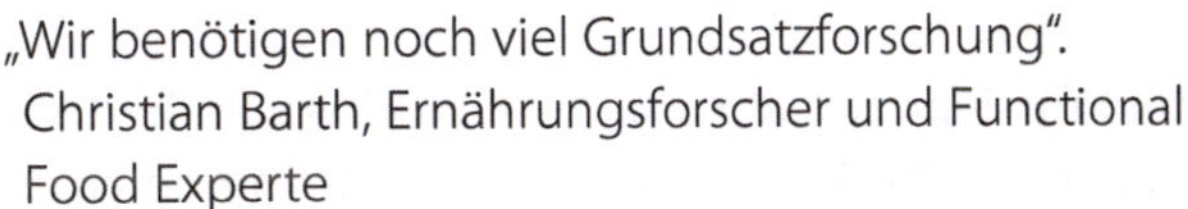

„Wir benötigen noch viel Grundsatzforschung".
Christian Barth, Ernährungsforscher und Functional Food Experte

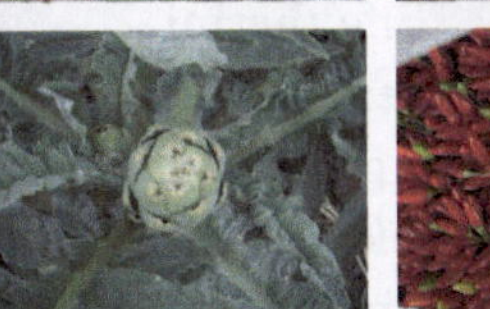
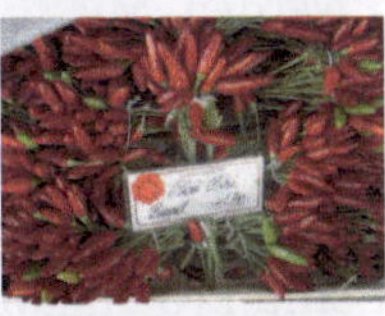

Vielleicht ist es uns noch gar nicht aufgefallen, vielleicht merken wir es aber auch gar nicht mehr: Selbst in guten Restaurants wird gar nicht selten länger und ausführlicher über die möglichen Gesundheitsgefahren der kunstvoll angerichteten Speisen diskutiert und geplaudert als über die eigentliche Qualität der Gerichte. Wir tun es oft selber; und wir schnappen solche Gesprächsfetzen von den Nachbartischen auf. „Das sieht aber gut aus", hieß es früher. Und heute? „Na, das wird aber meine Blutfettwerte in die Höhe treiben". „Da muss ich aber morgen einen Diättag einschieben". „Das kann ich ja gar nicht alles abjoggen!" Oder schlicht, mit ein wenig gegen sich selbst gewandtem Zynismus: „Es lebe das Cholesterin". Diese Beispiele zeigen, wie stark wissenschaftliche Aspekte im Alltagsbewusstsein Fuß gefasst haben und wie sehr KonsumentInnen mit dem Dilemma ringen, gesund, geschmacklich anspruchsvoll und trotzdem nicht zu teuer essen zu wollen.

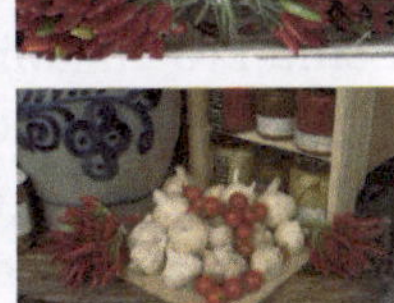
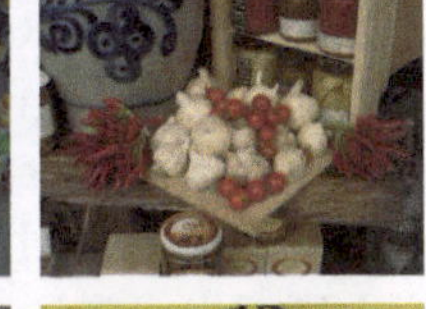
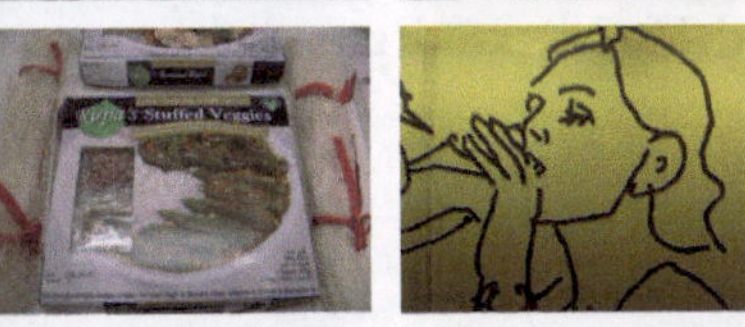
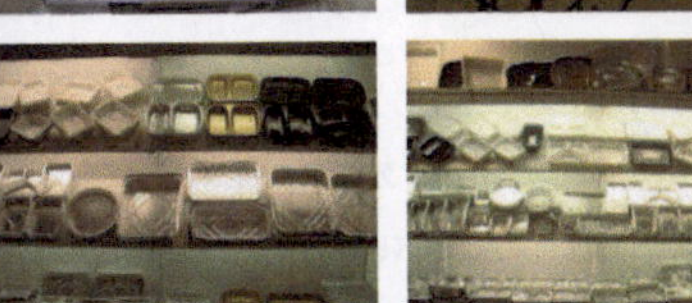
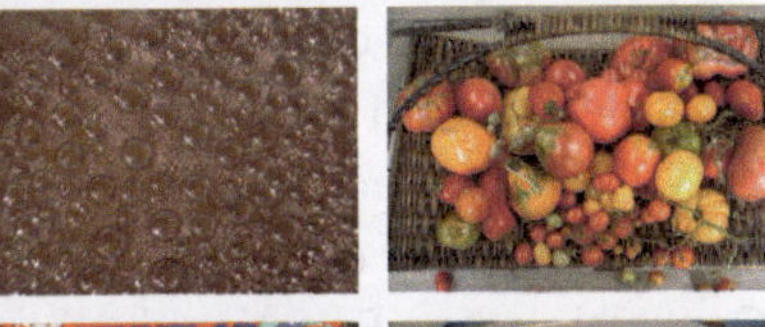
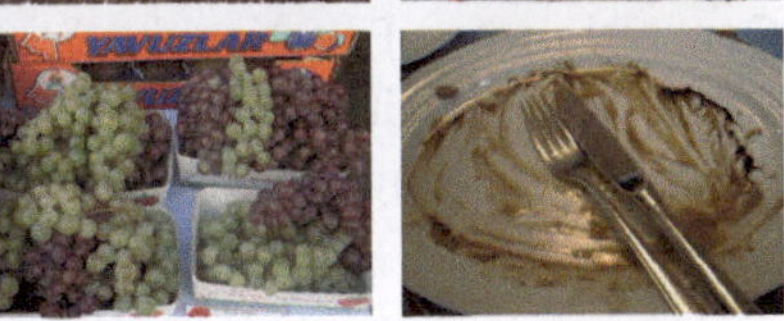

Functional Food ist angetreten, um diesen Missstand zu beseitigen. Es galt daher in den letzten Jahren als der Hit auf dem Nahrungsmittelsektor. Industrie und Handel offerierten unter diesem Begriff Produkte mit einem „Extraschuss Gesundheit", der es den Konsumenten leichter machen sollte, sich gesund zu ernähren, ohne Abstriche beim Genuss zu machen. Eier mit einem erhöhten Gehalt an DHA (eine bestimmte Omega-3-Fettsäure), phytosterolhaltige Margarinen zur Senkung des Cholesterinspiegels, Fruchtsaftgetränke mit Grüntee-Extrakten, pro- und präbiotische Milchprodukte, aber auch vitaminisierte Suppeneinlagen für Kinder und Brainsnacks für Schreibtischarbeiter versprachen große Zuwachsraten. 1997 wurde der Umsatz in diesem Marktsegment von AC Nielsen in Deutschland auf 300 Millionen Mark geschätzt – mit jährlichen Wachstumsraten von etwa zehn Prozent. Im Jahr 2050 sollte der Anteil der Functional-Food-Produkte am gesamten Lebensmittelmarkt, so die Prognosen, 50 Prozent erreichen. Doch derzeit lassen sich nur rund 1.400 Produkte aus 41 Warengruppen diesem Segment zuordnen. Das entspricht nicht einmal zwei Prozent des deutschen Lebensmittelmarktes. Die Prognosen müssen also erheblich nach unten korrigiert werden. Was war passiert?

Lebensmittel als Rohstoff für die Technologie

Vorbild für Functional Food waren sicherlich die Erfahrungen mit den so genannten technologisch funktionellen Lebensmittelingredienzien. Darunter versteht man jene Stoffe, die mit Hilfe vielfältiger und ausgeklügelter Fraktionierverfahren sowohl aus pflanzlichen wie auch aus tierischen Rohstoffen gewonnen werden. Mit Hilfe thermischer, mechanischer, chemischer oder biotechnologischer Verfahren lassen sich die Eigenschaften der Lebensmittel fast beliebig modifizieren und anschließend gemäß der gewünschten Funktionalität mit anderen Komponenten zu technisch funktionellen Fertigprodukten zusammensetzen. Aktuelle Beispiele dafür sind Proteinkomponenten aus Milch, Soja oder anderen Quellen sowie Stärken aus unterschiedlichen Rohstoffen, die auf diese Weise in ein breites Spektrum unterschiedlich funktioneller Ingredienzien umgesetzt werden. Mit deren Hilfe können beispielsweise bei der Herstellung von Feinkost-, Fleisch-, Fisch- und Dessertprodukten vielfältige Produkteigenschaften wie Wasserbindung, Emulgierung, Fettstabilisierung, Textur und Mundgefühl gezielt beeinflusst werden.

Unintelligente Vitaminprodukte

Die ersten Versuche, die gesundheitsfördernden Eigenschaften natürlicher Pflanzeninhaltsstoffe oder spezifischer Bakterien für die Nahrungsmittelherstellung zu nutzen, erwiesen sich als ausgesprochen schwierig und aufwändig. Die funktionellen Stoffe, so genannte Nutraceuticals – eine Kombination der englischen Wörter „nutrition" (Ernährung) und „pharmaceuticals" (Medikamente) –, also jene Substanzen, von denen der gesundheitliche Zusatznutzen ausgeht, zeigten weder die gewünschte Stabilität noch war die passende Dosierung zu finden, um deren physiologische Wirksamkeit nachzuweisen. Die Ergebnisse dieser Functional-Food-Versuche blieben vielfach hinter den hochgesteckten Erwartungen zurück. Daher enthielt die erste Generation von Functional Food großteils nur jene Wirkstoffe, die mit traditionellen Lebensmitteln ohnehin bedarfsdeckend aufgenommen werden können. Oder es handelte sich um die ewig gleichen zugesetzten Vitaminmischungen, die zur Folge hatten, dass viele Produkte mit exotischen Fruchtextrakten angereichert werden mussten, um den metallischen Geschmack, eine Nebenwirkung der beigesetzten Vitamine, zu kaschieren.

Konsumentenschützer rügten die „mangelnde Intelligenz", die „geringe Berücksichtigung der physiologischen Bedürfnisse spezifischer Zielgruppen", die „falschen Portionsgrößen für Kinderprodukte", die „mangelnden wissenschaftlichen Belege" sowie die „schlechte Kennzeichnungs- und Informationspolitik" und zeigten auf, wie die gleichen Vitaminmengen alternativ aufgenommen werden können – für weniger Geld und ohne Chemie.

Was ist Functional Food?

„Ein Lebensmittel kann als funktionell angesehen werden, wenn es über adäquate ernährungsphysiologische Effekte hinaus einen nachweisbaren positiven Effekt auf eine oder mehrere Zielfunktionen im Körper ausübt, so dass ein verbesserter Gesundheitsstatus oder ein gesteigertes Wohlbefinden und/oder eine Reduktion von Krankheitsrisiken erzielt wird. Definitionsgemäß werden funktionelle Lebensmittel ausschließlich in Form von Lebensmitteln angeboten und nicht als Pillen oder Kapseln.

Sie sollten integraler Bestandteil des normalen Ernährungsverhaltens sein und ihre Wirkungen bereits bei üblichen Verzehrmengen entfachen. Ein funktionelles Lebensmittel kann ein natürliches Lebensmittel sein oder ein Lebensmittel, zu dem Bestandteile hinzugefügt oder von dem welche abgetrennt wurden. Es kann außerdem ein Lebensmittel sein, in dem die natürliche Struktur einer oder mehrerer Komponenten modifiziert oder dessen Bioverfügbarkeit verändert wurde. Ein funktionelles Lebensmittel kann für alle Konsumenten oder für definierte Bevölkerungsgruppen funktionell sein."

Quelle: Konsenspapier der European Commission, FUFOSE-Arbeitsgruppe 1999

Functional Food vereint folgende Funktionen:

- Die funktionellen Lebensmittel haben den Charakter eines normalen Lebensmittels. Sie werden nicht in Form von Tabletten angeboten und sind damit Bestandteil der täglichen Ernährung.
- Sie schmecken gut und sind keine bittere Medizin.
- Sie haben „funktionelle Inhaltsstoffe".
- Sie helfen, den Gesundheitszustand zu erhalten, bestimmte Funktionen zu verbessern und das Risiko bestimmter ernährungsbedingter Krankheiten zu reduzieren.

Den Anfang machte Japan

Über die längste Tradition im Bereich Functional Food verfügt Japan. Dort werden diese Produkte mit dem Siegel „Food for Specified Health Use" (FOSHU) oder, frei übersetzt,

„Nahrungsmittel mit spezifischem Gesundheitsnutzen" gekennzeichnet. Bereits seit 1991 dürfen in Japan funktionelle Lebensmittel nach dem Durchlaufen eines strengen Zulassungsverfahrens den rechtlich geschützten Begriff FOSHU tragen. Auf dem Markt sind neben vielfältigen Milchdrinks mit spezifischen Milchsäurebakterien, Softdrinks mit Tee-Extrakten und Joghurts auch diverse Produkte aus fermentierten Lebensmitteln zu finden.

Etwas anders gestaltet sich der Umgang mit Functional Food in den USA. Seit 1993 werden von den Behörden gesetzlich autorisierte Health-Claims – es handelt sich dabei um gesundheits- oder krankheitsbezogene Aussagen zu einem Produkt – zugelassen. Diese Aussagen basieren auf fundierten wissenschaftlichen Erkenntnissen über die Zusammenhänge zwischen Ernährung und Krankheit. So darf beispielsweise „Kalzium beugt der Osteoporose vor" auf jedem mit Kalzium angereicherten Produkt stehen, auf Orangensaft ebenso wie auf Marmelade oder Bonbons. Jahr für Jahr wächst die Liste der von der Food and Drug Administration (FDA) zugelassenen „Health Claims", welche dann auf verschiedensten Produkten zu finden sind.

Zugelassene Health Claims in den USA

- Kalzium und Osteoporose
- Nahrungsfett und Krebs
- Gesättigte Fettsäuren, Cholesterin und koronare Herzkrankheit
- Ballaststoffe und Krebs
- Lösliche Ballaststoffe in Obst, Gemüse und Getreideprodukten und koronare Herzkrankheit
- Folsäure und Neuralohrdefekt

Quelle: FDA, Nutrition Labeling and Education Act of 1990 (NLEA)

Ein Trend ohne Markt?

In der ersten Euphorie versuchte auch der Pharmakonzern NOVARTIS unter dem Namen AVIVA eine ganze Reihe von Produkten auf den deutschsprachigen Markt zu bringen, die gegen die unterschiedlichsten Krankheiten helfen sollten. Doch Branchenbeobachter ließen kein gutes Haar an dem Konzept. Neben dem zu hohen Preis wurde besonders der zu große Krankheitsbezug bei der Vermarktung kritisch angeführt. Obwohl die Produkte wissenschaftlich gut abgesichert waren, der gesundheitliche Zusatznutzen in diesem Fall also nicht nur ein PR-Gag war, waren die KonsumentInnen nicht bereit, gleichsam aus therapeutischen Motiven diese Nahrungsmittel zu kaufen. AVIVA wurde ein veritabler Flop. NOVARTIS hat daraus gelernt und nicht nur die Marke vom Markt genommen, sondern auch angekündigt, den ganzen Health & Functional-Food-Sektor veräußern zu wollen. Dies bestätigte Kritiker in ihrer Vermutung, dass es sich bei Functional Food um einen „Trend ohne Markt" handeln könnte.

Auch andere führende Pharmaunternehmen konzentrieren sich nach der ersten Functional-Food-Euphorie wieder auf das Kerngeschäft. Sie werden künftig eher als Lieferanten für Grundstoffe wie Vitamine, sekundäre Pflanzeninhaltsstoffe und ähnliche Substanzen auftreten denn als Lebensmittelproduzenten. Ihr Know-how werden sie als Kooperationspartner der klassischen Foodbranche einbringen.

Positionierung von Functional Food

Normal Food	Nutritious Food	Health Food	Functional Food	Medicine
Weißbrot	Fruchtsäfte	Gemüsesäfte	Ballaststoffgetränke	Vitamine
Kürbis	Früchte	Kräutertee	Eiweißdrinks	Mineralstoffe

Quelle: Frewer et al., 2001

Nach Auskunft des deutschen Forschungsinstituts Dialego können drei Viertel der Konsumenten mit dem Begriff Functional Food noch immer nichts anfangen. Auch die Nürnberger Marktforscher der GfK dämpfen übertriebene Erwartungen an die Innovationsbegeisterung der Konsumenten. Sogar bei den bislang erfolgreichsten Functional-Food-Produkten, den probiotischen (Joghurt-)Kulturen, die dem deutschen Lebensmitteleinzelhandel im Jahr 2003 rund 330 Millionen Euro in die Kassen brachten – das entspricht rund zehn Prozent des gesamten Marktes für Molkereiprodukte –, ist ein leichter Rückgang der Nachfrage festzustellen. Große Erfolge konnten zuletzt vor allem auf dem Getränkesektor erzielt werden – mit Produkten, die sich durch Geschmacksvielfalt, Verpackungsinnovationen und so genannte „soft claims", also weiche und etwas schwammig formulierte Informationselemente auszeichnen. „Gut für ihr Wohlempfinden", ist dann auf der Verpackung zu lesen oder: „Für den bewussten Genuss".
Andererseits lassen die intensive Forschungsarbeit der vergangenen Jahre und die strengere Kennzeichnungspolitik innerhalb der Europäischen Union erwarten, dass für spezifisch konzipierte Nahrungsmittel noch ein großes wirtschaftliches Potential besteht. Das trifft etwa auf Colonic Food zu, worunter Produkte zu verstehen sind, die die Verdauung unterstützen sollen. Colonic Food ist beispielsweise mit probiotischen Kulturen – Mikroorganismen, die die unteren Darmabschnitte lebend erreichen, um dort das Gleichgewicht der natürlichen Darmflora positiv zu beinflussen – angereichert, mit Präbiotika – unverdaulichen Kohlenhydraten, die in den Dickdarm des Menschen gelangen und dort den Darmbakterien als Nahrung dienen – oder mit anderen funktionellen Kohlenhydraten, von denen folgende ernährungsphysiologisch positiven Effekte ausgehen können:

Die funktionelle Wirkung von Kohlenhydraten

Funktioneller Stoff	Postulierte Wirkung
Ballaststoffe: z. B. Psyllium, Weizenkleie, ß-Glucane	Regulierung der Verdauung, Vorbeugung gegen Dickdarmkrebs und Übergewicht, blutzuckerregulierend, Vermeidung von Typ-II-Diabetes, Verhinderung der Gallensteinbildung, blutdrucksenkend
Oligosaccharide: z. B. Oligofructose	Kalorienreduzierung, Vorbeugung von Karies, Nahrung für die Bifidobakterien im Dickdarm
Zuckeralkohole: z. B. Maltit, Isomalt	Kalorienreduzierung, Vorbeugung gegen Karies und Übergewicht
Peptide, Proteine: z. B. Lactoferrin	Aufrechterhaltung des Kalzium- und Eisenspiegels, blutdruck- und cholesterinsenkend, immunmodulierend, entgiftend
Probiotische Kulturen z. B. lactobacillus (lb) acidophilus, lb johnsonii, lb casei, lb paracasei, lb rhamnosus, Bifidobacterium	Unterstützung der Magen-Darm-Funktion, aktiver Einfluss auf das Immunsystem, Förderung der Verträglichkeit von Milchzucker (Lactose), Verkürzung bzw. Verhinderung von Durchfallerkrankungen

Functional Food der neuen Generation wird allerdings nicht mehr als Massenlebensmittel angeboten, sondern als maßgeschneiderte Nahrung für spezifische Bedürfnisse und Lebensphasen:

– Säuglinge – Aufbau und Stärkung, Unterstützung der Entwicklung
– Kleinkinder – Wachstums- und Entwicklungsförderung
– Mittlere Altersgruppen – Erhaltung, Stärkung, Gesundheitsförderung, Vorsorge, Verlangsamung des Alterungsprozesses, Leistungsförderung
– Ältere Menschen – Unterstützung, spezifische Stärkung, Heilung, Verlangsamung des Alterungsprozesses
– Sportler – Unterstützung und Regeneration, Leistungsförderung
– Personen mit Verdauungsproblemen
– Personen mit Gewichtsproblemen
– Personen mit Hautproblemen

Das silberne Zeitalter

Eine besonders interessante Zielgruppe für Functional Food stellen die so genannten „silver agers" dar. Der amerikanische Begriff umfasst alle älteren Menschen, die im deutschen Sprachraum als Generation 50 plus oder junge Alte bezeichnet werden. 1974 waren weltweit 230 Millionen Menschen über 65 Jahre alt; 420 Millionen waren es im Jahr 2000 und 830 Millionen werden es im Jahr 2025 sein. Wenn die Welt älter wird, wächst auch die Bereitschaft, Geld für die Gesundheit auszugeben. Und so wird auch die wissenschaftliche Suche nach gesundheitsfördernden Ingredienzien von Jahr zu Jahr intensiver.
Fieberhaft wird nach Nutraceuticals mit gesundheitsfördernder Wirkung gesucht. Erwünscht sind dabei vor allem Effekte wie Senkung der Blutviskosität, Beeinflussung der Produktion von Blutgerinnungsstoffen, Senkung des Cholesterin- und Triglyceridspiegels im Blut, therapeutische Wirkung bei Arteriosklerose, rheumatischer Arthrose und Arthritis. Neben den ungesättigten Fettsäuren wird viel Hoffnung in den zukünftigen Einsatz von Antioxidantien, natürlichen Schutzstoffen, die als bioaktive sekundäre Pflanzenstoffe in Obst und Gemüse zu finden sind, gesetzt. Im Gegensatz zu den eher enttäuschenden Ergebnissen bloßer Vitamin- und ß-Karotin-Zusätze, wurde ein Zusammenhang zwischen einer hohen Einnahme von Nahrungsmitteln aus Tomaten mit einer natürlichen ausgewogenen Mischung aus Carotinoiden (Lykopen, ß-Karotin), Vitaminen und Polyphenolen (Quercetin, Kaempferol) und dem Schutz vor Darm- und Prostatakrebs belegt. Diese Beobachtung soll nun für die Weiterentwicklung wirksamer Nahrungsmittelzusätze genützt werden. Als bedeutendste gesundheitsfördernde Eigenschaft sekundärer Pflanzenstoffe wird „der Schutz vor der Entstehung von Krebs untersucht", sagt Hartmut Böhm vom Deutschen Institut für Ernährungsforschung in Bergholz-Rehbrücke. „So sollen Flavonoide in der Lage sein, die Entstehung von Krebs in verschiedenen Stadien zu verhindern: Als Blocking-Agents verringern sie die Aktivität der Phase-1-Enzyme in der Leber und können so die Umwandlung vom inaktiven zum aktiven Kanzerogen verhindern." Flavonoide kommen vor allem in den Randschichten von Gemüse und Obst vor, weshalb Schälen den Gehalt dieser Substanzen verringert. Allerdings, schränkt Böhme ein, können sekundäre Pflanzenstoffe das Wachstum eines bestehenden Tumors nicht mehr aufhalten.
Die Erkenntnis, dass flavonoidreiche Getränke wie Wein und Tee eine Verringerung der Risikofaktoren für kardiovaskuläre Erkrankungen und Krebs bewirken, inspiriert die Forschung, diese Substanzen in entsprechenden Dosen auch anderen Lebensmitteln zuzusetzen.
Diese Forschungsergebnisse bieten aber auch neue Chancen für alte Produkte. Die Firma HEINZ beispielsweise profitierte von den Vorteilen der Lycopine, die das Herz-Kreislauf-Risiko und das Krebsrisiko reduzieren. Ketchup stellte sich nämlich aufgrund der aktuellen Ernährungsweise als eine der Hauptquellen dieses virtuosen Inhaltsstoffes heraus.

Sekundäre Pflanzenstoffe

Unter den Begriff „bioaktive sekundäre Pflanzenstoffe" fallen mehrere tausend Substanzen, die sich aufgrund ihrer chemischen Struktur in neun Gruppen einteilen lassen:

Carotinoide	Terpene
Saponide	Phytosterine
Glucosinolade	Phytoöstrogene
Polyphenole	Sulfide
Protease-Inhibitoren	

Im Gegensatz zu den primären Pflanzenstoffen haben sekundäre keine Nährstoffeigenschaften für den Menschen. Sie liegen meist in geringen Mengen in den Pflanzen vor und üben pharmakologische Wirkung auf den Menschen aus.

Schönheit von Innen

Weitere Innovationen sind darüber hinaus bei grenzüberschreitenden Produktentwicklungen zu erwarten, etwa in der Kooperation mit der Kosmetikindustrie. Es geht um Produkte mit positiver Wirkung auf die Haut, deren Konsum also nicht nur einen therapeutischen, sondern auch einen ästhetischen Mehrwert verspricht. Wer schön sein will, darf schlemmen – mit dieser neuen Botschaft lassen sich erstaunliche Erfolge erzielen. Den besten Beweis dafür liefert die Marke EMMI mit ihrem Aloe-vera-Joghurt. Der Marktführer in den Schweizer Joghurtregalen verspricht in seiner Werbung „Schönheit von innen" und legte damit wirtschaftlich nach eigenen Aussagen eine „Punktlandung" hin: Acht Millionen Becher wurden allein in der Schweiz im ersten Produktionsjahr 2003 ausgelöffelt. Ob ein cremiges Joghurt, dem zehn Prozent Aloe-vera-Stückchen untergerührt werden, gleich zum Schönheitselixier aufsteigt, lässt sich schwer belegen. Unwiderlegbar bewiesen hat EMMI aber vor allem eines: Lebensmittel, die schön machen sollen und geschmacklich bestehen, liegen voll im Trend. Produkte mit kosmetischen Nebenwirkungen zählen zu den am schnellsten wachsenden Gruppen im Bereich Functional Food. Der Trendforscher David Bosshart, Geschäftsführer des Schweizer Gottlieb-Duttweiler-Instituts, sagt ihnen große Erfolge voraus. Selbst große Kosmetikfirmen greifen gerne auf Lebensmittel oder deren Inhaltsstoffe zurück. In Produkten von VICHY finden sich Sojawirkstoffe, in den Cremen von KANEBO Aprikosenextrakte; CLARINS verwendet Petersilie, Tomate und Chicorée, während BIOTHERM mit Hefe gegen Fältchen vorgeht.

Im Mai 2003 gründeten Experten aus Pharmazie, Medizin und Ernährungswissenschaft die Swiss Association for Nutricosmetics (SANC). Die Fachgesellschaft setzt sich für die Information über Nutricosmetics und deren praktische Nutzung ein und will vor allem eine Botschaft vermitteln: Es gibt bestimmte Nährstoffe in Lebensmitteln, die kosmetisch wirken.

Die großen Konzerne wissen das längst und arbeiten heftig an der wirtschaftlichen Nutzung dieser Erkenntnisse. NESTLÉ zum Beispiel steckt 1,34 Prozent seines Umsatzes in die einschlägige Forschung und Entwicklung – das ist viel für einen Nahrungsmittelerzeuger. „Wir bewegen uns von einem Lebensmittelkonzern zu einer Ernährungs-, Gesundheits- und Wellness-Company", sagt Luis Cantarell, Vorstand der Ernährungsabteilung. NESTLÉs Wissenschafter untersuchen die Grenzen der Ernährung und identifizieren beispielsweise bis zu 1500 verschiedene Inhaltsstoffe im Urin, um herauszufinden, was Menschen essen sollten und was nicht. Weiters werden neue Produkte für Personen mit Lactoseintoleranz, erhöhtem Kalziumbedarf oder sonstigen besonderen Ernährungsbedürfnissen entwickelt.

Neuartige Lebensmittel

Die moderne Lebensmitteltechnologie macht es möglich, bei der Gestaltung von Lebensmittelingredienzien Strukturen und damit Produkte zu schaffen, die nicht mehr als Modifikation im engeren Sinne einzustufen sind. Diese Substanzen verfügen über grundsätzlich neue Strukturen und haben keine Entsprechung in natürlich vorkommenden Rohstoffen mehr. Das bekannteste Beispiel dafür ist der in Europa noch nicht zugelassene kalorienfreie Fettersatzstoff Olestra R*, der von seiner chemischen Struktur her ein Saccharosepolyester mit Fettsäuren aus Sojabohnen-, Mais-, und Baumwollsaatöl ist. Lebensmittel mit Olestra sollen sich geschmacklich nicht von gleichartigen unterscheiden, die mit natürlichen Fetten oder Ölen hergestellt wurden. Produkte wie Olestra zählen nicht mehr zu den funktionellen Lebensmitteln, sondern zu den neuartigen Lebensmitteln oder neuartigen Lebensmittelbestandteilen im Sinne der EU-Verordnung über neuartige Lebensmittel und neuartige Lebensmittelzutaten (Novel-Food-Verordnung), weshalb sie auch den dort beschriebenen Zulassungsverfahren unterworfen sind. Da die im Rahmen der Zulassung vorzulegenden physiologischen und toxikologischen Untersuchungen sehr aufwändig sind, ist nicht damit zu rechnen, dass es mittelfristig zu einer größeren Zahl von neuartigen Produkten kommen wird.

Quelle: Buckenhüskes, 2003

Strengere Auflagen für neue Produkte

Da die EU-Kommission mit einem aktuellen Verordnungsentwurf auch strengere Bestimmungen für die Verwendung nährwert- und gesundheitsbezogener Angaben bei Lebensmitteln verlangt, wird die gesundheitsfördernde Wirkung einzelner Functional-Food-Produkte zunehmend durch klinische Untersuchungen nachgewiesen werden müssen. Auch Behauptungen in der Begleitwerbung müssen einer wissenschaftlichen Überprüfung standhalten. Aussagen wie „Stärkt die Abwehrkräfte des Körpers" oder „Ausgezeichnet für Ihren Organismus", schreibt die EU-Kommission, seien nicht nachprüfbar und müssten deshalb in der Werbung verboten werden.

Diese strengen Auflagen in der Begleitwerbung und das administrativ aufwändige Zulassungsverfahren werden die Entwicklung von Functional Food in Europa verlangsamen. Mittelfristig wird es jedoch auch innerhalb der EU zu einer Art Positivliste, vergleichbar der Entwicklung in den USA, kommen, die einen weiteren Entwicklungsschub erwarten lässt. Der Bereich Functional Food bleibt also für jene Produzenten lukrativ, denen es gelingt, intelligente Produkte mit adäquaten, oft auch aufwändigen Kommunikationsstrategien für spezifische Verbrauchergruppen anzubieten. Das sind vor allem große, multinationale Konzerne, denn nur sie sind in der Lage, neue funktionelle Stoffe zu entwickeln und sie in möglichst vielen Produkten zur Anwendung zu bringen. Kleine und mittlere Betriebe können da – von wenigen Ausnahmen abgesehen – kaum mithalten.

Der Functional-Food-Markt

Beispiele aus den USA, Japan und Europa

- Saft mit Eisen und Kalzium zur Osteoporosevorbeugung speziell für Frauen
- ballaststoffhaltiges Quellwasser, das die Verdauung fördert
- Antikrebsbier mit Wasabi, einer Meerrettichart, die Entgiftungsenzyme aktiviert
- hyperallergener Reis
- phosphorarme Milch für Patienten mit chronischen Nierenerkrankungen
- Kaugummi mit Sojaprotein gegen erhöhten Cholesterinspiegel
- Drinks mit Hyaluronsäure oder Collagen für schöne Haut
- Gingko-Chips, die Stress abbauen und damit Gesundheit und Aussehen verbessern
- eisenangereichertes Konfekt zur Vorbeugung von Eisenmangel
- englisches Hormonbrot mit Soja- und Leinsamenzusatz
  gegen Wechselbeschwerden
- Getreideriegel, mit ß-Glucan angereichert, für lang anhaltende Sättigung
  (für Diabetiker geeignet)
- Brot, mit Kalzium, Magnesium, Fluor, Vitamin D sowie Phytohormonen wie Isoflavon
  und Lignan angereichert, zur Linderung von Wechselbeschwerden und zum
  Aufbau von Knochenmasse
- Getränke mit Zellschutzvitaminen A, C und E
- ballaststoffreiche Getränke mit verdauungsregulierender Wirkung

AC Nielsen: *Low Carb: A Growing and Sustainable Offer?*, Cergy Pontoise, Frankreich 2004

AC Nielsen: What's Hot Around the Globe, Hamburg 2002

AC Nielsen: Wie isst Österreich? In: *Presseinformation*, Nr. 15, Wien 1999

Ackermann, Diane: Der letzte Albatros, Vom Verschwinden der Arten, Hamburg 2003

Ackermann, Diane: Die schöne Welt der Sinne, Hamburg 2002

Ahrens, Erhard: Aspekte zum Nachernteverhalten und zur Lagerungseignung. In: Meier-Ploeger, Angelika | Vogtmann, Hartmut (Hg.): *Lebensmittelqualität – Ganzheitliche Methoden und Konzepte*, Stiftung Ökologie und Landbau, Karlsruhe 1991

Alföldi, T. | Bickel, R. | Weibel, F.: Vergleichende Qualitätsforschung – Neue Ansätze und Impulse täten gut. In: *Ökologie und Landbau*, Bad Dürkheim 2001

Allende, Isabelle: Aphrodite – Eine Feier der Sinne, Frankfurt a. M. 1998

Arendt, Hannah: Die antike Polis und der Haushalt, In: *Oikos – Von der Feuerstelle zur Mikrowelle – Haushalt und Wohnen im Wandel*, Gießen 1992

Ashwell, Margaret: Concepts of Functional Food, ILSI Europe (International Life Science Institute) Concise Monograph Series, Washington DC 2002

Barlösius, Eva: Der ewige Streit über die „richtige Ernährung". In: *Ernährungs-Umschau 46*, Heft 11, Frankfurt a. M. 1999

Bechmann, A. | Meiner-Schaidnagel, R. | Rühling, I.: Landwirtschaft 2000 – Ist flächendeckende ökologische Landwirtschaft finanzierbar? Szenario für die Umstellungskosten der Landwirtschaft in Deutschland, Greenpeace (Hg.) Hamburg 2002

Berghofer, Emmerich: Bio und Convenience – ein Widerspruch? Vortrag in Baden, im Rahmen der Veranstaltung: Die Zukunft der Bioküche – Bio in Gemeinschaftsverpflegung und Gastronomie-relevante Trends, Baden bei Wien 2004

Berghofer, Emmerich: Fix und Fertig – Technologie von Fertiggerichten. In: *Schnelle Küche – Fertiggerichte im Fokus*, Veranstaltungsunterlagen zur Tagung der ÖGE, GÖCH, Wien 2003

Bergmann, Karin: Industriell gefertigte Lebensmittel – Hoher Wert und schlechtes Image?, Schriftenreihe der Dr. Rainer Wild-Stiftung, Heidelberg 1999

Bergmann, Karin: Verbraucherverunsicherung heute – ein Überblick. In: aid (Hg.) *aid-Spezial 12*, Dokumentation zur Wissenschaftlichen Tagung von AGEV und IÖS/BFE, Bonn 1997

Bernhard, Andreas: Über das Essen, Salzburg 2002

Betriebsverpflegung Karstadt, Essen: Festival der Frische im ersten GV-Marktrestaurant, *GV-Praxis*, Nr. 3, Frankfurt a. M. 2004

Betriebsverpflegung – Festival der Frische. In: *GV-Praxis*, Die Wirtschaftsfachzeitschrift für Großverpflegung, Nr. 3, Düsseldorf 2004

Biesalsky, Hans-K.: Sprecher der Arbeitsgruppe Wissenschaft des „5 am Tag-Vereins": „5 am Tag"-Kampagne: Wissenschaftliche Begründung. In: *DGE info 7/2001*, Fachinformation der Deutschen Gesellschaft für Ernährung e.V., Frankfurt a. M. 2001

Bohlmann, Friedrich: Schönheit von innen, *Tabula*, Zeitschrift der Schweizer Vereinigung für Ernährung (SVE) Nr. 1, Bern 2004

Bolz, Norbert: Langeweile in der Wohlstandsgesellschaft. In: *Der Hotelier* – Die Wirtschaftszeitschrift für Hotellerie und Gastronomie, Nummer 2, Hamburg 2004

Brillat-Savarin | Anthelme, Jean: Physiologie des Geschmacks oder Physiologische Anleitung zum Studium der Tafelgenüsse, München 1991

Brühl, Kirsten: High Trust – Die Zukunft der Beratung, Kelkheim 2004

Buckenhüskes, Herbert: Rohstoffe für die Lebensmittelverarbeitung von morgen: Welche Rohstoffe werden benötigt, welche verfügbar sein? Vortrag gehalten bei der Anuga Food Tec in Köln im April 2003. In: *Ernährung/Nutrition*, Vol. 27/ Nr. 10, Wien 2003

Bundesministerium für Land und Forstwirtschaft, Umwelt und Wasserwirtschaft (BMLFUW): 1. Österreichischer Lebensmittelbericht, Wien 1997

Bundesministerium für Land und Forstwirtschaft, Umwelt und Wasserwirtschaft (BMLFUW): 2. Österreichischer Lebensmittelbericht, Wien 2003

Camporesi, Piero: Der feine Unterschied: Luxus und Moden im 18. Jahrhundert, Frankfurt a. M. 1992

Claupein, E. | Oltersdorf, U. | Walker, G.: Zeit fürs Essen – Deskriptive Auswertung der Zeitbudgeterhebung, Statistisches Bundesamt Wiesbaden 2001

Cvitkovich-Steiner, Helga: Nahrungsmittelunverträglichkeiten und deren Auslöser vorbeugen – diagnostizieren – (ver)meiden, Bericht zur Tagung des Verbandes der Ernährungswissenschafter Österreichs. In: *Ernährung aktuell*, Nummer 4, Wien 2003

Der Markt für Essen und Genießen, Getränke- und Foodtrends 2002, Focus, www.medialine.de

Deutsche Adipositas Gesellschaft | Deutsche Diabetes-Gesellschaft | Deutsche Gesellschaft für Ernährung: Prävention und Therapie der Adipositas, Evidenzbasierte Leitlinien Adipositas, Hamburg 2004

DGE (Hg): Ernährungsbericht 1996. Frankfurt a. M. 1996

DGE (Hg): Referenzwerte für die Nährstoffzufuhr der DGE, ÖGE, SGE und SVE. 1. Auflage, Frankfurt a. M. 2000

Diedrichsen, Iwer: Genusstraining: Schule des Genießens. In: *Ernährungs-Umschau*, Heft 11, Frankfurt a. M. 1999

Diek van Mansvelt, J.: Sind Ökolebensmittel qualitativ besser? In: *Ökologie und Landbau* 117, Bad Dürkheim 2001

Dietrich, Marcel, zitiert in: *Kaufhaus fürs Essen, Anuga Journal*, Lebensmittelzeitung, Frankfurt a. M. 2003

Diplock, A.T. | Aggett, P.J. | Ashwell, M.: Scientific Concepts of Functional Foods in Europe: Consensus Document. *British Journal of Nutrition* 81, Supplement No 1, London 1999

Döcker, Ulrike | Kloimüller, Irene | Landsteiner, Günther | Nohel, Christian | Payer, Harald | Rützler, Hanni | Sieder, Reinhard | Stocker, Kurt: Fetter Schwerer Schneller Mehr – Mythen und Fakten vom Essen und Trinken, *IKUS Lectures*, Wien 1994

Döcker, Ulrike: Die Ordnung der bürgerlichen Welt, Verhaltensideale und soziale Praktiken im 19. Jahrhundert, Frankfurt a. M. 1994

Dosch, Thomas: Ökologischer Landbau in Deutschland und Europa, Vortrag im Rahmen des Fachsymposiums *Nachhaltige Verpflegungsstrategien*, Frankfurt a. M. 2004

Dychtwald, Maddy: Cycles, USA 2003

Elmadfa, I. | Burger, P. | Derndorfer, E. | Kiefer, I. | Kunze, M. | König, J. | Leimüller, G. | Manafi, M. | Mecl, M. | Papathanasiou, V. | Rust, P. | Vojir, F. | Wagner, K.H. | Zarfl, B.: Österreichischer Ernährungsbericht 1998. Bundesministerium für Gesundheit, Arbeit und Soziales und Bundesministerium für Frauenangelegenheiten und Verbraucherschutz, Wien 1998

Elmadfa, Ibrahim (Hg.): Österreichischer Ernährungsbericht 1998, Wien 1998

Elmadfa, Ibrahim (Hg.): Österreichischer Ernährungsbericht 2003, Wien 2003

Elmadfa, Ibrahim | Freising, Heinz: Rasch, bequem, gesund? Ernährungsphysiologische Aspekte von Fertiggerichten. In: Summary zur Veranstaltung *Schnelle Küche – Fertiggerichte im Fokus*, Wien 2003

Elmadfa, Ibrahim | König, Jürgen: Nährstoffanreicherung von Lebensmitteln, Wien 2002

Emprechtinger, Georg: Magisches Brandzeichen – Trotz Sparwut besitzt die Marke eine ungebrochene Anziehungskraft, in: Marken, Image, Produkte, Unternehmen – Verlagsbeilage zur *Frankfurter Allgemeinen Zeitung*, Nr. 149, Frankfurt 2004

Ernst, Heiko: Ins Grübeln kommen – und wieder raus. In: *Psychologie heute*, Heft 9, Weinheim 2004

FAO, Food Insecurity: When People must Live with Hunger and Fear Starvation. Food and Agricultural Organization, Rom 1999

Ferguson, Clare: Street Food – Köstliches aus aller Welt, Berlin 2000

Fessel-GfK Institut für Marktforschung: Food Trends 2001, Wien 2001

Fessel-GfK Institut für Marktforschung: Österreichische Ernährungsstudie, Wien 2002

Festival der Frische In: *GV Praxis*, Nr. 3, Salzburg 2004

Fichtner, Ullrich: Tellergericht – die Deutschen und das Essen, München 2004

Fischer, Claude: Man ist, was man isst. In: *Neue Zürcher Zeitung*, 14./15. Oktober, Zürich 2000

Fischler, Franz: Offizielle Erklärung des EU-Kommissärs für Landwirtschaft, ländliche Entwicklung und Fischerei. In: *Ernte*, Zeitschrift für Ökologie und Landwirtschaft, Nummer 3, Linz 2001

Fischler, Franz: Rückblick über meine Tätigkeit als Agrar- und Fischereikommissar. In: *Ländlicher Raum print*, Nummer 3, Wien 2004

Focus – Der Markt für Essen und Genießen: Getränke- und Foodtrends. Unter: www.medialine.focus.de

Food and Drug Administration (FDA): Nutrition Labeling and Education Act (NLEA), Rockville, Maryland 1990

Food Marketing Institute – Trends in Europe, Washington DC 1995

Food Service Europe – Trend Edition Spezial 2003, Deutscher Fachverlag, Frankfurt a. M. 2003

Food-Trends – Convenience auf Wachstumskurs. Unter: www.medialine.focus.de

Frauen in Deutschland, Statistisches Bundesamt Wiesbaden, Wiesbaden 2004

Frewer, Lynn | Risvik, Einar | Schifferstein, Hendrik: Food, People and Society – A European Perspective of Consumers' Food Choices, Heidelberg 2001

Fricker, Alfons: Lebensmittel mit allen Sinnen prüfen! Heidelberg 1984

Fühlen, Riechen, Sehen – Das geheime Leben der Pflanzen. In: *Geo*, Nr. 11, November, Hamburg 1999

Gaspar, Claudia: Food Trends 2001, Eine Studie der GfK Markforschung, Nürnberg 2001

Geo Wissen, Sinne und Wahrnehmung, Hamburg 1997

GfK Marktforschung GmbH: Food Trends 2001 – Eine Studie der GfK Marktforschung, Nürnberg 2001

Giehl, Wolfgang: Der Trend zum Company Brand – Zusammenfassung von Produktfamilien unter eine Organisationsmarke. In: *Marken, Image, Produkte, Unternehmen* – Verlagsbeilage zur *Frankfurter Allgemeinen Zeitung*, Nr. 149, Frankfurt 2004

Giger, Andreas: Lebensqualitäts-Märkte – Wege aus der Sättigungsfalle, Kelkheim 2004

Gniech, Gisla: Essen und Psyche – Über Hunger und Sattheit, Genuss und Kultur, Heidelberg 1996

Grannemann, Jörg: Schokolade – Ein Stück vom Glück, Weil der Stadt 1998

Grauel, Ralf: Der Preis ist geil. In: *brand eins* – Wirtschaftsmagazin, 6. Jahrgang, Heft 03, Hamburg 2004

Grawert-May, Erik: Fast Food und Horror vacui. Über einige Tischmanieren. In: *Freibeuter* 47, Berlin 1991

Groeneveld, Maike: Lebensmittel mit Zusatznutzen – Definition und Marktübersicht. Wissenschaftliches Symposium der Deutschen Gesellschaft für Ernährung e.V., Bonn-Bad Godesberg 2002

Großverbraucher-Barometer – Das Innovations- und Investitionsklima in der Gemeinschaftsverpflegung. Roland Berger Market Research, München 2003

Guarisco, Doris: Pioniere der stillen Art. In: *Neue Zürcher Zeitung*, Nr. 179, 5./6. August, Zürich 1995

Hager, Isabella: Die Küche der Mikrowellengeneration. In: *Der Standard*, 15. Oktober, Wien 2003

Hamm, Michael: Kann denn Essen Sünde sein? Niederhausen 2001

Hamm, Ulrich: Ungleichgewicht in Europa? In: *Ernte*, Zeitschrift für Landwirtschaft und Ökologie, Bio Ernte Austria Nr. 3, Linz 2004

Harris, Marvin: Kannibalen und Könige – Die Wachstumsgrenzen der Hochkulturen, München 1995

Haumer, H. | Hamann, A. | Husemann, B. | Liebermeister, H. | Wabitsch, M. | Westenhöfer, J. | Wiegand-Glebinski, W. | Wirth, A. | Wolfram, G. : Prävention und Therapie der Adipositas – Evidenzbasierte Leitlinie – Adipositas, Deutsche Gesellschaft für Ernährung, Deutsche Adipositas Gesellschaft, Deutsche Diabetes Gesellschaft, Düsseldorf 2002

Heitmann, Matthias | Balzer, Eva: Leben zwischen Yin und Yang. In: *NOVO* 64/65, Frankfurt 2003

Heuer, Steffan: Das Öko-Imperium. In: *brand eins* – Wirtschaftsmagazin, 6. Jahrgang, Heft 03, Hamburg 2004

Hoffmann, Ot: Über das allmähliche Verschwinden des Haushaltes. In: *Oikos – Von der Feuerstelle zur Mikrowelle*, Ausstellungskatalog, Gießen 1992

Hoffmann, Stanley: Clash der Globalisierung. In: *du*, Februar, Zürich 2003

Holzer, Florian: Echt fett! In: *Der Standard*, Wien 28. 11. 2003

Honsig, Markus: Liebe geht durch den Magen. In: *Universum*, Juni, Wien 2004

Hopkins, Jerry: Strange Food – Skurrile Spezialitäten: Insekten, Quallen und andere Köstlichkeiten, Frechen 1999

Horx, Matthias | Wenzel, Eike: Trend-Report 2004, Kelkheim 2003

Horx, Matthias | Horx-Strathern, Oona: Trend-Report 2005, Kelkheim 2004

Horx, Matthias: Die acht Sphären der Zukunft, Seedorf 1995

Horx, Matthias: Future Fitness, Frankfurt 2003

Huber, Michael: Die Speisen-Spekulanten. In: *Kurier*, 16. November, Wien 2003

Hünecke, Katja | Fritsche, Uwe | Eberle, Ulrike : Lebenszykluskosten für Ernährung, Diskussionspapier, Institut für angewandte Ökologie, Darmstadt/Freiburg 2004

ILSI (International Life Science Institute), European Concise Monograph Series, Food Allergy 2003. Unter: www.ilsi.org

Informationskreis Mundhygiene und Ernährungsverhalten (IME), Wissenschaftlicher Informationsdienst, Nr. 8, Frankfurt a. M. 2001

Inventions That Will Change the World. In: *Newsweek*, July, New York 2003

Jackson, F.: Food Allergy, ILSI Europe (International Life Science Institute), Concise Monograph Series, Washington D.C. 2002

Jonas, M.S. | Beckmann, S.C.: Functional Food. Consumer Perception in Denmark and England, the Aarhus Business School, Working Paper, Aarhus 1998

Kaiblinger, Karin | Zehetgruber, Rosmarie: Bio außer Haus, in: *Ernte*, Zeitschrift für Landwirtschaft und Ökologie, Bio Ernte Austria Nr. 3, Linz 2004

Kälke, Marion: Die Sünden der Satten. In: *Spektrum der Wissenschaft*, Dossier 4, Heidelberg 2004

Karmasin, Helene: Bio: Motive für und gegen den Kauf von Bio-Lebensmitteln, Agrarmarkt Austria, Wien 1998

Karmasin, Helene: Die geheime Botschaft unserer Speisen – Was Essen über uns aussagt, München 1999

Karmasin, Helene: Einstellung zu Fleisch und Wurst, Agrarmarkt Austria, Wien 2000

Kastner, Michael: Die neue Wirklichkeit, Vortragsunterlagen zum Beitrag bei den 30. Internorga-Fachgesprächen für Gemeinschaftsverpflegung und Catering, Hamburg 2004

Kaufhaus fürs Essen – In: *Lebensmittelzeitung*, Anuga Journal, Frankfurt a. M. 2003

KeyQuest Marktforschung und Informationsmanagement: Wellness und Convenience – Widerspruch oder Ergänzung, Vortragsmanuskript, Fuschl 2002

Konsenspapier der European Commission: Concerted Action on Functional Food Science in Europa, FUFOSE-Arbeitsgruppe, Brüssel 1999

KORA (Kooperative Gesundheitsförderung in der Region Augsburg). Unter: www.gsf.de

Kratochvil, R.: Versuch der monetären Bewertung ökologischer Leistungen des Biologischen Landbaus am Beispiel Grund- und Trinkwasser unter besonderer Berücksichtigung des Einzugsgebietes der Fernwasserversorgung Mühlviertel/OÖ. Diplomarbeit, Univ. f. Bodenkultur, Wien 1998

Kreuzer, Fischer und Partner: Home Meal Replacement in Österreich, Wien 2001

Kubeck, Arne: Die Wiedergeburt des Wirtshauses. In: *Food Service*, Wirtschaftsfachzeitschrift für professionelle Gastronomie, Nr. 3, Frankfurt 2004

Langley, J.A., Heady, E.O., Olson, K.D.: The Macro Implications of a Complete Transformation of U.S. Agricultural Production to Organic Farming Practices. Agriculture, Ecosystems and Environment, Nr. 10, Bath, UK 1983

Leihmüller, Gertraud: Wenn ich nur aufhören könnt'. In: *Salzburger Nachrichten*, 10. 8., Salzburg 1998

Leitner, Erich: Mit allen Sinnen, Die sensorischen Qualitäten von Fertiggerichten. In: *Schnelle Küche – Fertiggerichte im Fokus*, ÖGE und GÖCH Veranstaltungsunterlagen, Wien 2003

Leitner, Katharina: Nachhaltigkeits-Marketing in der Lebensmittelbranche, Institut für Wirtschaft und Ökologie der Universität St. Gallen, St. Gallen 2004

Leitzmann, Claus: Ernährungskonzepte und Lebensqualität. In: Neumann, Gerhard | Wierlacher, Alois | Wild, Rainer: Essen und Lebensmittelqualität, Frankfurt a. M. 2001

Logue, W.: Die Psychologie des Essens und Trinkens, Spektrum der Wissenschaft, Heidelberg 1995

Lombardi, Dennis, zitiert in: *Spoilt for Choice, a Survey of Food, The Economist*, London 2003

Lotter, Wolf: Wurzelbehandlung. In: *brand fünfzig*, Wirtschaftsmagazin, Heft 06, Hamburg 2004

Lücke, Robert: Einschnitte ins Fleisch – Der Gastronomie geht es nicht gut und selbst Spitzenköche müssen umdenken – eine Sternenkunde. In: *Frankfurter Rundschau*, Nr. 25, Frankfurt 2004

Lücke, Robert: Einschnitte ins Fleisch. In: *Frankfurter Rundschau*, Nr. 25, 30. 1., Frankfurt 2004

Lutzenberger, José | Gottwald, Franz-Theo: Wege aus der Ernährungskrise, Frankfurt a. M. 1999

Mayer, Johannes: Darf es etwas mehr Bio sein? In: *Ernte*, Zeitschrift für Landwirtschaft und Ökologie, Bio Ernte Austria Nr. 3, Linz 2004

Meier-Ploeger, Angelika | Vogtmann, Hartmut (Hg.): Lebensmittelqualität – Ganzheitliche Methoden und Konzepte, Stiftung Ökologie und Landbau, Karlsruhe 1991

Mensink, Gert: Was essen wir heute? Ernährungsverhalten in Deutschland, Beiträge zur Gesundheitsberichterstattung des Bundes, Robert Koch Institut, Berlin 2002

Miller, Timothy: How to Want What you Have. In: *Psychologie heute*, Heft 2, Weinheim 2004

Mögliche Verpflegungssysteme in Ganztagsschulen, in: *DGE info – Beratungspraxis*, Nr. 11, Frankfurt a. M. 2003

Molterer, Wilhelm: European Summer Academy on Organic Farming, Programmheft. Lednice, CZ 2001

Monica-/Kora-Studien 1984–2001, in: *Ernährungs-Umschau* 50, Heft 6, Umschau Zeitschriftenverlag, Frankfurt 2002

Mooser, J.: Wir sind so hungrig. Im Banne der Ernährungssicherheit: Das Selbstverständnis der Landwirtschaft hat einen entscheidenden Wechsel erfahren. In: *Frankfurter Allgemeine Zeitung*, Nr. 17, Frankfurt 2001

Moser, F. (Hg.): Gesundheit in einer zukünftigen Gesellschaft, Veranstaltungsreihe Strategien der Nachhaltigkeit, Tagungsband zum Symposium, Graz 1994

Müller, M. | **Erbersdobler, H.** | **Hesse, K.** | **Schwarz, K.** | **Weiss, C.**: Ernährungswissenschaft in der Ökotrophologie: Ein Positionspapier aus Kiel, in: *Ernährungs-Umschau* 47, Heft 12, Frankfurt 2000

Nagelstätter, D.: Das globale Hauptproblem – die nachhaltige Versorgung einer weiter wachsenden Weltbevölkerung. In: *Der Förderungsdienst*, Heft 8, 45. Jahrgang, Wien 1997

Neitzel, Andrea: Wir fühlen uns so sicher. In: *Frankfurter Rundschau*, 4. Februar, Frankfurt a. M. 2004

Nestlé and Nutrition – An Extract from the Nestlé Management Report 2003, Vevey 2003

Neumann, Gerhard | **Wierlacher, Alois** | **Wild, Rainer**: Essen und Lebensmittelqualität, Frankfurt 2001

Niedermann, A. | **Piel, E.** | **Schönborn, H.** | **Schmitt-Hauser, G.**: Wellness statt Askese: Gesunde Ernährung als Wunsch der Bevölkerung. In: *Ernährungs-Umschau* 47, Heft 5, Frankfurt a. M. 2000

Nohel, C. | **Payer, H.** | **Rützler, H.**: Lebensmittelreport, Wien 1999

Nohel, C. | **Payer, H.** | **Rützler, H.**: 2. Österreichischer Lebensmittelbericht, Die Entwicklung des Lebensmittelsektors von 1995 bis 2002, Bundesministerium für Land- und Forstwirtschaft, Umwelt und Wasserschutz (Hg.), Wien 2003

Nohel, C. | **Payer, H.** | **Rützler, H.**: Lebensmittelbericht Österreich, Die Entwicklung des Lebensmittelsektors nach dem EU-Beitritt, Bundesministerium für Land- und Forstwirtschaft (Hg.), Wien 1996

Nutri-Trend-Studie 2000 – Ernährungsgewohnheiten in der Schweiz 2000 zwischen Tradition und Moderne, Nestlé Nutrition, Vevey 2000

Oltensdorf, Ulrich: Mahlzeiten in Deutschland. In: *DGE* (Deutsche Gesellschaft für Ernährung) *info* 12, Frankfurt a. M. 2002

Palm, Kurt: Suppe Taube Spargel Sehr Sehr Gut – Essen und Trinken mit Adalbert Stifter, ein literarisches Kochbuch, Wien 2002

Pasta Concepts – Pasta is everywhere. In: *Food Service Europe & Middle East*, International Trade Journal for the Restaurant and Catering Industry, Edition 1, Frankfurt 2004

Payreder, B. | **Freyer, Bernd**: Lebensmittelqualität, Vergleichende Qualitätsforschung im Ökologischen Landbau, Wien 2002

Perenz, Gerhard: Strategischer Erfolgsfaktor Innovation – Rein in die Nische, Ein „Marche" für GV-Betriebe, Vortragsunterlagen zum Beitrag bei den 30. Internorga-Fachgesprächen für Gemeinschaftsverpflegung und Catering, Hamburg 2004

Pettijohn, L.: Mood and Carbohydrate Cravings, Department of Psychology, University of South Alabama, *Appetite* 36, USA 2001

Pfannhauser, Werner | **Leitner, Erich** | **Siegmund, Barbara**: Grundlagen der Lebensmittelsensorik, Institut für Lebensmittelchemie und -technologie, Graz 2003

Pinsker, Jochen: Chancen besser Nutzen, Vortragsunterlagen zum Beitrag bei den 30. Internorga-Fachgesprächen für Gemeinschaftsverpflegung und Catering, Hamburg 2004

Pinstrup, Andersen | **Padya-Lorch, R.** | **Rosegrant, M.**: World Food Prospects. Critical Issues for the Early Twenty First Century. IFPRI Food Policy Statement. International Food Policy Research Institute 29, Washington D.C. 1999

Plattig, Karl-Heinz: Spürnasen und Feinschmecker – Die chemischen Sinne des Menschen, Frankfurt a. M. 1995

Plochberger, K.: Feeding Experiments. A Criterion for Quality Estimation of Biologically and Conventionally Produced Foods. Agriculture, Ecosystems and Environment, 27, pp. 419–428, Elsevier Science Publishers B.V., Amsterdam 1989

Pommer, G. | Rintelen, P.: Vor- und Nachteile einer starken Ausbreitung des Ökologischen Landbaus. In: LBP Bayerische Landesanstalt für Bodenkultur und Pflanzenbau (Hg.): *Nachhaltigkeit landwirtschaftlicher Anbauverfahren*. Schriftenreihe der LBP Nr. 3, München 1997

Pötzl, Daniela: Zum Shopping ins Wirtshaus, in: *Lust und Leben*, Nr. 7, Wien 2004

Psychologie Heute – Essen wir, was wir wollen? Ausgabe 11, Weinheim 2002

Pudel, Volker | Westenhöfer, Joachim: Ernährungspsychologie – Eine Einführung, Göttingen 1991

Pudel, Volker | Ellrott, Thomas: Wirksamkeit und Sicherheit kohlenhydratarmer Diäten – Eine Meta-Analyse. In: *DGE Info*, Nr. 1, Frankfurt a. M. 2004

Pudel, Volker: Fett macht fett. In: *Süddeutsche Zeitung*, Magazin, 6. 12., München 2002

Ray, H. Paul: Vorreiter einer neuen Kultur? In: *Psychologie heute*, Heft 3, Weinheim 2004

Reich, Ingo: Trendgetränke aus dem Chemiekasten. In: *Handelsblatt*, 27. Februar 2003

Reiss, J.: Jüdische Speisegesetze und daraus resultierende Konsequenzen für die Auswahl und Herstellung von Lebensmitteln. Vortrag anlässlich der Tagung „Ethische und ethnische Aspekte bei der Auswahl und Herstellung von Lebensmitteln", Trier 2002

Ries, Gerhard | Jiricka, Dietrich | Kellner, Jutta: Essen im Betrieb – Gesund, leicht und fair, Zistersdorf 2003

Rigotti, Francesca: Philosophie in der Küche – Kleine Kritik der kulinarischen Vernunft, München 2002

Röbke, Thomas: Und, schmeckt's? In: *Die Zeit* 43, Hamburg 2002

Röhr, Anneli | Lüddecke, Karolin | Müller, Manfred | Alvensleben, Reimar v.: Analyse der Verbraucherwahrnehmung von Lebensmittelqualität und -sicherheit. In: *Ernährungs-Umschau*, Heft 11, Frankfurt a. M. 2003

RollAMA: 1. Trimester, Marktentwicklung, Agrarmarkt Austria Marketing GmbH, Wien 2001

RollAMA: 2. Trimester, Marktentwicklung, Agrarmarkt Austria Marketing GmbH, Wien 2001

Rützler, Hanni: Alibi oder Überzeugung – Motive der Bio-Konsumenten. In: *VEÖ* (Verband der Ernährungswissenschafter Österreichs), Vortragsband, Wien 2003

Rützler, Hanni: Ernährungsgewohnheiten von Erwachsenen in Wien. In: *WHO Projekt – Gesunde Stadt Wien* (Hg.): *1. Wiener Ernährungsbericht*, Wien 1994

Rützler, Hanni: Executive Summary der AC Nielsen Essensstudien Sommer 1999 und Winter 2000. In: *AC Nielsen Essensstudie – Wie isst Österreich?* Wien 2000

Rützler, Hanni: Mahlzeiten. Lebensmittel. Nährstoffe. Ergebnisse einer repräsentativen Verzehrserhebung. In: Institut für Kulturstudien (Hg.): *Ernährungsweisen, Eß- und Trinkkulturen in Österreich*, Vol. 3, Wien 1994

Schalcher, Hans-Rudolf | Schneebeli, Walter: Qualitätsmanagement beim Projekt Alp Transit Gotthard. In: *Neue Zürcher Zeitung*, Nr. 70, 23./24. März, Zürich 1996

Scheck, Alexandra: Einfluss der Ernährung auf Depressivität und Stresstoleranz. In: *Ernährungs-Umschau* 50, Frankfurt a. M. 2003

Schmid, Burkart: Zeitreise: 30 Jahre Branchendynamik – Markt und Trendanalyse zu den Veränderungen und Perspektiven der deutschen Gemeinschaftsverpflegung, Vortragsunterlagen zum Beitrag bei den 30. Internorga-Fachgesprächen für Gemeinschaftsverpflegung und Catering, Hamburg 2004

Schmitt, Birgit | Stöhle, Alexandra | Watkinson, Brita | Hahn, Andreas: Wirkstoffe funktioneller Lebensmittel in der Prävention der Arteriosklerose. In: *Ernährungs-Umschau* 49, Frankfurt a. M. 2002

Seemüller, M.: Der Einfluss unterschiedlicher Landbewirtschaftungssysteme auf die Ernährungssituation in Deutschland in Abhängigkeit des Konsumerhaltens der Verbraucher. In: *Werkstattreihe* Nr. 124, Öko-Institut e.V. Verlag, Freiburg 2000

Sgiarovello, Michael: Wahnsinnsritt BSE: Wer trägt die Schuld? Welche Lehren sind daraus für die Zukunft zu ziehen? Wie sollen die Konsumenten wieder Vertrauen in das Produkt Fleisch gewinnen? Ein Round-Table-Gespräch. In: *CASH*, Das Handelsmagazin, Nr. 3, Wien 2001

Shopping for a Better World – the Quick and Easy Guide to Socially Responsible Supermarket Shopping, New York 1990

Sieder, Reinhard: Einkaufen, Kochen, Essen und Trinken im praktischen Lebenszusammenhang. In: Institut für Kulturstudien (Hg.): *Ernährungsweisen, Eß- und Trinkkulturen in Österreich*, Vol. 2, Wien 1994

Spiekemann, Uwe: Auf dem Weg zur kalten Küche. In: *Psychologie heute*, Ausgabe 11, Weinheim 2002

Spitalsky, Hannes: Lebensmittelsicherheit – Lebensmittelqualität: Das Recht auf sichere Lebensmittel, Vortragsmanuskript im Rahmen der Veranstaltung: European Consumer Day, Wien 2001

Spitzmüller, Eva-Maria | Pflug-Schönfelder, Kristine | Leitzmüller, Claus: Ernährungsökologie – Essen zwischen Genuß und Verantwortung, Heidelberg 1993

Spoilt for Choice – A Survey of Food. In: *The Economist*, London 2003

Stadler, L.: Wenig Lust auf Medizinfood. In: *Handelszeitung* 13. Juni 2001, Nr. 24, Wien 2003

Steinhart, Hans | Eulitz, K. (Hg.): Lebensmittelqualität – Anspruch und Erfüllung, Beiträge zum Internationalen Symposium der Lebensmittelchemischen Gesellschaft, Deutsche Gesellschaft der Chemiker (Hg.), Frankfurt am Main 1996

Stock, Ulrich: „Aroma, Aroma" – Das Basler Museum für Gestaltung stellt Gerüche aus. In: *Die Zeit*, Nr. 26, 23. Juli, Hamburg 1995

Suter, Martin: Ingrid Gartmanns Allergie. In: *Tagesanzeiger*, Das Magazin, Nr. 12, Zürich 2004

SWI, Österreichische Stiftung für Weltbevölkerung und internationale Zusammenarbeit: Europa und seine Nachbarn: Soziale, demographische und wirtschaftliche Daten, Wien 2002

Tanner, Jakob: Modern Times – Industrialisierung und Ernährung in Europa und den USA im 19. und 20. Jahrhundert. In: *Essen und Trinken zwischen Ernährung, Kult und Kultur*, ETH, Zürich 2003

Tenberg, Ingo | Schröder, Hendrik: Home Meal Replacement – Neue gastronomische Dienstleistungen im deutschen Einzelhandel, Arbeitspapier des Lehrstuhls für Marketing und Handel an der Universität GH Essen, Essen 2000

Tenzer, Eva: Sag mir was du isst … In: *Psychologie heute*, Ausgabe 11, Weinheim 2002

Thompson, Edward P.: Zeit, Arbeitsdisziplin und Industriekapitalismus. In: *Plebejische Kultur und moralische Ökonomie*. Aufsätze zur englischen Sozialgeschichte des 18. und 19. Jahrhunderts, Frankfurt a. M./Berlin/Wien 1980

Tomaczak, T. | Brexenhofer, T.O.: Drahtseilakt – Kapitalisierung durch Markendehnung. In: *Marken, Image, Produkte, Unternehmen* – Verlagsbeilage zur *Frankfurter Allgemeinen Zeitung*, Nr. 149, 30. Juni 2004-09-11, Frankfurt a. M. 2004

VDD (Verband der Diätassistenten Deutscher Bundesverband): Wir essen, was wir wollen! Oder? In: *Ernährungsumschau* 50, Heft 6, Umschau Zeitschriftenverlag, Frankfurt a. M. 2002

Velimirov, A. | Plochberger, K. | Huspeka, U. | Schott, W.: The Influence of Biologically and Conventionally Cultivated Food on the Fertility of Rats. Biological Agriculture and Horticulture, Vol. 8, pp. 325–337, A B Academic Publishers, London 1992

Velimirov, Alberta | Müller, Werner: Ist Bio wirklich besser? Fakten zur Qualität biologisch erzeugter Lebensmittel. Bio Ernte Austria, Linz 2003

Velimirov, Alberta: Lebensmittelqualität von Produkten aus biologischer und konventioneller Landwirtschaft im Vergleich. Ludwig Boltzmann Institut f. Biologischen Landbau und Angewandte Ökologie, Wien 2000

Vielfalt in aller Munde – In: *Arche Noah Magazin*, Nr. 3, Schiltern 2004

Visser, Margaret: Mahlzeit! Von den Erfindungen und Mythen, Verlockungen und Obsessionen, Geheimnissen und Tabus, die mit einem ganz gewöhnlichen Abendessen auf unseren Tisch kommen, Frankfurt a. M. 1998

Vollenweider, Alice | Loetscher, Hugo: Kulinaritäten – Ein Briefwechsel über die Kunst und die Kultur der Küche, Zürich 1991

Von Alvensleben, Reimar | Bruhm, Maike: Verbrauchereinstellungen zu Bioprodukten – Ergebnisse einer neuen Langzeitstudie, Schriftenreihe der Agrar- und Ernährungswissenschaftlichen Fakultät der Universität Kiel, Heft 92, Kiel 2001

Von Alvensleben, Reimar: Ecological Aspects of Food Demand. The Case of Organic Food in Germany. Health, Ecological and Safety Aspects in Food Choice. Volume 4, London 1998

Von Arnim, Gabriele: Essen – kleine Philosophie der Passionen, München 1998

Von Paczensky, Gert | Dünnebier, Anna: Kulturgeschichte des Essens und Trinkens, München 1994

Von Randow, Gero: Genießen – Eine Ausschweifung, Hamburg 2001

Wagner, Christoph: Fast schon Food – Die Geschichte des schnellen Essens, Frankfurt/New York 1995

Wagner, Christoph: Jeder will ein Genießer sein. In: *Lust & Leben*, Frühling 2004

Waterhouse, Debra: Why Women Need Chocolate, London 1995

Weiß, Walpurga: Aspekte zur Funktionalität von Probiotika. In: *Ernährung aktuell*, Nr. 1, Wien 2004

Weizäcker, E.U. | Lovins, A.B. | Lovins, L.A. : Faktor Vier. Doppelter Wohlstand – halbierter Verbrauch, München 1994

Wenzl, Monika: Vorsorge gegen Gen-Piraten. In: *Arche Noah Magazin*, Nr. 2, Schiltern 2003

WHO MONICA-Projekt – Monitoring Trends and Determinants in Cardiovascular Disease. Unter: www.herzschlag-info.de

WHO/NUT/NCD – Obesity – Preventing and Managing the Global Epidemic. Report of a WHO Consultation on Obesity. WHO/Nut/NCD/89.1, Geneve 1997

Willer, Helga | Yussefi, Minou (Hg.): The World of Agriculture – Statistics und Emerging Trends 2004, International Federation of Organic Agriculture Movements (IFOAM), Bonn 2004

Wirz, Albert: Die Moral auf dem Teller, Zürich 1993

Woese, K. | Lange, D. | Boess, C. | Bögl, K.: Ökologische und konventionell erzeugte Lebensmittel im Vergleich. Eine Literaturstudie. Bundesinstitut für gesundheitlichen Verbraucherschutz und Veterinärmedizin (Hg.), Berlin 1995

Worthington, V.: Effect of Agricultural Methods on Nutrition Quality: A Comparison of Organic with Conventional Crops. In: *Ökologie und Landbau* 117, Bad Dürkheim 2001

WWF (Hg.), AMA-Gütesiegel: Millionenschwerer „Bio-Schmäh"? Fessel-GfK-Umfrage: AMA-Gütesiegel wird als Bio-Siegel wahrgenommen – WWF prüft rechtliche Konsequenzen. Presseaussendung, WWF Wien 2001

Zanoli, R. | Gambelli, D. : Output and Public Expenditure Implications of the Development of Organic Farming in Europe. Organic Farming in Europe 4, University of Hohenheim, Department of Farm Economics, Stuttgart 1999

Zipser, Peter: Die Qual der Wahl – Alte Hausgärtensorten oder moderne Zuchtsorten – Worin liegt der Unterschied? In: *Arche Noah Magazin* Nr. 2, Schiltern 2003

Zukunft ist ein Gegenwartsprojekt – In: *Journal Nachhaltigkeit*, Newsletter des Akteure-netzwerks Nachhaltiges Österreich, Ausgabe 2, Wien 2004

Das Zukunftsinstitut

Strategisches Wissen für die Wirtschaft von morgen

Wer wir sind – und was wir wollen

Der Versuch, in die Zukunft zu schauen, ist so alt wie die Menschheit selbst. Schon in der Antike widmeten sich Priesterorden der Zukunftsschau – das Orakel von Delphi war für mehr als 400 Jahre ein Wallfahrtsort für Politiker, Staatsführer, Feldherren. Im späten 20. Jahrhundert schließlich entwickelten sich die ersten wissenschaftlichen Tools rund um die Prognostik. Nicht mehr mystische Erkenntnisse, sondern Analysen, Szenarien und Recherchen begründeten nun einen universalen Wissenschaftsansatz, der sich auf dem „Umweg" der Zukunft vor allem einer Frage widmen sollte: Welche Veränderungen – welche Trends und Mega-Trends – prägen unsere Gegenwart?

Aus aktuellen Datenbeständen und multimedialen Scanning-Prozessen erarbeiten wir Zukunftsszenarien für Wirtschaft, Politik und Gesellschaft. Das Zukunftsinstitut, dessen Gründer und Inhaber Matthias Horx ist, hat die Trend- und Zukunftsforschung in Deutschland von Anfang an maßgeblich geprägt. Heute gilt das Institut als einer der einflussreichsten Think-Tanks der europäischen Trend- und Zukunftsforschung.

Das Zukunftsinstitut versteht sich als Content-Provider. Die Ergebnisse unserer Forschungsarbeit veröffentlichen wir und stellen sie unseren Kunden zur Verfügung. Dabei pflegen wir einen universalistischen Ansatz. Die Trends, mit denen wir uns beschäftigen, manifestieren sich stets in mehreren Branchen und Bereichen der Gesellschaft.

Seit kurzer Zeit ist dieses Zukunftswissen auch online in der Zukunftsdatenbank verfügbar: www.zukunftsinstitut.de

Zukunftsinstitut GmbH
Am Zauberberg
Robert-Koch-Straße 116 E
D - 65779 Kelkheim
Tel: +49 / 6174 / 96 13 - 0
Fax: +49 / 6174 / 96 13 - 20

www.zukunftsinstitut.de

Springer und Umwelt

ALS INTERNATIONALER WISSENSCHAFTLICHER VERLAG
sind wir uns unserer besonderen Verpflichtung der
Umwelt gegenüber bewusst und beziehen umwelt-
orientierte Grundsätze in Unternehmensentschei-
dungen mit ein.

VON UNSEREN GESCHÄFTSPARTNERN (DRUCKEREIEN,
Papierfabriken, Verpackungsherstellern usw.) verlangen wir, dass sie sowohl beim Herstellungsprozess
selbst als auch beim Einsatz der zur Verwendung
kommenden Materialien ökologische Gesichtspunk-
te berücksichtigen.

DAS FÜR DIESES BUCH VERWENDETE PAPIER IST AUS
chlorfrei hergestelltem Zellstoff gefertigt und im
pH-Wert neutral.